Friedrich P. Graf

Ganzheitliches Wohlbefinden – Homöopathie für Frauen

Ein Begleiter für die wichtigsten Lebensphasen

Herder
Freiburg · Basel · Wien

Gedruckt auf umweltfreundlichem,
chlorfrei gebleichtem Papier

6. Auflage

Alle Rechte vorbehalten – Printed in Germany
© Verlag Herder Freiburg im Breisgau 1994
Fotos: © Friedrich P. Graf
Druck und Bindung: Freiburger Graphische Betriebe 1998
Umschlaggestaltung: Joseph Pölzelbauer
Umschlagmotiv: © Mauritius Bildagentur
ISBN 3-451-22681-2

Inhalt

7

Vorwort

Dieses Buch wendet sich an alle, die an der Homöopathie interessiert sind. Es soll eine andere Sichtweise der Krankheiten und Störungen der Frau vermitteln, wobei Schwangerschaft und Geburt sowie die Gesundheit der Kinder besonders berücksichtigt werden. Ziel dabei ist, die Aktivitäten der Schulmedizin zum längerfristigen Vorteil der Betroffenen auf ein erträgliches und dann berechtigtes Minimum (Notfall, Operation, Organfunktionsersatz) zurückzuführen.

Über die entsprechenden Kapitel zur Notfall-, Reise- und Hausapotheke zeigt das Buch dem Laien Möglichkeiten der Selbstbehandlung im Vorfeld der ärztlichen Therapie auf. Den in der Homöopathie bereits erfahrenen Lesern und Leserinnen sollen meine in bisher zwanzigjähriger Praxis erworbenen Einsichten eine Hilfestellung für die tägliche Anwendung beziehungsweise Arbeit sein. Beiden, dem Laien und dem schon Wissenden, möchte ich eindrücklich aufzeigen, daß oberflächliches Kranksein zumutbar ist und abwartend-hinterfragend genutzt werden sollte, um chronisches Siechtum, Komplikationen und gar lebensbedrohliche Zustände zu reduzieren.

Mit den Beschreibungen der einzelnen Arzneibilder möchte ich dem Laien Einblick in den Umfang und in die Tiefe homöopathischer Arbeit aufzeigen, aber auch allen redlich um Einzelmittelverordnung bemühten Homöopathen Respekt und Anerkennung zukommen zu lassen, die sich so intensiv mit ihren Patientinnen auseinandersetzen.

Die in der Homöopathie noch Unerfahrenen sollten eine umfangreichere Selbstbehandlung nur in Absprache und Begleitung mit erfahrenen Homöopathen durchführen, wozu ich hier ausdrücklich ermutigen möchte. Eine qualitativ gute homöopathische Arbeit setzt voraus, daß zu Beginn eine Anamnese (Aufnahmegespräch und Untersuchung über ein bis zwei Stunden) durchgeführt wird, die dann in die Verordnung von Einzelarzneien mündet. Wer von seinem Homöopathen mehr als *eine* Arznei erhält, gar drei und mehr gemeinsam, kann davon ausgehen, daß noch der Überblick und die Erfahrung fehlen!

Nun wünsche ich all meinen Leserinnen und Lesern, daß ihnen dieses Buch ein informativer Begleiter in Fragen Ihrer Gesundheit wird und neue Impulse gibt, um Krankheiten ernsteren Ausmaßes zu vermeiden.

Dr. Friedrich P. Graf

Einleitung

Jede andere medizinische Behandlung als die gängige wird besser sein, der hilfesuchenden Frau mehr nützen, wenn sich diese Therapie an den individuellen Schwächen der Patientin orientiert und – wie alle natürlichen Therapieformen – Reizcharakter besitzt. Alle Therapien setzen voraus, daß der Mensch Fähigkeiten zur Reparatur, zur Selbstheilung besitzt. Leben heißt fließen, dauernd in Bewegung sein. In keiner Sekunde unseres Lebens steht die Blutsäule still. Folglich werden krankhafte Hindernisse lange Zeit dynamisch lösbar sein. Indem der Mensch an seinen Schwachstellen derartig gereizt wird, daß er selbst Überwindungs- und Lösungsfähigkeiten hervorbringt, helfen wir, erstens die Krankheit anzunehmen und zu verstehen und ermöglichen zweitens das Erleben der eigenen Kraft (Ich-Kraft), der Fähigkeit also, Krisen selbst zu lösen und in vollem Bewußtsein zu durchstehen!

Es soll deshalb gleich hier in der Einführung deutlich werden, daß damit zwei wesentliche Unterschiede zur Schulmedizin festzuhalten sind: Einerseits im Prinzip die in die *Passivität* führende und belastende Unterstützung (durch Schmerzmittel, Fiebersenkung, Antibiotika, Operation etc.) – andererseits die subtile Unterstützung der Selbstheilungskraft durch die Anregung zur *Aktivität*. So muß aber sogleich jeder Illusion vorgebeugt werden: Wer nicht bereit ist, in krankhafte Entwicklung hineinzugehen, Schmerz bis zu einer vertretbaren Grenze zu ertragen, Geduld aufzubringen mit den Lebensprozessen, wie sie sich natürlicherweise entwickeln, der sollte dieses Buch gleich beiseite legen und sich weiterhin vertrauensvoll an seinen bisherigen Therapeuten halten. Wer allerdings den Weg zum „Ich", die Selbsterfahrung sucht, wird hier erste nützliche Hinweise bekommen, wie Körper-Seele-Geist sich unter krankhaften Bedingungen verändern und mit der Homöopathie beeinflussen lassen. Die Leidensfähigkeit des Menschen wird bei dieser Therapieform natürlich nicht grenzenlos geprüft. Es soll nur von vornherein die innere Bereitschaft geweckt werden, zumutbare Befindlichkeitsstörungen zu ertragen, wenn es sich um Vermeidungs- oder Lösungsabsichten tieferer krankhafter Prozesse handelt.

Der Schulmedizin mangelt es an einem Konzept, chronische Krankheiten zu verhindern. Es fällt auf, wie erfolgreich sie dagegen akute Krankheiten beenden kann (Notfallmedizin, Arzneien, Operation). Je mehr man sich mit dem Spannungsfeld zwischen gesund und krank beschäftigt, desto stärker gewinnt man den Eindruck, daß die meisten Akuterfolge nur sehr kurzsichtig betrachtet werden. Denn im Gegenteil wird bei abwartender Geduld sichtbar, daß ein Mensch durch Akutkrankheiten in seiner chronischen Belastung erleichtert werden möchte. Mit der Unterdrückung des Akutgeschehens vertieft sich aber langfristig chronisches Leid.

So hat z.B. die medikamentöse Behandlung eines lästigen Scheideninfektes oder Scheidenausflusses nur den Sinn, der Patientin diese Beschwerden vordergründig zu nehmen. Sie besitzt aber eigene Fähigkeiten, das Problem zu lösen. Man wird also in einem solchen Fall alternativ nicht umhinkommen zu fragen, welche tieferen Bedingungen ihres Seins an der Entwicklung dieser lästigen Störung beteiligt sind. Das „Organ" Scheide verfügt über ein biologisches Säuremilieu, das krankhafte Belastungen abweisen kann. Übergeordnete regulatorische Vorgänge (z.B. hormonelle) garantieren diese örtliche Harmonie. Allein eine tiefe seelische Not, bezeichnenderweise im sexuellen Bereich (z.B. nach sexuellem Mißbrauch in früher Kindheit), kann der eigentliche Hintergrund für dieses örtliche Geschehen sein. Solange ihre Beschwerden anhalten, wird diese Frau auf der Suche nach den Ursachen bei sich selber beginnen und bei guter Begleitung an den Kern ihrer chronischen Lebensstörung kommen können. Das örtliche Geschehen könnte ihr dann verständlich werden als unterbewußte Ablehnung des Sexualpartners. Ein frühes seelisches Trauma könnte also durch die schulmedizinische Lokalbehandlung weiter verschleiert bleiben und dieser Frau eine ausgeglichene Lebenseinstellung zunehmend unmöglich machen. Es könnte damit ein chronischer, ihr inneres Leben zerstörender „Herd" mit ungewissen Zukunftsaussichten bleiben, sofern eine zu erwartende, ständige Wiederholung der gleichen Scheidenstörung (sog. Rezidivneigung) und die damit verbundene Wiederholungsbehandlung die ganze innere Not noch verschärft.

Der Mensch ist nicht aufteilbar in verschiedene Organregionen, die dann auch noch jeweils fachärztlich verwaltet werden. Jedes örtliche organische Geschehen entsteht aus dem Kontext Mensch und seinem jeweiligen psychosozialen Spannungsfeld – also aus sich selbst heraus. Jede krankhafte Lokalentwicklung hat ihre Vorgeschichte, ihren Weg. Hier die entsprechenden Zeichen zu erkennen, zu verstehen und ganzheitlich mit ihnen abwartend und aufklärend umzugehen, führt zu mehr persönlicher Integrität, zu mehr Wohlbefinden und Gesundheit.

Was ich bisher skizziert habe, beschreibt Vorgänge, die heute in der Psychosomatik und darüber hinaus in der Psychoanalyse/Psychotherapie behandelt werden. Ich will hier meine Sympathie für alle Therapieverfahren, die zuerst die Psyche im therapeutischen Blickfeld betrachten, nicht verhehlen. Die alltägliche Arztpraxis des Allgemeinmediziners hätte hier wichtige Aufgaben zu erfüllen, um „Lokalreparateure" an ihrem Tun zu hindern. Diese Funktion wird aber wegen der „5-Minuten-Medizin" heutzutage kaum mehr wahrgenommen. Die Psychotherapie findet ihren erbärmlichsten Ausdruck in der sofortigen Verordnung von Psychopharmaka. Auf diese Weise werden persönliche Probleme aber nur verschoben und nicht behoben.

Die verbale Psychotherapie, die Gesprächstherapie, ist die menschlichere Lösung. Aber das Sprechen – soweit es überhaupt möglich ist – berührt nur die geistige Sphäre, führt zu Einsichten, durch die allein ganzheitliche Lösungen nicht zwingend sind. Aber Einsichten helfen weiter. In der heutigen Praxis bedeutet dieses Vorgehen einen immensen Zeit- und Geldbedarf. Die Psychoanalyse z.B. kann über Jahre andauern. Hier kommen wir also bald an die Grenzen des Praktikablen und Wirtschaftlichen.

Um wieviel eleganter und billiger ist dagegen die Homöopathie: Eine wie auch immer erkrankte Frau wird ihre Unfähigkeit, den krankhaften Prozeß zu lösen, sowohl in objektiven, d.h. zur Krankheit gehörenden Symptomen als auch in individuellen, d.h. subjektiven Symptomen ausdrücken. Die objektiven Symptome führen zur schulmedizinischen Diagnose und zum ärztlichen Handlungsbedarf bei zusätzlichem Leidensdruck. Mit den individuellen Symptomen beschreibt die Patientin ihre *persönliche* Notlage. Zu der *subjektiven Ausdrucksform* müssen wir nun dasjenige Arzneimittel suchen, das ein ähnliches Leiden (griechisch: homoion pathos) hervorbringen kann. Diese Arznei wird ihr in verdünnter und verschüttelter Form (= dynamisierter Form) gegeben und sie wegen der Ähnlichkeitsbeziehung provozieren (Reizeffekt). Nach einer anfangs möglichen, kurzzeitigen Verschlechterung (Erstreaktion) werden sich die körpereigenen Kräfte stimuliert zeigen und eine innere Ordnung und Harmonie wiederherstellen, die ihren inneren natürlichen Gesetzen folgt (von innen nach außen gerichtet!).

Es muß dabei nicht immer gleich „Harmonie" herauskommen. Gerade bei chronischen Krankheiten kann nach der Arzneieinnahme eine ältere vorbehandelte Störung wieder hervortreten, was aber für die Patientin sehr günstig ist. Dieses ältere Leiden kann ihr erneut Beschwerden bereiten; dennoch sind wir in der Regel gut beraten, nicht einzugreifen, sondern dem Heilungsverlauf zunächst seinen eigengesetzlichen Weg zu belassen. Das Problem in der Praxis stellt sich mit der Geduldsfrage für Patientin und Behandler. Sucht die betreffende Person nämlich andernorts Hilfe, werden jene Entwicklungen nicht berücksichtigt und wieder allein örtlich wirkende Maßnahmen angewendet, so kann daraus leicht ein Rückfall und eine Vertiefung des chronischen Leidens mit abnehmender Heilbarkeit resultieren. Einem Homöopathen kann das auch passieren, wenn er den Überblick über die Reaktionen nach seiner ersten Arzneigabe verliert und voreilig eine erneute Verordnung vornimmt.

Im Prozeß der homöopathischen Heilung durchlebt die Frau ihr Leiden. Dieses wird kurzfristig übertrieben und unerträglich, so daß sie gezwungen wird, es anzunehmen. Dabei löst sie ihre Störung zuerst nur im Geist, dann in der Seele und zuletzt im Körper. So erlangt sie Bewußtheit, fühlt sich selbst und erlebt abklingende körperliche Symptome. Sehr häufig schließt sich diesem Vorgang das Verlangen nach einer Psychotherapie an, eine ideale und dann besonders ergiebige Ergänzung zur Homöopathie, die in den meisten Fällen jedoch nicht notwendig ist.

Die Homöopathie wird, wenn es nicht mehr weitergeht, langfristig am besten ergänzt durch die Chirurgie. Denn wenn organische Verhältnisse nicht mehr behebbar sind (z.B. Elastizitätsverlust und fortgeschrittene Gebärmuttersenkung, Leistenbruch, Krampfadern oder Tumorentwicklungen, also Zustände, die auf dynamische Eigenregulation nicht mehr ansprechen), kommen wir an die Grenzen der Selbstheilung.

Die Domäne der Homöopathie liegt in der Beeinflussung chronischen Leidens, besonders aber durch das überlegte Begleiten der akuten Krisen, für die es – falls erforderlich – homöopathische Arzneiunterstützung gibt. Dieses Vorgehen erweist sich als besonders erfreulich und nützlich bei der Geburt eines Kindes. Denn diese Lebensphase einer Frau bietet an sich ein hohes Maß an Persönlichkeitsentfaltung und Selbsterfahrung, wenn man nur auf Betäubung verzichten kann. Mit homöopathischen Arzneien gelingt dies recht gut!

Der Gewinn durch die Homöopathie ist in jedem Fall für das *Individuum* zu sehen. Es wachsen das Selbstbewußtsein und das „Ich" als Grundlagen einer starken Persönlichkeitsentfaltung, die mit sich in Harmonie kommt. Krankheiten haben dann immer weniger eine Chance. Zunächst also sollte die Homöopathie als eine Art Weichenstellung für die eigene Persönlichkeitsentwicklung verstanden werden, und zwar von klein auf. Sie kann in vorzüglicher Weise das heutige therapeutische „Vakuum" füllen, wenn Unwohlsein oder Überempfindlichkeit (Allergie) vorherrschen, ohne daß substantielle Organveränderungen vorliegen.

Mein persönliches Anliegen ist, von vornherein schulmedizinische Arzneien wie Fieberzäpfchen, Schmerzmittel, Antibiotika, Hormone und ganz besonders Cortison zu vermeiden, wo und wann immer es nur geht. Bei konsequenter homöopathischer Therapie werden unerwartete Notfälle immer seltener, und langfristig stellt sich gesundheitliche Stabilität ein – und dies in etwa parallel zu der wachsenden Eigenverantwortung! So erfüllt die homöopathische Arznei im wahrsten Sinne den Inhalt des Wortes „Medizin" (lat.: in mediam ducere): Den Patienten in *seine* Mitte führen!

I. Was ist Homöopathie?

Der Begriff wurde von *Samuel Hahnemann* (1755-1843) geprägt, der dieses Therapieverfahren entwickelt hat. „Homoion" kommt aus dem Griechischen und heißt „ähnlich", „pathos" heißt Leiden, zusammen also „das ähnliche Leiden". Medizingeschichtlich läßt sich am besten darstellen, was es mit der Homöopathie auf sich hat, und warum sie heute (immer noch oder) wieder so aktuell ist. Samuel Hahnemann wurde 1755 in Meißen geboren. Als Zeitgenosse Goethes erwarb er sich zunächst als Chemiker einen wissenschaftlichen Ruf, studierte die Pharmakologie, bevor er noch eine Medizinausbildung anschloß. Er zögerte zunächst jedoch, eine ärztliche Praxis zu beginnen. Der Zustand der Medizin um 1790 war unmenschlich, vergleichbar deprimierend der heutigen Situation: Eine Grundlage medizinischen Handelns war damals die Säftetheorie nach Hippokrates, die zu übertriebenem Einsatz von Arzneien veranlaßte mit der Absicht, Ausscheidungen von Körpersäften zu steigern, wodurch man Krankheitsbilder in Arzneivergiftungen überführte. Heute hat unsere Gesellschaft zu viele Arzneieinnahmen zu

verkraften, da die rein naturwissenschaftliche Sicht der Krankheitsursachen in erster Linie stofflich-materielle Lösungen anbietet. Heute wie vor 200 Jahren ist ein Umdenken erforderlich, um Wege aus dem chronischen Kranksein zu finden! „Aude sapere" – wage zu wissen, wählte sich Hahnemann als Leitspruch!

Zunächst verdiente sich Hahnemann seinen Lebensunterhalt mit reiner Übersetzungstätigkeit. Seine umfangreichen Sprachkenntnisse ermöglichten dies. So gelangte er an das Werk des schottischen Pharmakologen *William Cullen*, das er aus dem Englischen ins Deutsche übersetzte. Dieser beschrieb über die Wirkung der Chinarinde (China officinalis), daß die Bitterkeit dieser Arznei die Magensäfte stimuliere, und so ihre erfolgreiche Wirkung bei der Behandlung von Malaria zu erklären sei. Ein Kapitel zuvor wurde die Ignazbohne (Ignatia amara) abgehandelt, die noch viel bitterer, aber bei Malaria dennoch wirkungslos ist; andere wirkungsvolle Malariamittel (z.B. Arsensalze) sind sogar gänzlich frei von Bitterkeit. Dieser Widerspruch ließ Hahnemann keine Ruhe, und er tat dann etwas sehr Ungewöhnliches: Er begann, diese Arznei in kleinen Mengen selbst einzunehmen und zu prüfen: eine *Arzneiprüfung* im *gesunden* Zustand. Jahre zuvor hatte er schon einmal den Zustand eines Malaria-Rückfallfiebers und die heilende Wirkung der Chinarinde an sich selbst erfahren. Und nun, 1790, erlebte er durch die Prüfung der Chinarinde, daß diese eine *Arzneikrankheit* in ihm auslöste, die – zwar milder und ohne Fieber – aber dennoch ein Symptomenbild auszulösen imstande war, das ihn an sein damaliges Erleben der Malaria erinnerte! Folglich heilt die Ähnlichkeitsbeziehung der Arznei zum Symptomenbild des erkrankten Menschen, war seine Vermutung. Daraufhin prüfte er sechs Jahre lang im Familien- und Freundeskreis viele andere Arzneien und setzte diese im Umkehrschluß, also nach Ähnlichkeit, bei Kranken ein, bis er von der Richtigkeit dieser Annahme überzeugt war.

1796 wird offiziell als das Geburtsjahr der Homöopathie angesehen, weil Hahnemann in diesem Jahr seine Ansichten im Hufeland-Journal der Öffentlichkeit bekanntgab. Diese sechs Jahre belegen die Gründlichkeit seiner Nachprüfungen; immerhin ein Zeitraum, in dem heutzutage ein vollständiges Medizinstudium absolviert wird. Hahnemann hatte einen wissenschaftlichen Namen zu verlieren, dennoch verschrieb er sich von da an nur noch stärker der Homöopathie! Er hielt fest: Jede Arznei löst im Menschen eine künstliche Krankheit, eine Arzneikrankheit aus.

„Man ahme die Natur nach, welche
zuweilen ein chronisches Leiden
durch ein akut hinzukommendes heilen kann und wende in der zu heilenden Krankheit dasjenige Arzneimittel an, welches eine andere, möglichst ähnliche, künstliche Krankheit zu erregen imstande ist und jene wird geheilt werden." Jahre später, mit wachsender Gewißheit und Erfahrung, formulierte er den ganzen Anspruch an homöopathische Arzneitherapie: *„Wähle um sanft, schnell, gewiß und dauerhaft zu heilen, in jedem Krankheitsfalle eine Arznei, welche ein ähnliches Leiden (= homoion pathos) für sich erregen kann, als sie heilen soll"*! Aus meiner ganzen bisherigen Erfahrung kann ich dies nur nochmals unterstreichen: Sanft, schnell, gewiß und dauerhaft, das heißt human und rückfallfrei (rezidivfrei)!

Für diese Vorstellung der Lösung einer Krankheit in dynamischer Weise mit den und durch die eigenen Mittel(n) wurde eine genauere Definition von Gesundheit und Krankheit notwendig. Hierzu prägte Hahnemann den einsehbaren Begriff der *Lebenskraft*, die den Menschen als Ganzes belebt und im harmonischen Gleichgewicht hält. Krankheit ist dann die *Verstimmung der Lebenskraft* – die kürzeste, einfachste und dennoch genaueste Definition, die ich kenne. Hahnemann schreibt hierzu im *Organon der Heilkunst* (§ 9): „Es waltet die geistartige, als Dynamis den materiellen Organismus belebende Lebenskraft, die harmonisch alle seine Teile (Körper), seine Gefühle (Seele) und seine Tätigkeiten (Geist) aufrechterhält, so daß wir dem höheren Daseinszweck dienen können." Krankheit ist demnach Verlassen dieser Harmonie, die Dysharmonie, und der Beginn der Störung folglich an zentraler Stelle, d.h. im dynamischen Bereich der lenkenden Kraft, der Lebenskraft. Von hier nimmt alles seinen Anfang und wirkt sich nach und nach peripher aus, wenn es zu keiner Korrektur durch die Selbstheilungskraft *oder* durch eine wieder *in die Mitte* führende Maßnahme kommt. Letztere kann daher auch nur „geistartiger" Natur sein; die homöopathische Arznei hat diesen „geistartigen", immateriellen Charakter.

Nach unseren heutigen Vorstellungen ist „geistartig" ein Begriff, den wir besser mit „energetisch" übersetzen. Erfassen können wir diese lenkende Lebenskraft nur in ihren Auswirkungen: Sie bewirkt den Lebensimpuls, die erste Zellteilung nach der Befruchtung, entwickelt die Organe, leistet die Verfeinerung aller Lebensaufgaben und -inhalte und führt zu Bewußtheit mit dem täglichen Erwachen nach dem Schlaf. Am Ende des Lebens verläßt sie uns, und wir erleben so auf krasse Weise, was sie am bzw. im Menschen bewirkt!

Ist der Mensch *gesund*, kann er seinen Körper und seine Fähigkeiten uneingeschränkt zum höheren Daseinszweck nutzen, wie Hahnemann schreibt. Biologisch gesehen, geschieht dies in der Zeugung bzw. in der Erhaltung der „Art Mensch" sowie in der Ausbildung und Realisierung seines Ichs. Hierin erweist sich der Mensch als kreatives Mitglied seiner Gesellschaft. „Uneingeschränkt nutzen" meint hier einfach, sich seiner Möglichkeiten uneinge-

schränkt zu bedienen. Ist die Lebenskraft „verstimmt", d.h. energetisch geschwächt, kommt es zur Disharmonie und Beschränkung: Es entstehen *Symptome*.

Der Begriff *Symptom* stammt aus dem Griechischen und bedeutet: Zufall, Ereignis, Befall oder Vorkommnis. Die Disharmonie bewirkt eine Störung der Lebensvorgänge, die zu Beschwerden führen, zu Symptomen, die dem Erkrankten „zufallen" und daher kein Zufall sind! Er hat also zu diesen Beschwerden eine *eigene* Beziehung, und die Symptome werden wieder abklingen, wenn die Krankheit ausgestanden und überwunden ist. Symptome sind daher individuelle Phänomene, die – solange sie bestehen – die *Unfähigkeit* des Kranken beschreiben, aus eigener Kraft zu überwinden. Hahnemann schreibt dazu im Organon (§ 6): „Die Symptome sind als Phänomene und nichts anderes als Phänomene das unmittelbar erfahrene und erlittene und zu heilende Kranksein selbst." Und später faßt er zusammen (§ 7): „Das zu Heilende ist nichts anderes als die Gesamtheit der Symptome, der Symptomeninbegriff."

Symptome können allgemeiner Art sein und bei mehreren Personen vergleichbar auftreten oder ganz eigen und einzigartig, eben höchst individuell sein. Demgemäß unterscheiden wir objektive, jedem Betrachter direkt sicht- und meßbare Symptome von subjektiven und nicht sichtbaren, sondern nur individuell glaubhaft geäußerten Symptomen. In jeder Arzneikrankheit einer Arzneiprüfung wie auch in jedem Krankheitsfalle sind objektive und subjektive Zeichen und Symptome feststellbar. Die Gesamtheit der Symptome (den Symptomeninbegriff) bilden wir in der Homöopathie aus den subjektiven, individuellen und einzigartigen Zeichen und Symptomen, um diejenige Arznei zu suchen, die *in der Arzneiprüfung ähnliche* Symptome auszulösen vermochte. Denn für diese Arznei wird unsere Patientin das Höchstmaß an Ähnlichkeit und damit zu erwartender *Empfindlichkeit* aufweisen. Eine bis dahin in Lösungsunfähigkeit verharrende Kranke wird nach einem solchen Arzneikontakt in subtilster und überzeugender Weise in ihrer Empfindlichkeit provoziert (sog. *Erstreaktion*) und das ihr „Zugefallene" eigengesetzlich – von innen nach außen! – lösen.

Mit den 200 Jahren Arzneiprüfungs- und Anwendungserfahrungen besitzen wir umfangreiche Einblicke in die Symptomenwelt vieler Arzneien, die wir nun als *Arzneibilder* beschreiben. In diesen Bildern können wir alle Auswirkungen der für die jeweilige Arznei spezifischen Störungen der Lebenskraft zusammenfassen, wie sie in den Biographien „von der Wiege bis zur Bahre" zu beobachten sind und dann auch beeinflußt werden können (s. z.B. die Gegenüberstellung des Pulsatilla- und Sepia-Arzneibildes in Kapitel II). In besonderer „krankerhaltender" oder (und) „krankmachender" Weise überblicken wir dabei den Einfluß der Vererbung und den Anteil der Umwelt. Hieraus leitet sich ein geschlossenes Behandlungs- und Begleitkonzept ab, das im weiteren noch genauer dargestellt wird (Kap. III).

Hahnemann konnte in den sechs Jahren seiner Arzneiprüfungen auf seine pharmakologischen Vorkenntnisse zurückgreifen, insbesondere was die Bereitstellung einer Arznei angeht, die nicht vergiften und Schaden zufügen darf, die aber feinstoffliche Arzneiwirkungen preisgeben soll! Er wählte ein Arzneiverdünnungsverfahren, das er standardisierte: In Verdünnungen von 1:100 wurden die hochgiftigen Arzneien, z.B. Arsen oder Aconitum napellus, in Alkohol verdünnt und zur Aktivierung der Substanz zehnmal kräftigst durchgeschlagen. Letzteres empfiehlt sich bei jeder Pflanzendispersion, um die vielen Schwebeteilchen durcheinanderzuwirbeln. Die Verdünnungsgröße wird mit dem Buchstaben C (= Centum = 100) bezeichnet und die Verdünnungsstufe mit der Zahl hinten angehängt. Eine C 1 ist somit eine 100^{-1} (= 1:100) und damit eine 10 mal durchgeschlagene Arznei. Eine C 2 ist eine 100^{-2} (=1:10000), also eine Arznei, die zweimal 10fach durchgeschlagen ist, nachdem ein Teil der C 1-Verdünnung der neutralen Verdünnungslösung Alkohol (1:100) (30-45%ig) zugeführt wurde usw. So manche Prüfung konnte erst ab der Verdünnungsstufe C 4 durchgeführt werden. Nach Hahnemanns Tod wurden speziell in Deutschland die 1:10 (D= Decca = 10) Verdünnungen bevorzugt, die ebenfalls in *jeder* Verdünnungsstufe 10fach verschüttelt bzw. zerschlagen sind. Hahnemann war seiner (und auch noch unserer) Zeit voraus, und manche seiner Nachfolger konnten die rasche Verdünnung der Wirksubstanz nicht vertreten und verblieben therapeutisch im D 4-D 6 Verdünnungsbereich. Hahnemann selbst verwendete dagegen nur die C-Potenzen. Feste Substanzen werden im Verhältnis 1:100 in Milchzucker im Mörser zerrieben bis zur Stufe C 4 und dann in Alkohol weiter potenziert.

Für besonders empfindliche Patienten und wenn heftige Arzneireaktionen (z.B. Schwangerschaft, Allergien) vermieden werden sollen, hat Hahnemann im hohen Alter die LM-Potenzen entwickelt. Diese sind 1:50000 (LM römisch = 50000) verdünnt auf jeder Stufe und 10mal zerschlagen. Diese Arzneien wirken schwächer und können häufiger je nach Reaktion verabreicht werden (z.B. LM I 1x täglich 2 Globuli in Wasser aufgelöst, davon 1 Teelöffel einmal täglich, LM VI 2x pro Woche oder LM XVIII 1x pro Woche).

Worauf kommt es nun bei der homöopathischen Behandlung entscheidend an? Die Arzneisubstanz ist stark verdünnt und verschüttelt, was „potenziert" heißt. Eine C 30 ist im Verständnis von Homöopathen eine *höhere* Potenz als eine C 6. Und „Potenz" heißt Macht, d.h. eine C 30 ist mächtiger und wirkt überzeugender als eine C 6, obgleich eine C 30 entschieden *dünner* (ab C 12 gar substanzlos!) ist als eine C 6. Wir stellten schon weiter oben fest, daß der zu behandelnde kranke Mensch unter einer Krankheit leidet, für die es *objektive* Zeichen und Symptome gibt. Darüber hinaus entwickelt er Symptome, die so nur ihm zu eigen sind, also *ungewöhnliche* und *charakteristische* Symptome,

die ihn im Zustand des Krankseins intensiv charakterisieren (z.b. eine ungewöhnliche hypochondrische Angst, eine beständige Schlaflosigkeit von 4.00 bis 5.00 Uhr und eine Unverträglichkeit von Kälte und Luftzug wie bei Nux vomica). Diese *subjektiven* Symptome fassen wir besonders ins Auge, denn diesen soll in Ähnlichkeit die passende Arznei entsprechen. Der Kranke erweist sich dann als besonders empfindlich für diese eine Arznei; eine einzigartige Beziehung wie der Schlüssel zum passenden Schloß!

Wie hat man sich diesen Vorgang zu erklären? Das Medium des Verdünnungsmittels Alkohol nimmt die molekulare Struktur des biologischen Präparates auf, und durch die zugeführte physikalische Energie in Form des 10-fachen Zerschlagens wird eine Arznei Stufe für Stufe in eine Arzneiinformation überführt und verdichtet. Diese ist ab C 12 zwar unstofflich (sog. *Loschmidt'sche Zahl* (D 23)), aber mit ansteigender Verdünnung und Bearbeitung immer potenter, weil das Wesentliche, *das Zentrale* der Arznei, konzentriert wird und das Entsprechende der erkrankten Person reagieren läßt.

Wir beobachten also in der Praxis, daß der kranke Mensch durch seine besonderen und einzigartigen Symptome zu erkennen gibt, daß er mit seiner Krankheit nicht allein fertig wird, und was er in Ähnlichkeit benötigt. Der gerade „kleinste", aber *empfindlichkeitsgenaueste* Reiz wird ihn provozieren. Er kann zunächst eine Zunahme bzw. Verschlimmerung seiner Symptome („Erstreaktion") feststellen, auf die dann eine biologische Gegenreaktion („die Heilreaktion") folgt, mit der sich seine Empfindlichkeiten (*wahlanzeigenden Symptome*) beruhigen. Nachfolgend löst sich mit der Neuordnung des Organismus die krankhafte Störung auf, sofern dies vollständig möglich ist (hier liegen die biologischen Grenzen dieser Therapie).

Wir haben also in der Behandlung zu beachten, daß das Kranksein im Körperlichen, im Allgemeinen, im Gemüt und im Geistigen seinen Ausdruck haben kann und daß jede körperliche Störung *immer* eine ganzheitliche Beziehung hat. Es gibt nie ein isoliertes Geschehen! In der Evolution zeigt schon die Pflanze Körper- wie auch Allgemeinsymptome (d.h. Lokal- wie auch Verhaltenssymptome); das Tier hat darüber hinaus ein Gemüt und der Mensch, als Krönung der Schöpfung, noch den Geist. Dem entspricht die Hierarchie der Erhaltens- und Funktionsnotwendigkeit: *Zuerst muß der Geist gesunden und zuletzt die Peripherie, das Körperliche!* Diesen Verlauf beschreiben wir als Krankheits- und Heilungsentwicklung von *innen nach außen* (*Hering Regel*). Die Umkehrung dieser Entwicklung bedeutet *immer* Vertiefung des Leidens. Aus diesem Grunde werden Homöopathen auch äußerst zurückhaltend mit den Ausscheidungsorganen und besonders mit Haut- und Schleimhäuten umgehen. Von innen heraus soll die Lösung bzw. Heilung erfolgen und sich nach außen durchsetzen. Also: Auch wenn es juckt und beißt, wir tun das beste, wenn wir nur pfle-

gen und erträglich machen, aber äußerlich *nicht wirksam* behandeln, denn dieses hätte im Erfolgsfalle nur die Wirkung einer *Unterdrückung* und damit einer Gesundungsbehinderung. Äußerliche Behandlungen können eine Krankheitsverlagerung nach innen nach sich ziehen, so daß es zu tiefergreifenden *und* chronischen Schäden kommen kann. Hierzu zählen insbesondere die dermatologischen (hautärztlichen) und gynäkologischen (frauenärztlichen Lokalbehandlungen. Hier sollte also immer die Lösung der sich dahinter verbergenden zentralen Konflikte mit Hilfe der geeigneten, d.h. der *ähnlichen* homöopathischen Arznei gesucht werden!

Die (Universitäts-) Schulmedizin bietet überwiegend stofflich-materielle Lösungen an: Die Suche nach dem Erreger, nach dem substantiellen Überschuß oder Defizit oder nach dem organischen Schaden. Diese Lehre ist bis jetzt nicht in der Lage, andere, aber mindestens ebenso wichtige Erscheinungen des Lebens wie Glück, Lebensfreude, Kummer und andere qualitative Besonderheiten angemessen im Spannungsfeld von Erkrankungen zu erkennen, in ihrer Bedeutung zu gewichten; noch weniger ist sie fähig, diese therapeutisch angemessen zu berücksichtigen. „Heilung" spiegelt sich daher oft in normalisierten Laborwerten und Röntgenbildern wider statt in subjektivem Wohlbefinden, in Lebensfreude oder Kreativität, beides kann natürlich divergieren, das Letztere wäre jedoch das höher zu bewertende Ziel!

Tabelle 1: Die Gegensätze zwischen Schulmedizin und Homöopathie

	Schulmedizin	Homöopathie
Vorgehensweise:	Analyse	Synthese
Symptome:	objektive	subjektive
Diagnose:	der Krankheit	der Person (und ihrer Besonderheiten)
Kriterium:	Quantität	Qualität
Therapie:	Dosis-Wirkungsbeziehung	informativer Reiz und Heilreaktion
Arzneiverordnung:	so oft wie möglich	so selten wie möglich
Arzneiwissen aus:	Tierversuch klinische Prüfung	Arzneiprüfung am gesunden Menschen

Entsprechend dieser tabellarischen Gegenüberstellung wird die ganze Gegensätzlichkeit der beiden Medizinformen überdeutlich. Homöopathie kann dennoch in das gängige Therapiespektrum im Sinne der Frühbehandlung integriert werden: Homöopathie als *Weichenstellung* von Anfang an, möglichst schon in der Schwangerschaft, während der Geburt und dann die Kindesentwicklung begleitend. Es ist in diesem Zusammenhang dann aber auch notwendig, schematische Maßnahmen schulmedizinischer „Vorsorge" wie Vitamin K-, D- und Fluor-Gaben, Impfungen und prophylaktische Antibiotikagaben individuell in Frage zu stellen. Statt dessen sollte eine umfassendere, ganzheitlich ausgerichtete pädagogische wie auch medizinische Kindesbegleitung erfolgen. Hierbei hilft die Homöopathie! Die schulmedizinische Domäne liegt dagegen in der unumgänglichen Chirurgie, in der Substitution (d.h. im Ersatz von Organfunktionen, die vom Körper selbst nicht mehr erbracht werden können wie z.B. im Falle von Diabetes), in der Beherrschung von end- oder ausweglosen Fällen (manifeste Organschäden oder -zerstörungen) und in lebensbedrohlichen Notfallsituationen. Bis auf letztere kann sie immer hintangestellt werden und wird dadurch lange Zeit entbehrlich, man muß es nur wollen!

Häufige und besondere Fragen an die Homöopathie

Eine *Krankheitsdiagnose* (z.B. Migräne) führt strenggenommen nie zur passenden homöopathischen Arznei. Vielmehr müssen wir fragen, was ist das für ein Mensch, was ist das Auffällige und Besondere dieser erkrankten Person! Dann gelangen wir zu den entscheidenden Informationen.

Eine körperliche Störung besitzt immer eine ganzheitliche Dimension. Folglich müssen wir den Psychokonflikt erkennen und ihn, als den in der Symptomenhierarchie hochrangigen Teil, lösen. Häufig hört man hierzu den Einwand, daß eine Arznei diesen psychischen Konflikt doch nicht einfach zur Auflösung bringen darf, da der Mensch zur vollständigen Heilung der psychotherapeutischen Bewußtwerdung und Bewältigung bedarf! Darauf ist zu antworten: Die ähnlichste Arznei verschärft in der Erstreaktion den Konflikt, macht ihn unerträglich und zwingt den Menschen zu handeln. Durch die Homöopathie wird der Mensch also zur erfolgreichen Psychotherapie besonders befähigt, die folglich eine sinnvolle Ergänzung der homöopathischen Therapie darstellt!

Klassische Homöopathie ist die originale Hahnemann-getreue Ausübung der homöopathischen Heilkunst (entsprechend dem „Organon der Heilkunde"). Es werden nur Einzelmittel eingesetzt. So wird die Reaktion überprüfbar und die Empirie, d.h. die Erfahrung, wachsen. Es werden in erster Linie C-Potenzen in seltenen Gaben verabreicht.

Woran erkenne ich, ob eine homöopathische Arznei gewirkt hat?

1. Die wahlanzeigenden Symptome müssen sich verändern.

2. Die natürlichen (physiologischen) Erholungsmechanismen (Schlaf, Ausscheidung physisch/psychisch, Aufnahme) müssen wieder einsetzen und funktionieren.

3. Vitalität, Energie und Wohlbefinden müssen wachsen.

4. Der Krankheitsprozeß muß sich

von innen nach außen lösen (innere Ruhe soll zuerst eintreten, dann darf es äußerlich noch „stürmen").

Wann wiederhole ich die Arznei?

Das ist, nach der Wahl der richtigen Arznei, die zweitschwerste Frage. Denn eine zu früh wiederholte Einzelgabe einer besonders hohen Potenz (über C 30) kann alles wieder rückgängig machen. Die zweite Gabe erfolgt grundsätzlich, wenn nach geduldigem und zumutbarem Abwarten die alten Symptome wieder einsetzen, der Krankheitsprozeß fortschreitet oder eine Entwicklung der Krankheit von außen nach innen zu beobachten ist!

Wie wird die Arznei verabreicht?

Grundsätzlich reichen Streukügelchen (sog. *Globuli*) ab C 6-Potenzen aufwärts. Diese sollen nüchtern (15 Minuten vor oder nach dem Essen/Zähneputzen) auf die Zunge gegeben (2 Stück) werden und dort verbleiben. Es ist keine andere Verabreichungsform notwendig!

Eine homöopathische Arznei sollte grundsätzlich kurz und kontrolliert (was die von ihr ausgelöste Reaktion betrifft) verabreicht werden. Nachdem von einer C 6 oder einer C 30 zwei Globuli auf die Zunge gegeben wurden, können zuletzt fünf Globuli in etwas Wasser aufgelöst werden. Diese Lösung wird mit einem gewöhnlichen Teelöffel *kräftig verrührt* (verkleppert), und es werden solange kleine Gaben von dieser Arzneipräparation nachgereicht, bis die Patientin eine Änderung ihrer Verfassung bemerkt. Eine routinemäßige Einnahme von C-Potenzen über längere Zeiträume – Tage und Wochen – entspricht nicht der Homöopathie und birgt das Risiko unnötiger Arzneiprüfungen in sich. In akuten wie auch chronischen Situationen wird bei Wiedereinsetzen der Beschwerden (Rezidiv) die Gabe wiederholt und danach – bei erneutem Rezidiv – die Potenz verändert (meist gesteigert).

Was ist im Verlaufe der homöopathischen Behandlung zu beachten?

1. Die Entwicklung von innen nach außen fördern und nicht behindern!

2. Kaffee vermeiden (= Antidot!).

3. Keine äußerlich wirksamen Arzneianwendungen! (z.B. Salben, Einreibungen).

4. Natürliche Erholung fördern, Schlaf ermöglichen, Reizabschirmung usw.

5. Wenn die klassisch-homöopathische Hochpotenztherapie erfolgt (C 200 und höher), nur im Not- oder Akutfall möglichst pflanzliche homöopathische Arzneien bis zur maximal C 30-Potenz anwenden.

6. Manche ätherischen Öle und Aromen (z.B. Kampfer, Menthol), intensive Zahnbehandlungen, körperliche Überanstrengungen, seelische Schocks können eine gegensätzliche Wirkung auslösen (Antidot).

Akupunktur und Bachblütentherapie sind meistens verträglich und mit der Homöopathie vereinbar.

7. Die homöopathischen Arzneien sind zu schützen vor: Sonnenlicht, extremen Temperaturen (über 80°C, unter -20°C), Röntgen (Flughafengepäckkontrolle!) und Ultraschall. Globuli sind in einem lichtgeschützten, gut verschlossenen Glas über viele Jahre haltbar.

Ziel jeder homöopathischen Behandlung ist die Wiederherstellung der inneren Harmonie von Körper-Seele-Geist, so daß sich Gesundheit, Wohlbefinden, Unbefangenheit, Zeugungsfähigkeit und Kreativität einstellen.

II. Die Pulsatilla- und die Sepiafrau – Ganzheitlichkeit am Beispiel zweier zentraler Arzneibilder der Homöopathie

Zunächst will ich die beiden hier interessierenden Arzneien, *Pulsatilla vulgaris* oder *pratensis* und *Sepia officinalis*, in Form einer direkten Gegenüberstellung in ihrer jeweiligen Andersartigkeit bzw. Gegensätzlichkeit vorstellen.

Pulsatilla ist eine Pflanze aus der Familie der Hahnenfußgewächse, *Sepia* die schwarze Tinte des Tintenfisches. Die folgenden Darstellungen sind bewußt überzeichnet, um die ganze krankmachende Not der Betroffenen deutlich werden zu lassen.

Wenn wir eine von diesen beiden – bei Frauen so häufig anzuwendenden – Arzneien in potenzierter Form zum Einsatz bringen wollen, orientieren wir uns zunächst an den deutlichsten Symptomen, den sog. Leitsymptomen.

> **Pulsatilla pratensis oder vulgaris (Gemeine Küchenschelle oder Wiesenanemone; abgekürzt: Puls.)**

Die Leitsymptome:
– Durstlosigkeit bei bisweilen trockenem Mund
– Frischluftbedürfnis bei gleichzeitiger Abneigung von großer Hitze und Enge
– Ekel vor tierischem Fett
– Wechselhaftigkeit und Widersprüchlichkeit
– Angst beim Alleinsein, Verlassenheitsgefühl, Abhängigkeit von bzw. großes Verlangen nach Gesellschaft, Hilfe und Unterstützung
– Weinerlichkeit und deutliche Besserung bei Trost.

In den Vorgeschichten (Anamnese) Puls.-ähnlicher Frauen sind viele Hinweise für Entwicklungsbedingungen zu finden, die es der Frau als Kind erschwerten, Selbständigkeit und Reife zu erwerben. Bezeichnenderweise kann „Overprotection", d.h. Überfürsorge, die spätere Unselbständigkeit bedingen, aber ebenso auch Vernachlässigung und mangelnde Förderung des wachsenden Kindes.

Das Puls.-Kind reagiert oft hilflos, abhängig und unsicher und zeigt sich scheu und weinerlich, wenn es auf neue Aufgaben und fremde Menschen zugehen soll. Um die Erfüllung seiner Wünsche zu erreichen, bemüht es sich, lieb, sanft, nett und angepaßt zu sein. Bei Arztbesuchen ist es besonders empfindlich und klebt regelrecht an der Mutter. In der Entwicklung war es in vielem verlangsamt, und ohne gutes Zureden ging nicht viel. Die Eltern haben sich dieses Kind so „hinerzogen", wie sie es haben möchten, das Puls.-Kind ließ es geschehen und verweigerte dafür das Reifwerden. Später, als erwachsene Frau, besteht immer wieder eine stille Sehnsucht nach den „behüteten" Kinderjahren, vor allem, wenn es um Bewährungsproben geht.

Ein Puls.-Mädchen hat in der Schulzeit viele Freundinnen und verliebt sich leicht und schnell in bekannte Stars. Für diese kann sie dann ganz hingebungsvoll sein. Zu Hause sammelt sie Photos und Poster, und ihr Zimmer quillt oft über von Puppen und Teddybären. Ihre Menarche (Zeitraum des Eintritts der Regelblutung) verspätet sich gern, und die Menses (Monatsblutung) fällt oft aus oder tritt nur in großen Intervallen auf. In der Pubertät sind diese Mädchen besonders schüchtern, sie erröten leicht. Häufig klagen sie über einen labilen Kreislauf und Ohnmachtsneigungen in warmen engen Räumen.

In ihrer Berufswahl neigen sie zu den „typisch" weiblichen, insbesondere dienenden Berufen wie Krankenschwester, Arzthelferin, Friseurin, Gärtnerin oder in Berufe, in denen mit Kindern gearbeitet wird. Sie scheuen die Initiative, Selbständigkeit und Eigenverantwortung. Im Kreise ihrer Freundinnen oder in den Armen ihres starken Superfreundes blühen sie dagegen auf. Sehr rasch entwickeln die älteren spätpubertären Mädchen Schwangerschaftsvorstellungen und tendieren zu früher Heirat. In dieser stellt sich dann rasch das Problem der primären Sterilität (Unfruchtbarkeit).

Die unverheiratete Puls.-Frau fühlt sich sehr stark als Versager, wenn sie nicht schwanger wird. Es wird dies ihr sehnlichster, übersteigerter Wunsch, für den sie dann alles tut. Sie gerät daher gern in die Hände schulmedizinisch orientierter Sterilitätstherapeuten und willigt in alle Maßnahmen ein. Tendenziell sind es in ihren Augen jedoch die anderen, die Schuld daran tragen, daß *sie* nicht schwanger wird.

Eine dann entstehende Schwangerschaft ist von Beginn an mit viel Angst und Unsicherheit verbunden. Ihr betreuender Gynäkologe entspricht oft ihrer eigenen Vaterfigur, herrisch und bestimmend; sie läßt sich gern wieder zum kleinen Mädchen erniedrigen, das geduzt und gestreichelt wie auch ausgeschimpft werden will.

In der Frühschwangerschaft und im zweiten Drittel wird es ihr relativ gut gehen. Es ist die Blüte *ihres* Lebens, sie ist eine besonders schöne Frau und voller Vitalität. Sie bringt Frische, Lebensfreude und Mutterglück in die Welt und erfährt sehr viel entsprechende Erwiderung und zuvorkommende Behandlung. Dem direkten Begleiter fällt hingegen die leichte Verletzbarkeit, Weinerlichkeit und Ängstlichkeit um ihr Glück auf. In Phasen des Alleingelassenwerdens, bei fehlender Bestätigung, bei wie auch immer geartetem Zweifel an der Intaktheit der eigenen Schwangerschaft – letzteres geschieht heute schnell und leicht durch Mutterpaß, Vorsorgetermine, Untersuchungen und Ultraschall wie auch durch den Einfluß der Medien, insbesondere von Zeitschriften, für die sie sehr empfindlich und empfänglich ist – entwickelt die Puls.-Frau die für sie jetzt typischen Krankheiten wie Schnupfen, Nebenhöhlenentzündungen, Bronchitis und Blasenentzündungen. Auslösend ist meistens eine Kälteexposition; physisch, indem sie z.b. auf einem kalten Stein gesessen hat oder kalt geworden ist, wie auch psychisch: daß sie eine „kalte" Abfertigung erfahren hat, man ist nicht auf sie eingegangen.

Wenn sie in der Schwangerschaft erkrankt, macht sie sich leicht und schnell Sorgen, daß die *ganze* Schwangerschaft bedroht ist, daß das Kind schwerbehindert sein wird und daß sie nie eine gute Mutter sein wird. In solchen Phasen kommt es rasch zusätzlich zu Schlafstörungen, verstärkten Angstzuständen und manchmal auch zu ungewöhnlichen Gewichtszunahmen.

Die eigentliche Krisenzeit für die schwangere Puls.-Frau ist das 3. Schwangerschaftsdrittel. Das Gewicht des stetig wachsenden Kindes im Mutterleib bestätigt die nahende Geburt. Für die puls.-ähnliche Frau spitzt sich nun der Konflikt zu: Sie träumt immer häufiger von der Geburt. Es wird dies zum unheimlichen Thema, sorgenbesetzt und bedrohlich. Immer häufiger sucht sie die Nähe zum Partner, will beschützt und zärtlich in den Arm genommen werden. Es paßt ihr nicht, daß er wie immer zur Arbeit geht und für sie nicht da ist. Ihre Unsicherheit, Angst und Sorgen nehmen zu und können der Hintergrund für eine reale Blutdruckerhöhung sein als Ausdruck der inneren Anspannung. Es kommt zur Schwangerschaftskrankheit, der Gestose, bei der die Beine anschwellen, Eiweiß im Urin auftritt und der Blutdruck steigt.

Die Puls.-Frau ißt zuviel und besonders in ihrer seelischen Not Süßes, Eis oder Kuchen, Sahnetorten. Dabei bleibt sie durstlos. Sie bildet Ödeme in den Beinen aus, wenn sie lange sitzt oder steht. Viele Wehen durchziehen den Bauch. Der Druck auf den Magen verstärkt sich, häufiges Sodbrennen wie auch leichtes Erbrechen stellen sich ein. Nachts in der Ruhephase plagen sie viele Beschwerden. Der Schlaf ist oft unterbrochen, die Wärme im Bett zwingt sie, häufig die Füße herauszustrecken, die Bettdecke wegen der Kühle umzukehren oder Frischluft am offenen Fenster zu suchen.

Sie leidet dann unter der unterschwelligen Angst, die „Reifeprüfung Geburt" bestehen zu müssen. Mit dem heranrückenden Termin wachsen ihre Nöte. Intuitiv hält sie bisweilen das Kind zurück, so daß es mehr auf den Magen drückt als auf den Muttermund. Trotz vieler unregelmäßiger Vorwehenphasen überschreitet sie oft den Geburtstermin und zeigt von vornherein Wehenschwäche. Es besteht der Eindruck, als wolle sie gar kein Ende dieser Schwangerschaft. Alles bedrückt sie sehr, Tränen kommen so leicht, und ihr Verlangen nach leichter Bewegung in frischer Luft ist wie der Selbstversuch der Befreiung von der bedrückenden Last und Einengung.

So gerät sie wieder in das Netz der medizinischen Überwachung, sie gibt ihre unterentwickelte Eigenverantwortung ganz an ihre Betreuer ab und wird entsprechend bevormundet: Ständige Untersuchungen in 2-Tagesabständen (CTG, Herztonüberwachung und Wehenaufzeichnung), Ultraschall und Fruchtblasenspiegelungen. Sie wird zu früh im Krankenhaus aufgenommen, erfährt künstliche Wehenanregung und lange zähe Geburtsverläufe, die häufigst in Betäubung, in Kaiserschnitt-, Zangen- oder Vakuumentbindung enden. Dabei wird der Geburtshelfer wieder zur Vaterfigur, der für sie die Probleme löst.

Nach der Geburt steht ihr das Klinikpersonal zur Seite und sie ist zunächst die „einfache", nette Patientin. Aber es will dennoch bei ihr nicht so recht klappen wie bei den anderen: Die Milch fließt nicht richtig, man muß ihr das Kind schon bringen, damit sie es zum Stillen anlegt. Sie empfindet fast kindliche Eifersucht gegenüber ihrem eigenen Kind, das jetzt für die Angehörigen Zentrum der Aufmerksamkeit ist. Am 3./4. Tag kommt der „Heultag", danach die Trägheit: Die Wehen zur Rückbildung der Gebärmutter sind zu schwach, der Wochenfluß oft spärlich, so daß wieder Arzneigaben erfolgen. Kaum zu Hause, scheitert sie mit der Fortsetzung der Stilltätigkeit, füttert das Kind rasch zu mit künstlicher Milchnahrung und hört schnell auf zu stillen. Sie wird häufig den Kinderarzt aufsuchen und ihm ihre vielen Sorgen und Unsicherheiten berichten. Seitens des Kinderarztes kommt es nun leicht zu Übertherapien des Kindes, um *die Mutter* zufriedenzustellen! Im Extremfall

wird die Mutter krank, wenn das Kind gesund reagiert und umgekehrt. Diese Puls.-Mutter möchte gewiß nur das Beste für ihr Kind, aber sie leidet unter der vergebenen Chance, durch eine bewußt durchlebte Geburt den Wandel von der Frau zur Mutter vollzogen zu haben. Die heutige Geburtsmedizin „unterstützt" sie darin in fataler Weise. Sie ist die in den Kliniken gern gesehene willensschwache Frau. Doch unterschätze man nicht ihre manipulativen Fähigkeiten.

In den Entwicklungsjahren ihres Kindes benutzt sie dieses häufig, um ihre Lebensaufgabe zu begründen. Zunehmend fällt ihr Lebensegoismus auf, mit dem sie ihre Gefühlsbedürfnisse zu befriedigen sucht. So neigt sie leicht zu neuen Liebschaften, um diesen Hunger zu stillen. Sie kann problemlos Mann und Liebhaber in sich vereinigen und ist häufig überrascht über die Probleme, die die Männer dabei haben. Wenn der innere moralische „Zeigefinger" sie dann abhält zu tun, was sie wünscht, entwickelt sie wieder krankhafte Störungen: Der Zyklus verspätet sich erneut, wiederum entstehen Sterilitätsfragen, weil wohl nur eine erneute Schwangerschaft ihre Probleme lösen kann. Eßstörungen und Gewichtszunahme belasten sie, verzweifelt sucht sie Helfer, bei denen sie sich ausweinen kann. Verschiedene Infekte unterschiedlichen Schweregrades und auch rheumatische Störungen können entstehen. Immer wieder fällt die Besserung der Gesundheitsstörungen bei leichter Bewegung an frischer Luft auf. Sollte sie nicht mehr schwanger werden, wendet sie sich oft einer „höheren" Aufgabe zu, wird gläubig und betet an!

Zum Klimakterium hin kann aber auch eine Verflachung ihrer Interessen, ihres Wesens einsetzen und, mit depressiven und düsteren Lebensphasen das Arzneibild von Graphites entstehen; ein typisches spätes Folgemittel von Pulsatilla, wenn diese Frau gegenüber ihrem weiblichen Erscheinungsbild gleichgültig wird.

Sepia officinalis

Arzneilich verwenden wir die schwarz färbende Tinte des Tintenfisches, die zu Hahnemanns Zeiten gern von Kunstmalern verwendet wurde. Die Farbintensität wird durch den hohen Gehalt an Melaninpigment (ungefähr 75% der Inhaltsstoffe) hervorgerufen. Insgesamt gesehen ist diese Arznei ein biologisches „Komplexpräparat", das verschiedene Elemente wie Calcium, Kalium, Natrium, Ferrum, Magnesium und andere in Spuren enthält. Hierin liegt die Verwechselbarkeit bzw. Ähnlichkeit von Sepia (abgekürzt Sep.) zu den anderen genannten Elementen begründet.

Folgende Symptome einer Frau weisen besonders intensiv auf die Ähnlichkeitsbeziehung zu Sepia hin im Gegensatz zu Pulsatilla:
– großes Verlangen nach Wärme in jeder Form
– mehr oder weniger Pigmentflecken, besonders im Gesicht; sie mag die Sonne und wird schnell braun

– Arbeitswut, Reizbarkeit oder auch Weinerlichkeit *vor* der Periode
– Verstopfungsneigung mit Klumpengefühl im Enddarm
– Angst vor Einsamkeit, aber ebenso Verlangen nach Alleinsein, „Selbst-ist-die-Frau" ist für sie ein wichtiges Motto
– Angst vor männlicher Gewalt
– Problemfeld Sexualität und das Zulassen von Nähe; weint, wenn sie darüber spricht – aber mag den Trost nicht
– Abneigung gegen Milch, Verlangen nach Süßem und Saurem.

Die Sepia-Ähnlichkeit einer Frau läßt sich häufig wie ein roter Faden bis zur eigenen Mutter zurückverfolgen. Häufig ist die Mutter über die Schwangerschaft und die Zeit nach der Geburt enttäuscht gewesen, entweder weil sie den Beruf nicht mehr fortsetzen konnte oder weil das Kind kein Junge geworden ist. So sind die ersten Lebenswochen von vielen Störungen begleitet, die nur zu einer kurzen Stillzeit (oft mit Brustentzündung oder Ekzem) reichten. Die Mutter konnte früh ihre Arbeit wieder aufnehmen und die Tochter zu den Großeltern, zum Vater oder zu sonstigen Betreuungspersonen bringen. So lernt das Kind früh, daß es auf einen Teil der Mutter verzichten muß, auch wenn diese sonst sehr verantwortungsbewußt ist. Dieses frühe Abnabeln von der Mutter führt später zu einer Ablehnung und (oder) Konkurrenz (zu) der Mutter. Das Kind lernt früh Selbständigkeit und sich selbst schützen. Es kann sich aber auch Sepia-ähnlich verändern, wenn es Konkurrenz durch Geschwister bekommt und die Mutter nun erst

Liebe und ständige Anwesenheit zu Hause zeigt – aber eben für das Neugeborene und nicht für das (Sepia-) Mädchen. Dann entsteht das hellwache, ständig präsente Gerechtigkeitsbewußtsein, mit dem dieses Kind seinen Eltern sehr zu schaffen machen kann. Das weibliche Sepia-Kind ist quirlig, klettert gern und überall hinauf und erinnert hierin eher an eine Jungenentwicklung. Häufige Probleme sind Ekzem, Neurodermitis, Mandelentzündung und Bettnässen (im ersten Schlaf). Der schlechte Schlaf mit dem ständigen Verlangen nach Nähe zur Mutter wird von dieser oft beklagt. Es ist so, als spüre das Kind, daß die Mutter nicht ganz da ist!

Der Vater kann oft die seelische Not seiner Tochter auffangen. Viel Schmusen, gemeinsames Baden und herzliche Umarmungen können das seelische Gleichgewicht wieder herstellen. Doch leider wächst damit auch die Gefahr von sexuellen Mißhandlungen, die in dieser Phase der Kindesentwicklung schon im geringsten Ausmaße schwere seelische Wunden schaffen. Das hochsensible Sepia-Mädchen spürt sofort jeden „Fehlgriff". Auch wenn sie diese Vorgänge nicht versteht, so werden diese Erlebnisse doch in den tiefsten seelischen „Keller" verbannt und tauchen als Belastung und Behinderung wieder auf, wenn sie später eine harmonische sexuelle Partnerschaft zu leben versucht. Sepia wird deshalb zu einer der wichtigsten homöopathischen Arzneihilfen für die Behandlung der Folgen sexuellen Mißbrauchs, der sich später gern – eben in verdrängter Form – in Scheiden- oder Eileiterentzündungen ausdrückt.

Die ganze Unbefangenheit eines Mädchens ändert sich in der Pubertät. Wenn die Brüste und Schamhaare wachsen, die Figur sich formt und die Periode einsetzt, dann werden Jungenrollen oder ungehemmte Vaterbeziehungen zum Problem. Hier vertieft sich eine sepia-ähnliche Entwicklung: Die junge Frau verdrängt ihre gefühlsbelastenden Bedürfnisse und kompensiert mit Intelligenz oder Sport. So kann sie für sich die Anerkennung des Vaters problemlos aufrechterhalten und sich dennoch aus seinen Armen zurückziehen. Sie verdrängt den Gefühlsbereich, ihre Intimität wird versteckt.

Der Tintenfisch, der gar kein Fisch, sondern eine besondere Entwicklung aus der Großfamilie der Weichtiere (Molluscen) ist, zu der auch die Muscheln und Schnecken gehören, wird wegen seiner Erscheinungsform auch *Kopffüßler* (Cephalopode) genannt. Ein großer Kopf mit vorstehenden Augen und acht Tentakeln sind zu sehen, der *Bauch* ist verborgen und scheinbar unterrepräsentiert. Jede Fremdannäherung wird genauestens durch ungewöhnlich hoch entwickelte Augen beobachtet, um dann schnell im Schutze der ausgestoßenen *schwarzen Wolke rückwärts* zu entfliehen. Ein Flossensaum umgibt den Tintensack und zeigt sich in *rhythmischer* Dauerbewegung. Eine besondere Neigung zum Tanzen finden wir parallel bei allen Sepia-Frauen. Dieser „Sport" gefällt ihr so gut, weil hier ein Kontakt im Flirt möglich wird, ohne zuviel Nähe zulassen zu müssen.

In der krankhaften Entwicklung zur Sepia-Ähnlichkeit rückt nun immer wieder die Sexualität in das Zentrum. Der erste Verkehr vertieft häufig die „Bauch-"(Gefühle) Verdrängung. Der Vater war der Idealmann, der erste männliche Intimpartner („Verführer") kann dann nur enttäuschen. Sie wendet sich nun gern den Sozialberufen zu, um sich für Menschen einzusetzen, denen das Leben schwer zugesetzt hat, insbesondere den Gleichgeschlechtlichen. Die „Berufung" kann zum Beruf werden. Sexualkonflikte, Sterilitätsprobleme, chronische Unterleibsentzündungen zwingen sie zu Arztbesuchen, die ihr nicht gut bekommen. Sie verschweigt den eigentlichen Grund ihres Krankseins, und die übliche „5-Minuten-Medizin" bestärkt sie in ihrem Mißtrauen. In ihrer Not wendet sie sich gern an esoterische Kreise, charismatische Persönlichkeiten, Sekten oder Glaubenseinrichtungen! Oder sie findet ihren Platz in der Gesellschaft, um sich vehement für menschliche Rechte einzusetzen.

Die beständige Gefühlsunterdrückung wird häufig von einer hormonellen Schwäche begleitet, mit einer sehr kurzen schmerzhaften Periode, männlichen Merkmalen wie starke Beinbehaarung oder Oberlippenbart und beruflicher Konkurrenz zum Mann. Tritt eine Schwangerschaft ein, so hat sie häufig dabei kein positives Gefühlserleben, so daß ihre erste Entscheidung in den Abbruch führt. Danach geht es ihr lange Zeit seelisch sehr schlecht. Selbstvorwürfe, Schwermütigkeit und negative Lebenseinstellung verfolgen sie, und nur durch Steigerung ihres Arbeitseinsatzes kann sie dies alles ertragen und aushalten. Jede Schwangerschaft danach kann ihr zu neuem Lebensmut verhelfen. Jedoch wiederholen sich Rückfälle in eine Ambivalenz, in einen Zustand von Entscheidungslosigkeit, indem sie nach Klarheit des Weges für sich selbst ringt. Ihre Frauenrolle lebt sie gern etwas demonstrativ abgrenzend, und ihre eigentlichen Lebenspartner im engsten Sinne sind nicht selten Gleichgeschlechtliche oder sehr sensible bis feminine Männer. Wenn sie sich jedoch in ihrem Innersten in einer Partnerschaft fallen lassen kann, dann verflüchtigen sich alle ihre Beschwerden – bis auf die praemenstruellen Stimmungsschwankungen.

Eine eingetretene Schwangerschaft kündigt sich mit heftiger Übelkeit und Empfindlichkeit gegenüber Speisengerüchen an. Wieder wird sie von der Ambivalenz erfaßt, und es war „der Mann", der an allem Schuld ist. Sie kann seinen Geruch, seine Nähe, seine Berührung nicht mehr ertragen. Jede Sexualität ruht. Beim Erwachen ist ihr übel und der Kreislauf im Keller, so daß sie schon im Bett die erste Speise (Saures, Joghurt) zu sich nehmen muß. Wenn der Magen – und grundsätzlich die ganze Frau – fortwährend zu tun hat (= Übelkeit bessert sich durch Essen!), dann kann sie den Tag durchstehen. Ihre besondere Empfindlichkeit und Brechneigung gilt den Koch- oder Küchengerüchen, so als signalisiere ihre innere Abwehr, daß ihr Partner sie nur in die Küche verpflichten möchte.

Nach dem 3. Schwangerschafts-monat verflüchtigen sich die Magen-beschwerden, so daß sie wieder ihre Arbeitsbelastungen steigern kann. Die Schwangere beachtet nun ihren Bauch nicht weiter, bis sich dieser zwischen dem 5. bis 7. Monat zurückmeldet. Die Gebärmutter hat nun derart an Größe und Gewicht zugenommen (am Ende des 6. Mo-nats reicht sie bis zum Bauchnabel), daß bei Überbelastung heftige Sen-kungsbeschwerden auftreten, als ob die Gebärmutter durch einen nach unten geöffneten Trichter herausfal-len wolle. Die Schwangere sucht Halt und Stütze im Beckenbereich, erwacht nachts mit heftigen Wehen und nadelstichartigen Schmerzen im Muttermund und wird wegen Verkür-zung und vorzeitiger Öffnung des Gebärmutterhalses (der Organver-schluß) zur Bettruhe und in Einzel-fällen zur sog. *Cerclage* (Zu-schnüren des Gebärmutterhalses mit einem breiten festen Band in Kurznarkose) gedrängt. Hier kann Sepia potenziert geradezu zauber-haft helfen, die Schwangerschaft zu halten, den operativen und (oder) medikamentösen Eingriff zu vermei-den und die Harmonisierung der Mutter herbeizuführen. In besonde-ren Einzelfällen ist paradoxerweise nicht Bettruhe, sondern befreiendes Tanzen hilfreicher; diese Aktivität wurde nicht von mir empfohlen, son-dern entsprang dem intuitiven – und damit zurückgewonnenen „Bauch" – Bedürfnis manch einer Patientin un-ter Sepia-Wirkung.

Nach der 32. Schwangerschafts-woche stabilisiert sich die Sepia-Frau. Es beginnt ihre schönste Zeit.

Sie ist harmonisch balanciert durch das schwangerschaftsbedingte An-steigen der weiblichen Hormone (insbesondere der Östrogene). Auf die Geburt bereitet sie sich sehr be-wußt vor, prüft kritisch die Einrich-tung und das Personal von Entbin-dungsabteilungen und bindet sich in-tuitiv an eine ihr sympathische Hebamme. Männliche Geburtshelfer bleiben ihr suspekt, und eine Haus-geburt würde ihr am ehesten ent-sprechen und am besten bekom-men.

Unter der Geburt genießt sie das heiße Bad und möchte wegen der kalten Füße am liebsten dort ihr Kind gebären (warum auch nicht!). Die Wehen sind ohne Wärmeanwen-dung sehr scharf und quälend, und am Steiß muß jemand beständig drücken und massieren zur Schmerzlinderung. Nach der Geburt bleibt bei ihr häufig der Mutterku-chen „hängen" (sog. *Plazentaad-härenz*) und löst sich erst nach einer Einzelgabe Sepia C 30-Globuli.

Das Wochenbett wirft die Sepia-Frau psychisch in die Tiefe. Der Hor-monentzug bewirkt Trauer und Schwermut, und nun entwickelt sich das neue Sepia-Drama, indem die-ser jungen Mutter trotz festen Wil-lens einfach die Gefühle verlorenge-gangen sind bzw. fehlen, ihr Kind so anzunehmen und zu lieben, wie sie es sich immer vorgestellt und vorge-nommen hat. Sie bemüht sich, strengt sich an, möchte unbedingt stillen und hatte sich bestens darauf vorbereitet, eine gute Stillmutter zu sein – und nun klappt es nicht. Schrunden in der Brustwarze, Ekze-me auf der Brust, schmerzhafte Hämorrhoiden, Gebärmuttersenkungen, Lendenwirbelsäulenschmerzen und dann diese trübe Stimmung! Ihr ist einfach zum Heulen, und die Tränen fließen reichlich mit viel Selbstmitleid.

Und dann das Kind: Es schläft so schlecht, braucht ständig die Gewißheit der Mutter, ihre Nähe – dies alles wird ihr zuviel! Ihr Verständnis für das Kind läßt nach, sie fängt an, ihren Teilausstieg aus der Mutterrolle zu planen, was ihr seelische Erleichterung bringt. Entscheidungen über das Stillen und Zufüttern fallen. Oder sie quält sich nun wochen- und monatelang in der unliebsamen Hausfrauenrolle. Das hormonelle Tief hält an, die Sexualität in der Partnerschaft nähert sich dem Nullpunkt. Paradoxerweise kann jetzt auch – in Erinnerung an das Wohlbefinden im letzten Schwangerschaftsdrittel – die Sehnsucht nach einer erneuten Schwangerschaft entstehen.

Im weiteren Eheleben bleibt die Frau – sofern sie sepia-ähnlich ist – unbefriedigt, wenn sie nicht wenigstens ein zweites Interessenfeld neben der Hausarbeit betreten kann. Die Ehe gerät oft in Gefahr, wenn der Partner zu selbstherrlich und unsensibel über die Frau zu verfügen sucht. Sie läßt sich nicht einsperren und reagiert sexuell überempfindlich-ablehnend. Andere Männer können attraktiv werden, wenn sie, in Abkehr von ihrer Familie, außerhalb der Familie wieder an Schönheit und Ausstrahlung gewinnt.

Zum Klimakterium hin kommt es zu einer nochmaligen „Blüte" und besonderer Lebensaktivität – oder im Gegenzug zu Schwermut mit Schwereempfindungen, die durch den ganzen Körper nach unten ziehen. Geistig-seelisch steigert sich die Negativität der Sepia-Frau bis zu einem Zustand von Leere und völliger Gleichgültigkeit gegen alles, was emotional bewegt. Am Lebensende kommt die Trockenheit, die Erschlaffung der Bänder, die Gebärmutter- und Darmsenkung und die Organverhärtung mit Krebsentwicklungsgefahr. Die Übergänge zu den Arzneibildern von *Natrium muriaticum* (die Verbitterung und Suche nach der Schuld) und *Kalium carbonicum* (sich in sich einschließen und nur noch funktionieren) werden fließend.

Tabelle 2: Gegenüberstellung der Arzneien Pulsatilla und Sepia

Pulsatilla pratensis/vulgaris	*Sepia officinalis*
„der Ausgangsstoff"	
Wiesenanemone oder Küchenschelle, Familie Ranunculaceae, Hahnenfußgewächse (ganze Pflanze)	Die Tinte des Tintenfisches, Familie der Mollusken/Weichtiere
Charakteristik	
Im April orange-violett blühende Mittelgebirgspflanze, auf trockenem Boden gedeihend, in Gruppen vorkommend, artenreich	Hochpigmenthaltige schwärzliche Vorratslösung zum Selbstschutz, Cephalopode, Kopffüßler, Einzelgänger
Kernkonflikte des Arzneimittels	
Auf fremde Hilfe angewiesen, weil unselbständig; passiv und wie schutzlos, aber ausdauernd und egoistisch. Suche nach der kindlichen Geborgenheit	Hochempfindlich in der Privatsphäre (Intimbereich) mit Verleugnung ihrer Weiblichkeit, um sich zu schützen; chronische Ambivalenz (will und will doch nicht), Erschöpfung, Schwere u. Senkungsgefühl den ganzen Körper durchziehend, Gefühlsverlust. Suche nach würdevoller Anerkennung als Frau
Typischer Lösungsweg	
Die milde Macht der Tränen; manipulativ, egoistisch, apellativ in Gesellschaft! Sucht Zuneigung, den starken Partner und Schwangerschaft	Kritisch, bissig, sportlich; intellektuell oder Rückzug; sucht Gerechtigkeit, den Idealmann oder weichen Partner
Erscheinungsbild	
weiblich, plump hilflos, unsicher schwankend widersprüchlich offen, direkt	männlich, herb mißtrauisch verletzlich, stolz hält Gefühle zurück große schöne Augen

Pulsatilla pratensis/vulgaris   Sepia officinalis

Modalitäten

>> Trost

> Gesellschaft
> (leichte) Bewegung
> Kühle, Frischluft

< Alleinsein, Anstrengung
< Hitze, stickiger Raum
< <während Menses

Verlangen nach Süßem, nach
Butter/Sahne, Eis
Abneigung gegen tierische Fette
und Fleisch

> Alleinsein

>> heftige Anstrengung, Tanzen
> Wärme, Sonne

< Trost (ist lästig)
< Kälte, Wind, am Meer
< < vor Menses
< Widerspruch

Verlangen nach Saurem und
Süßem
Abneigung gegen Fleisch, Milch,
Fett, Salz

Besondere Symptome

Angst vor der Zukunft

Angst im Dunkeln
Angst wenn allein
Angst vor Tieren (Katzen)
Verlassenheitsgefühl
Wahnidee, daß man sie verfolgt
Weinen beim Reden
Angst, den Verstand zu verlieren

Alles kommt zu spät: Die Menarche,
die Menses, die Schwangerschaft
und das Kind
Widersprüchliche und veränderliche
Symptome,
Wechselhaftigkeit

Angst, wenn völlig allein und vor
Einsamkeit
Angst vor Spinnen
Angst vor Männern
Angst vor Vergewaltigung
Angst vor Armut
Arbeitswut vor Menses
Schwermut vor Menses
Gefühl einer Kugel im Rektum
(Senkung!)
Hyperpigmentationen im Gesicht
(Oberlippe, Nasenwurzel, Stirn)
Abneigung gegen Sexualität
Abneigung gegen die Familie

Erklärungen:
> bedeutet: besser durch
>> bedeutet: wesentlich gebessert durch
< bedeutet: schlechter durch
<< bedeutet: wesentlich verschlechtert durch

Pulsatilla pratensis/vulgaris	*Sepia officinalis*

Pubertät

Kreislauflabil, Neigung zu Ohn-machten bei Wärme und beim Stehen. Die Menarche kommt nicht! Ausgeprägte Unregelmäßigkeit der Menses. Schwärmerisch, launisch, wechselhaft und widersprüchlich. Gruppenkontakte wichtig. Infantil	Kopfschmerzen, Ekzeme, Migräne (< linke Seite!). Verstopfung, eiskalte Hände/Füße Mandelentzündungen Sportlerin oder Intellektuelle. Zuerst kritisch zurückgezogen; später flirtend, Gefühle zurückhaltend; idealisierend. Einzelgängerin, früh selbständig

Dysmenorrhoe (Periodenschmerzen)

Psychisch schlechter vor Menses Physisch schlechter während der Menses; unruhig, wirft sich umher Blutung zu stark Menses unterbrochen	Uterusverlagerung nach hinten Vor der Menses erregt und gereizt spärliche Blutung, Uterusschmerzen bis zum Blutungseintritt Senkungsbeschwerden während der Menses

Entzündungen der Scheide (vulvo-vaginal)

Selten Beschwerden, Jucken Fluor dick gelb-cremig (Candida/Pilz)	Jucken und Brennen, Trockenheitsgefühl, außen ekzemartig wund Übelriechender gelb-grüner Fluor (Mykose/Trichomonaden/Herpes)

Sterilität (Kinderlosigkeit)

Behinderter Kinderwunsch Folge von Kälteexposition (phys. u. psychisch) Keine Initiative kein Standpunkt	Gefühlsmangel Weinen nach Verkehr Sucht Zärtlichkeit und *keine* Sexualität Überkritisch und übersensibel Rivalität zum Mann Sexuelle Träume trotz Abneigung Nach Einnahme der Pille/nach Abbruch (Interruption)

Pulsatilla pratensis/vulgaris	_Sepia officinalis_

Schwangerschaft

bessert (bis 7. Monat)!	**verschlimmert (bis 7. Monat)!**
Problemzeit 10. Monat	Problemzeit 5.-7. Monat
Neigung zur Übertragung	Muttermundschwäche (prim. Cer-
Unregelmäßige falsche Wehen	vixinsuffizienz), verstärkte Ge-
Unerklärliche Schwermut; Luftnot,	sichtspigmentierungen
Sodbrennen im Liegen	(Chloasma), Übelkeit,
Bronchitis/Zystitis nach Kälte	Will mehr tun, als ihr bekommt;
Bluthochdruck und Krampfadern;	nimmt wenig Rücksicht auf ihren
Schwangerschaftskrankheit	Bauch, ist aber verantwortungs-
(EPH-Gestose)	voll. Eigensinnig, sucht ihr Recht
Problem: Die Beachtung und Zu-	Problem: Der Gynäkologe als
wendung	Mann

Geburt

Abneigung gegen das Baden	Verlangen nach heißem Bad
Schwache, unregelmäßige Wehen	Quälende Wehen, kalte Extre-
Verlangen nach Gesellschaft und	mitäten
Frischluft	Vernunftbetont
Wenig Interesse am Geburtsfort-	Schmerzen im Bereich der Len-
schritt; prim./sek. Wehenschwäche	denwirbelsäule bzw. des Steiß-
	beins

Wochenbett

Der Heultag	Rücken-, Hämorrhoiden- und
Schlechte Gebärmutterrückbildung	Senkungsprobleme
(Malinvolutio uteri). Eifersüchtig auf	Betont intellektuell; kann nicht
das Kind; passiv-kindliches Verhalten	fühlen, wie sie will; depressiv, fühlt
	sich leer. Berufliche Planungen.
	Verlangen nach Alleinsein. Ge-
	sichtsekzeme

Stillen

Unsicher und weint beim Stillen	Lockerer Kontakt zum Kind. Ver-
Unregelm. Milchstauungen,	steht nicht, warum das Kind
Milchfluß leicht unterdrückbar	schreit
(z.B. durch Kälte)	Plötzlicher Milchstopp, Brust-
Milchmangel	ekzem

38

Pulsatilla pratensis/vulgaris	_Sepia officinalis_
Mensesstörungen	
Menses dick/dunkel, klumpig, zu spät und wechselhaft Menses zeitweise aussetzend; durch Kälte- und (oder) Nässeeinwirkung ausbleibend	Menses spärlich, spät/nur 1 Tag; depressiv vor Menses; Verlangen nach Besserung durch heftige Aktivität/Arbeitswut Zwischenblutungen
Sykosis (Exzeß)	
Kinderwunsch Fluor (Ausfluß) Polypen entzündliche Zysten Bluthochdruck	Kondylome/Warzen Herpes genitalis klimakterische Hypermenorrhoe Schleimhautgewächs (Uteruspolyp) Myom (Muskelknoten in der Gebärmutter)
Klimakterium (Wechseljahre)	
Kann ihre Kinder nicht loslassen. Selbstmitleid Angst vor Beengung; Sorge um die Familie	Depressiv und Gefühl von Leere Oder wieder schön und sexuell stimuliert oder Sexualität wird esoterisch-spirituell verdrängt Abstand von der Familie
Senium (Alter)	
Gefühlsbetont, tränenreich und erpresserisch Angst etwas falsch zu machen	Gebärmutter- und Scheidensenkung (Verlangen, die Beine zu kreuzen!), Trichtergefühl selbständig
Syphilinie (Zerstörung)	
Angst, den Verstand zu verlieren; will sich ertränken	Gleichgültigkeit (Indifferenz), Verhärtung der Ovarien, unterdrückte Sexualität. Uteruskrebs (Cervix), Brustkrebs (Mammakarzinom) vor dem Hintergrund eines chronisch emotionalen Hingabekonflikts

Was es mit den Begriffen „Sykosis" und „Syphilinie" auf sich hat, wird im nachfolgenden Kapitel III erklärt.

III. Chronische Frauenkrankheiten und die Arzneigruppe der Nosoden

Chronische Frauenkrankheiten

Alles hat seine Anfänge! Wenn eine Frau im Rahmen einer Untersuchung erfährt, es habe sich eine große Eierstockzyste, ein Knoten in der Gebärmutter oder eine Auffälligkeit am Muttermund entwickelt, so wird ihr das zunächst wie eine Übellaunigkeit der Natur vorkommen. Mit solchen krankhaften Organentwicklungen kann hingegen die Schulmedizin endlich etwas anfangen. Ultraschall, Punktion und Bauchspiegelung bis hin zur Operation bieten genügend Möglichkeiten ihrer Erkennung und Beseitigung. Letzteres vergleichen Homöopathen mit dem Vorgang der Verdrängung, der im Bereich der Psyche bei ungelösten Konflikten die Funktionsfähigkeit des betreffenden Menschen erhält.

Es gibt natürlich Gründe für jede pathologische Entwicklung, nur entzieht sich allzu vieles noch unserem Wissen. Aus homöopathischer Sicht ist die einfache Entfernung eines krankhaften Prozesses im Menschen eine unbefriedigende Lösung, obgleich die Homöopathie am besten durch die Chirurgie ergänzt wird. Aber: Wir löschen eben kein Feuer, wenn wir lediglich den Feuermelder entfernen. Vielmehr geht es um die Ergründung der persönlichen Lebensgeschichte, um zu verstehen, warum sich gerade bei dieser Frau dieser oder jener krankhafte Prozeß abspielt. Alle gewonnenen Erkenntnisse sollen dann in die Prävention, in die Vorbeugung einmünden, um Rückfälle zu verhindern und möglichst frühzeitig im Leben die Weichen so zu stellen, daß krankhafte Entwicklungen verhindert werden. Hier hilft uns in vorzüglicher Weise Hahnemanns Spätwerk, das Konzept der chronischen Krankheiten, welches er von 1816-1828 erarbeitete. Darin zeigt er auf, daß Krankheiten durch Vererbung, in der Familienreihe begründet sein können und durch die Umwelt, genauer: durch Belastungen aus dem Lebensumfeld und besonders durch medizinische Eingriffe ausgelöst werden. Seine Erkenntnisse gewann er zunächst über die Ursachenforschung bei seinen unheilbaren Kranken und einer ihnen auffälligen Gemeinsamkeit: Die Krankheiten wurden chronisch nach *unterdrückenden äußeren Behandlungen von akuten Störungen*, eben ganz entsprechend den damaligen medizinischen Behandlungsvorstellungen. Entweder lag in der Vorgeschichte eine Krätzekrankheit, eine Gonorrhoe (Tripper) oder eine Syphilis (harter Schanker) vor. Die Krätze ist eine teuflisch juckende Hautkrankheit, die die gesamte Haut befallen kann und in Zeiten von Elend und Armut vordringt. Sie hat ein ekzemartiges Aussehen und verbleibt auf der Oberfläche. Wir wissen heute, daß kleine Tierchen, die Krätzmilben, daran beteiligt sind und daß die damalige Schwefeleinreibung perfekt „antibiotisch" wirkte. Durch diese Maßnahmen wird jedoch nicht in jedem Falle Heilung erreicht. Vielmehr beobachtete Hahnemann, daß über 80% seiner chronisch kranken Patienten von da ab erst richtig schwach wurden, nun aber andere, tiefere Organstörungen entwickelten oder gar Geist- und Gemütsveränderungen, die allesamt das Kriterium der „Schwäche" erfüllten. Er benannte diese *chronische Krankheitsvertiefung* die *Psora* oder das *psorische Miasma*, das „Krätzemiasma".

Der Begriff *Miasma* beschreibt generell das Kranksein durch Umwelt und Vererbung. Im Sinne der „Umwelt" muß hier die unterdrückende Schwefelbehandlung betrachtet werden; das Chronischwerden im Sinne von Schwächezunahme entsteht, weil eine derartige Reaktionsweise bereits zuvor in der Familie zu beobachten war. Dieser Nachkomme hat die Bereitschaft oder Empfindlichkeit

vererbt bekommen, eine Krankheitsvertiefung gemäß der Familienbelastung durch Unterdrückung nachzuahmen. Heute plagen wir uns zwar weniger mit Krätze, können dafür aber vergleichend das Ekzemleiden betrachten, das familiär gehäuft auftritt. Anstelle von Schwefel werden Cortison oder andere Wirkstoffe eingesetzt, die das Leiden von der Haut verdrängen. Bei gegebener familiärer Belastung wird dann eine Krankheitsvertiefung durch diese Maßnahme zu beobachten sein. Wie schon vorher erwähnt, richtet sich diese Behandlungsweise aus homöopathischer Sicht gegen den Verlauf der „Hering"-Regel: Krankheiten sollen sich von innen nach außen lösen. Die Umkehrung trägt zur Verstärkung des Leids bei, wenn eine psorische Belastung vorliegt. Es spielt also nicht mehr die Krankheit Krätze an sich eine Rolle, sondern das krankheitsauslösende Prinzip, indem eine sich *im* Hautniveau entwickelnde Störung verdrängt wird und daraus *Schwächung* erfolgt.

Auch heute beobachten wir die Weiterentwicklung von Entzündungen der Schleimhäute (Schnupfen, Nebenhöhlenentzündungen, Bronchitis, Blasenentzündung, Darmentzündungen als Ausdruck einer Immunschwäche). Es ist das gleiche psorische Prinzip, wenn nun nach heutiger schulmedizinischer Vorstellung Antibiotika geschluckt werden, um diese lästigen Störungen zu beseitigen. Und auch hier spielt wieder der Schwefel eine Rolle, der in vielen Antibiotika enthalten ist. Was lag für Hahnemann und liegt nun heute auch für uns näher, als sich das homöopathische Arzneibild des Schwefels genauer anzuschauen, wenn dieser doch der „Hauptschuldige" ist. Dessen Arzneibild werde ich später noch beschreiben (Kap. XVI), um die Bedeutung dieser Krankheitsprozesse für das chronische Geschehen darzustellen und um unser eigenes Handeln zu überdenken. Eines ist aber hier schon klar: Vorsorge und Vermeidung ist sinnvoller als Unterdrückung! Ein weiteres Fortschreiten der Psora dagegen erfaßt Gemüt und Geist in krankhafter und wieder schwächender Weise, es folgen: Ängstlichkeit, man traut sich nicht, Selbstwertmangel, Kraftlosigkeit und Schwächeanfälle, Reizbarkeit, Vergeßlichkeit, Konzentrationsschwäche usw., und dies in jeder Krankheitsvariante sich vertiefend.

Homöopathen verurteilen daher die gedankenlose Organfixierung von Hautärzten, aber auch von Gynäkologen, deren tagtägliches Brot die äußere Behandlung von Haut- und Scheidenerkrankungen ist. Das ständige Wiederkehren (Rezidivieren) dieser Erkrankungen nach zunächst „erfolgreicher" Zäpfchen- und Salbenbehandlung ist nur Ausdruck einer gesunden Lebenskraft, die entsprechend der Hering-Regel die Ordnung des von Innen-nach-Außen-Gerichtetseins wiederherzustellen sucht. Bei psorischer Vorbelastung droht dagegen die Vertiefung des Schwächemiasma. Deshalb wird bei solchen Patientinnen nach den Regeln der Homöopathie potenzierter und damit dynamisierter Schwefel zum Anti-Antibiotikum

oder besser zum Biotikum, also zum lebenskraftfördernden Heilmittel, indem es wieder die richtige Lösung von innen nach außen einleitet: Tiefere Krankheitsprozesse klingen ab, die Lebensenergie nimmt zu, nur – das alte Haut- oder Schleimhautleiden bricht wieder auf und damit eine neue Chance zur Lösung.

Ein zweites chronisches Krankheitsprinzip beobachtete Hahnemann, wenn in der Vorgeschichte des Patienten eine Gonorrhoe behandelt worden war. Er wußte zwar noch nichts von den Erregern, den Gonokokken, aber kannte natürlich die typischen quälenden Symptome der Akutphase: heftiges Jucken mit Brennen, viel übelriechender grüngelber Schleim und örtliche Überreizungen der Schleimhaut und Haut, die mit Feigwarzenbildung (Condylome) einhergeht. Damalige Therapien sahen die Ätzung der Schleimhaut, des zuerst betroffenen Organs im Genitalbereich, mit Ätzstoffen (z.B. Silbernitrat, Salpetersäure oder Betupfen der Warzen mit Podophyllum oder Thuja) vor. Das nach dieser Unterdrückung entstehende Leiden nannte er das „Feigwarzenmiasma" oder „Sykosis". Die Kennzeichen dafür sind die *Übertriebenheit* und der *Exzeß*. Mit Beseitigung des oberflächlichen Leidens verlagert sich das exzessive Geschehen in tiefere Gewebeschichten und verändert die ganze Persönlichkeit. Eine Gonorrhoe muß heute per Gesetz antibiotisch behandelt werden, um eine Übertragung auszuschließen. Damit ist aber die Sykosis nicht verhindert, im Gegenteil: Die Patientin ist wie stigmatisiert, es folgen gern Krankheitszustände, die wie die Gonorrhoe selbst aussehen, doch lassen sich keine Erreger nachweisen. Die Sykosis nimmt ihren Lauf. Exzessive gelb-grüne Schleimhautsekretionen in anderen Regionen folgen, andere Warzen sprießen, Organe schwellen an (Polypen, Cysten, Myome, Kropf), vergrößern sich (Herz, Leber) und verhärten. Alle Entwicklungen sind zunächst gutartig und erscheinen wie organische Ausweichlösungen, um die Sykosis zu kompensieren. Jede operative Manipulation kann hier die Sykosis vertiefen. Auf dem Gebiet der Frauenheilkunde haben wir gerade eine Zeit hinter uns mit sehr schnellen (Gebärmutter-) Operationsentscheidungen. Auch die typisch weiblichen Hormone (die Östrogene) treiben die Sykosis voran, lassen Brüste schwellen, stimulieren den ganzen Organismus und belasten Herz, Leber und Kreislauf. In der Sykosis drohen Bluthochdruck (Hypertonie) und früher Herztod (Herzinfarkt), ein typischer Sykosetod und in der Statistik der Todesursachen heute ganz oben rangierend.

Sykotisch krank wird der Mensch von heute nicht nur durch Unterdrückung und Hormongaben: generell treibt die Belastung durch *Fremdeiweiß* diesen Prozeß voran. Das menschliche Immunsystem hat eine Abwehrfunktion und benötigt zur Sicherung der Integrität (und Individualität) ein sicheres System zur Unterscheidung von „mein" und „fremd". Dieses funktioniert in erster Linie mit Eiweißkörpern, die sich nach genetisch eigenem Bauplan

aus Aminosäuremustern zusammensetzen. Eine von außen kommende zu hohe Fremdeiweißbelastung (z. B. Bakterien oder Viren) setzt das Abwehrsystem unter (krankhaften) Druck bzw. stimuliert es. In gewissen Grenzen fördert das die individuelle Abwehrfähigkeit (z.B. im Kindesalter) und ist Teil eines „Lebens"-Lernprogrammes. Die Grenze zum krankhaften ist jeweils abhängig von der Vorbelastung, der familiären Sykosis (Bluthochdruck, früher Herztod, gutartige Tumore, Kropf, Gallensteine, Nierensteine, Diabetes, Rheuma, Frühgeburtlichkeit bei Eltern oder Großeltern).

Eine Fremdeiweißbelastung im Sinne des eben beschriebenen Hahnemannschen Arbeitsmodells „Gonorrhoe" wäre zum Beispiel wechselnder Geschlechtsverkehr oder Hypersexualität. Das männliche Sperma bringt reichlich artfremdes Eiweiß, das zudem bis in die Bauchhöhle vordringen kann; in der Wechselhaftigkeit günstigste Vorbedingungen, um selbst sykytisch oder gar an Gonorrhoe zu erkranken. Wir verstehen aber auch Injektionen mit Fremdeiweiß als sykoseauslösende Belastungen. Hierzu gehören *alle* Impfungen, die grundsätzlich artfremdes Eiweiß beinhalten. Dabei wird der natürliche Weg der zeitverzögernden Fremderkennung vom Mund und Hals abwärts in den Darm umgangen und dann durch Plazierung des „Fremden" inmitten des Gewebes eine unkalkulierbare Provokation ausgeübt. Gerade unreife Kleinstkinder zeigen zunehmend *danach* übertriebene Reaktionen und Exzesse ganz im Sinne der Sykosis

(Schlaflosigkeit, heftiges Aufschreien, auf kleine Reize überschießende Reaktionen, extreme Fieberreaktionen, ständige gelb-grüne Katarrhe, motorische Bewegungsunruhe bis zur Übertriebenheit sowie zunehmende Empfindlichkeitssteigerungen, die wir heute *Allergien* nennen, dramatisch hier besonders die Zunahme kindlichen Asthmas). Inwieweit nach diesen homöopathischen Erkenntnissen als Spätfolgen mit vermehrtem Bluthochdruck, Organschwellungen und Tumorentwicklungen durch Impfungen gerechnet werden muß, wird die Zukunft zeigen. Wir handeln jedoch bereits heute, denn es ist so plausibel. Zur Vertiefung dieser Zusammenhänge werde ich später noch das Thuja-Arzneibild (Kap.XVIII) vorstellen.

Weitere Fremdeiweißbelastungen sind chronische Entzündungen mit Eiterverhaltungen in Körperhöhlen oder -geweben. Hierzu zählen Nasennebenhöhlenentzündungen, Mandelpfröpfe, Abszesse an der Zahnwurzel, chronische Eileiterentzündungen und ähnliches. Der Eiter, der nicht abfließt, wirkt wie „fremd". Bekannt sind die Fernwirkungen in Form von Rheuma, ein typisches sykotisches Krankheitsfeld. Auch die Eiweißüberernährung (Fleisch, Fisch, Milch, Eier) zählt zu den sykotischen Belastungen. „Sykosis" bedeutet zwar Steigerung des Lebenstempos, aber damit auch Verkürzung des Lebens. Diese Zusammenhänge mit übermäßigem Fleischkonsum bzw. Genuß von tierischem Eiweiß sind gut bekannt. Als Folge steigen Leber- und Stoffwechselbelastung, Blutfette und Chole-sterin, es kommt zu Gicht, Gallen- und Nierensteinen, Diabetes und Rheuma, Zahnfleischschwund und vielem mehr, was heute verharmlosend als Zivilisationskrankheiten abgetan wird.

In Geist und Gemüt zeigt sich die Sykose entsprechend mit Übertreibung, übertriebenem Selbstbewußtsein, panikartiger Angst mit Herzjagen, Überempfindlichkeit, Wut und Zorn, cholerischem Verhalten, Ausbrüche bei Lächerlichkeiten, Eile im Denken, mit Verschreiben, Versprechen und Verlieren des Gedankenfadens, Manie u.a. Zur Sykose zählt dann noch die Wechselhaftigkeit dieser Zustände mit dem Extrem auf der Gegenseite, einer exzessiven Erschöpfung.

Wie vorher schon erwähnt, gibt es in Deutschland kaum mehr Gonorrhoe, weil diese sofort antibiotisch aufgehalten wird. In diese Lücke sykotischen Krankheitsspektrums ist heute dafür eine andere Erregergruppe gerückt, die schwerer zu erkennen ist: die Chlamydien; dies sind virusähnliche Bakterien, die dem Weg der Gonorrhoe nachfolgen und die heutigen, modernen Indikatoren für das Vorliegen einer Sykosis sind. Viele Frauen leiden heutzutage unter chronischem Ausfluß, der gelb färbt und fischähnlich riecht. Er wird ausgelöst von sogenannten Anaerobiern (Bakterien, die unter geringem Sauerstoffbedarf gut in der Scheide gedeihen), die eine chronische Scheidenentzündung (die Aminkolpitis) hervorrufen, ein ganz charakteristisches sykotisches Terrain. Zu diesem Miasma zählt ebenfalls die frühe Wehenbereitschaft in der Schwangerschaft mit der Neigung zur Frühgeburt.

Die schulmedizinischen Ansätze zur Lösung dieses Problems sind unbefriedigend, da kein ganzheitliches Konzept zu ihrer Auslösung und Verschärfung vorhanden ist. Ärgerlich sind hier besonders die Belastungen der Schwangeren mit Medikamenten, insbesondere die mit Antibiotika wegen Scheiden- und Muttermundsinfekten. Diese fördern nicht die Abwehr und Gesundheit, sondern schwächen sie durch Unterdrückung an sich oberflächlicher und relativ ungefährlicher Erstmanifestationen.

Charakteristisch für die moderne Sykosis sind auch schon viele Viren, wie die Herpesinfekte. Auch diese sind chronisch; man kann sie zwar eindämmen, aber nicht heilen. Ihre Gefährlichkeit wächst mit Zunahme der Sykosis, so daß Herpesinfekte an der Schwelle zum nächsten, dem zerstörenden Miasma stehen. So wundert es deshalb nicht, daß die Viren (HPV, humane Papilloma-Viren, die bei der Warzenbildung anwesend sind) beteiligt sind an den Muttermundsveränderungen, die wir bei den gynäkologischen Vorsorgeuntersuchungen im Abstrich aufspüren und nach der sog. *Papanicoulaou-Anfärbbarkeit* (differenziert nach den Stadien Pap III und IV, Stadien der Zweifelhaftigkeit und beginnender Krebsentwicklung) beurteilen. In Hahnemanns Zeiten waren 10-15% der chronisch Kranken in der Sykosis. Dieser Anteil wächst heute rapide an und wird potenziert durch die Impfungen, so daß wir

heute bei schätzungsweise über 50% liegen!

Das dritte Miasma beschreibt die Folgen einer unterdrückten Syphilis. Zu Hahnemanns Zeiten waren es 5-10% seiner chronisch Kranken. Entwickelten sich die charakteristischen Sykosewarzen *über* dem Hautniveau, so begegnet uns mit dem Syphilis-Akutinfekt ein *Hautgeschwür* und ein *harter* Lymphknoten in der Umgebung des Genitales. Dieser sog. Primäraffekt demonstriert bereits das *Prinzip der Syphilinie*, die *Zerstörung*, die *Destruktion* und die *Verhärtung*. Früher wurde der geschwürige Grund mit Quecksilberpräparaten (Mercur) eingeschmiert. Man wußte noch nicht, daß sich dort die Spirochäten, die Erreger der Syphilis befinden, und daß Quecksilber „antibiotisch" wirkt. Um Erfolg zu haben, mußte sehr viel dieses giftigen Schwermetalls verabreicht werden, so daß die Syphilis schließlich durch eine Quecksilbervergiftung unterdrückt wurde. Das Bild der Quecksilbervergiftung ähnelt aber verblüffend der Syphilis selbst, so daß von *Homöopathiezität* gesprochen werden kann. Durch die Menge des verabreichten Quecksilbers wurde dieser Therapieweg jedoch zu einer schweren Belastung und leitete die Zerstörung der Betroffenen ein. Syphilis entwickelt sich stadienhaft, greift zuletzt die Nervensubstanz an und zerstört sie. Inzwischen ist sie ebenfalls durch eine entsprechende, gesetzlich verankerte antibiotische Therapievorschrift zurückgedrängt worden. An die Stelle der Syphilis sind heute die AIDS-Viren mit ihrer

Immunzerstörung getreten, sowie die Entartung von Geweben, die Krebserkrankungen.

Das syphilitische Miasma beschreibt den Weg der Zerstörung von Körper, Gemüt und Geist. In der Familie finden wir neben Krebs autoaggressive Krankheiten, Suizide, Psychosen, chronische Nervenkrankheit und Suchtleiden. Die Umwelt fördert die Syphilinie durch Genmanipulation, Röntgen-, UV- und Nuklearbestrahlung sowie mit Drogen, Nikotin und Alkohol, der ebenfalls Nervengewebe zerstört. Alle bis heute bekannten krebsauslösenden Faktoren sind syphilitischer Natur, aber auch tiefer Kummer durch den Verlust eines geliebten Menschen oder ein Lebensschock. Die Kennzeichen der Syphilinie sind die wundmachenden (zerstörerischen) Sekrete, die oft faulig riechen, Schwarzfärbungen von Haut- oder Schleimhautbereichen, alle Beschwerden werden *nachts* schlimmer; es kommt zu Schlaflosigkeit, schmerzlosen Verhärtungen von Gewebe, zu tiefen dumpfen, bohrenden Schmerzen, es besteht eine geringe Verträglichkeit von extremen Temperaturen und ein ungeordnetes Arbeiten von Organen. In Geist und Gemüt drücken sich gegen das Leben gerichtete Tendenzen aus. Entweder isoliert sich der betreffende Mensch, verliert jeden Kontakt oder er wird unbeherrscht, impulsiv-aggressiv und unberechenbar zerstörerisch. Eine Prognose (Zukunftsaussicht) läßt sich nur schwer stellen, weil das Geschehen letztlich unkalkulierbar ist und auch der Tod plötzlich eintreten kann (Suizid, Krebs, Gewalt etc.).

Frühformen der Syphilinie begegnen uns heute mit den krankhaften Ausdrucksformen von Gewalt: unbeherrscht nach außen und noch häufiger nach innen als sog. Autoaggression. Diese schlägt sich z.B. im Magen oder Darm nieder als Geschwürleiden, aber auch am Muttermund. Eine homöopathische Behandlung kann hier eine Umkehr der Hering-Regel mit vorrangiger Beeinflussung der Geist- und Gemütssphäre bewirken. Schulmedizinisch würde – durch Operation, Cytostatika, Röntgen- und Nuklearbestrahlung – der weiteren Zerstörung nur Vorschub geleistet. Eine Vorstellung der Disposition zur Krebsentwicklung zeigt uns das Arzneibild von Carzinosinum. Im übrigen werde ich aber weniger auf die homöopathische Behandlung von Krankheiten des destruktiven Miasmas eingehen. Diese Therapie bleibt den Fachleuten vorbehalten und muß sorgfältig und ganzheitlich koordiniert werden.

Es ist grundsätzlich Ziel jeder homöopathischen Begleitung, im Sinne einer Weichenstellung frühzeitig auf Entwicklungen einzuwirken, wie sie eben beschrieben wurden. Es ist daher wichtig, dieses und andere Miasmen zu kennen, um den Sinn homöopathischer Empfehlungen begreifen zu können. Das Ziel ist innere Harmonie, Lebensfreude, Humanität und ein langes erfülltes Leben – dies durchaus verbunden mit den Widersprüchen der Gegenwart.

Tabelle 3: Miasmen/Konzept der chronischen Krankheiten

Arbeitsbegriff	Psora	Sykosis	Syphilinie
Erkrankungsprinzip	Schwäche, Mangel	Übertreibung, Exzeß	Unordnung, Zerstörung Verhärtung
Funktion/Tonus/ Trophie	Hypo-	Hyper-	Dys-

Krankheiten z. Hahnemanns Zeit	Krätze (Scabies)	Tripper (Gonorrhoe)	Lustseuche (Syphilis, Lues)
in heutiger Zeit	Ekzem Allergie Neurodermitis Arteriosklerose Immunschwäche Sroffwechsel- schwächen Rachiitis Osteoporose	Chlamydien- Infektion,HPV- Herpes-Virus- Infektion Bluthochdruck Schilddrüsen- überfunktion Herzinfarkt Warzen, Zysten, Geschwüre, Po- lypen, Myome, gutartige Knoten Galle-/Nieren- stein	AIDS, Krebs, Röntgen-/ Nuklearbestrah- lung Sucht (Drogen, Alkohol), Psychosen, Suizid (Selbsttötung),

Körperliche Symptome:

Hautver- änderungen	*im* Hautniveau	*über* dem Hautniveau	*unter* dem Hautniveau
	(Rötung, Wundheit Schuppung)	(Anschwellung, Blasen-/Knoten-/ Warzenbildung) Blutungen)	(Risse, Ge- schwüre, Fisteln

Schleimhaut- absonderungen	wäßrig- säuerlich, klar-mild	dicklich, gelb-grün, genitaler Geruch	faulig-wäßrig, scharf, wund-machend

Allgemein- symptome	< morgens, Kälte, > Schlaf und Ruhe, > Wärme, > Trockenheit, > wenn natürliche Ausscheidungen fließen können	< Feuchte, Wetterwechsel, > wenn > fortgesetzte Bewegung, > wenn krankhafte Ausscheidungen fließen können	< nachts, < Temperaturex- treme, < tagsüber, beschäftigt, > Fasten

Sexualität	Impotenz	Hypersexualität	Perversion
Gemüts- symptome	zurückhaltend, scheu, gehemmt	launisch, übertrieben, selbstüber- schätzend	ziellos, impulsiv, unberechenbar
Angst	wenn allein, traut sich nicht	phantasievoll, vor Einbildungen	panisch, zerstörerisch
Farbe	blau	gelb	rot
Verhalten	bleibt in ihren Grenzen, langsam, zögernd, kontinuierlich	überschwenglich, lustbetont, eilig, gehetzt, schwankend, wiedersprüchlich	leidenschaftlich, opfernd, unverständlich, vereinsamend
Geistsymptome	Denkschwäche, Vergeßlichkeit, ordentliche Fleißarbeiterin	Rechtschreibe- und Leseschwäche, planloses Arbeiten in Extremphasen, Gedanken- andrang und -leere	Einseitige Fähigkeiten Rechen- schwäche, Schwächen im logischen Denken, einseitiges Arbeiten

Die Arzneigruppe der Nosoden

Diese Arzneigruppe setzt sich zusammen aus verdünnten und verschüttelten Krankheitsprodukten. Die erste Nosode wurde 1831 von Konstantin Hering (1800-1886) eingeführt in Reaktion auf Hahnemanns Konzept der chronischen Krankheiten. In der Vorstellung, das Krätzemiasma, das zunächst als eine neu entdeckte Krankheit angesehen wurde, zu beeinflussen, nahm er das charakteristische Krankheitsprodukt (die Hautbläschen mit der noch nicht entdeckten Krätzmilbe, den Larven und den körpereigenen Abwehrstoffen), verrieb, verdünnte und verschüttelte es in Milchzucker und dann in Alkohol. Diese Nosode nannte er *Psorinum*. Hahnemann reagierte prompt und wies sogleich darauf hin, daß man die Krätze selbst nicht mit Psorinum behandeln könne. Das wäre dann *Iso*pathie und nicht *Homöo*pathie und würde schiefgehen. Man würde in diesem Fall nämlich den gleichen stofflichen Reiz wie den der Krankheit selbst zuführen und dem Organismus in seiner Belastung nur zusätzlich schaden. Der ähnliche (homöo-) Reiz wird jedoch eine vorhandene Empfindlichkeit provozieren und eine Gegenreaktion hervorrufen können, die zur Überwindung und Heilung führen kann. Es ist aber ohne weiteres möglich, mit Nosoden Arzneiprüfungen durchzuführen und dann nach Ähnlichkeitsbeziehung anzuwenden, ganz im Sinne Hahnemanns. Die Entwicklung nahm also ihren Lauf und führte uns eine große neue Substanzgruppe zu. Wir fassen hierin zusammen:

1. *Die Erbnosoden* (Krankheitsprodukte in der Erbfolge bedeutsamer Krankheitsbelastungen) wie
– Psorinum, die Krätzenosode
– Medorrhinum, aus Gonorrhoe-Sekret
– Syphilinum, aus dem Geschwür einer akuten Syphilis
– Tuberkulinum, das Produkt einer Tuberkulose
– Carzinosinum, Gewebe von einem Brustkrebs.

2. *Die Infektnosoden* (Sekrete von vielen bedeutenden Infektionskrankheiten) und andere Nosoden.

Die Anwendung dieser Nosoden erfolgt in erster Linie entsprechend dem Arzneibild nach Ähnlichkeitsbeziehung. Es kann aber auch dann ein Einsatz erwogen werden, wenn eine Krankheit wie eine Zäsur das Leben der Patientin verändert hat. Wir hören dann: „Seither bin ich nicht mehr die Alte!"; „Ich habe mich seit Ausbruch dieser Krankheit nie

wieder erholt". In diesem Fall liegen krankheitsbedingte Dauerbeschwerden vor. Die Patientin ist dann mit Sicherheit empfindlich für die jeweils dazugehörige Nosode. Häufig wird sich nach der einmaligen Verordnung der spezifischen Nosode (C 200) das gesamte Befinden bessern. Entweder reicht diese Maßnahme dann aus oder ein danach folgendes Homöopathikum (*Simillimum*) vollendet die Heilung. Der Umgang mit diesen Arzneien ist jedoch heikel und sollte Fachleuten vorbehalten bleiben. So darf z.B. niemals die entsprechende Nosode *während* der akuten Krankheitsphase gegeben werden, was schwere Krisen auslösen kann. Impfungen und Allergiehyposensibilisierung sind isopathische Verfahren und dürfen ebenso nicht während der akuten Phase gegeben werden. Isopathie kann eben *nicht* heilen, sondern nur zur Ausschaltung einer spezifischen Gefahr oder Empfindlichkeit beitragen. Im Gegenteil vertiefen isopathische Verfahren chronisches Kranksein, weil sie künstlich belasten und die Sykosis fördern. Wir gewinnen aber dennoch mit den Nosoden – wie mit allen homöopathischen Arzneien – ganzheitliche Einblicke in krankhaftes Geschehen, was an anderer Stelle an den Beispielen von Medorrhinum (s. S. 205 ff.), Tuberkulinum (s. S. 67 ff.) und Carzinosinum (s. S. 237 ff.) noch dargestellt werden wird.

IV. Die Frau
nach der Pubertät –
der „Teenager"

Mit der Pubertät hat sich beim Mädchen die Brust entwickelt, es hat sich die typische Schambehaarung ausgebildet, die Figur beginnt, sich „fraulicher" zu verändern, und zwischen dem 11. und dem 14. Lebensjahr setzt die erste Periodenblutung, die Menarche ein (sykotisch: *vor* dem 11. Lebensjahr; psorisch: *nach* dem 14. Lebensjahr; syphilitisch: sexuelle Mißachtung in dieser gesamten Zeit). Die nun folgenden Jahre sind die Entdeckungsjahre der Sexualität, die Kontaktaufnahme zum anderen Geschlecht. Krankhafte Entwicklungsstörungen in diesem Zeitraum, in dem die Gefühlswelt in Sturm und Drang gerät, sind in der Regel Auswirkungen einer vorausgegangenen Behinderung der Persönlichkeitsentwicklung. Es zeigt sich nun, mit wieviel Selbstbewußtsein und Eigenliebe das Mädchen aus der Pubertät hervorgehen konnte. Fand überhaupt eine Abgrenzung gegenüber den Eltern statt? Durfte sie unbeschwert Gewohnheiten ihrer Familie in Frage stellen? Gab es eine Familie mit liebevoller Umsorgung, oder wurde sie in Streitigkeiten oder Konflikte zwischen den Eltern hineingezogen, mußte für die Geschwister oder den Haushalt sor-

gen? Durfte sie ihre Fähigkeit entfalten, einem Hobby, einer künstlerischen oder musikalischen Neigung nachgehen, so daß sie Ausdrucksmöglichkeiten und Stützung in traurigen und leeren Tagen finden kann? Hat sie ein positives Elternvorbild erfahren, das Zärtlichkeit, Liebe, Achtung und Respekt voreinander ausstrahlte? Oder wurde ihr Wille mißachtet, ihre Meinung übergangen, ihr Fühlen verletzt und ihr Vertrauen gebrochen?

In der heutigen Zeit leidet der Teenager unter der Verführung durch die Medien. Die Traumwelt des Fernsehens wird dabei zum erstrebenswerten Ziel. Die Kurzweil, der schnelle Genuß, die passive Berieselung, die Schönheitsideale, der Erfolgsdruck und die Notwendigkeit des Geldes erfassen die in sich labile Jugendliche leicht und konfrontieren sie mit einer unnachsichtigen und harten Realität. Der Zweifel an sich selbst, eine gewisse Lebensmüdigkeit oder Verdrängung und Flucht in die Betäubung durch Alkohol oder Drogen bedrohen sie rasch und zusätzlich. Als besonders zerstörerisch erfährt sie permanente Bedrohung durch männliche, sexuelle Gewalt, die sie umsichtig und allgegenwärtig ausschließen muß. Es sind die Jahre der unbefangenen Jugendlichkeit und Lebensdynamik, die heute vom vorzeitigen Erwachsenenwerden, vom Glaubensmangel und Geld verändert und bestimmt werden. Um so mehr ist hier die Integrität und das Selbstbewußtsein der jungen Frau gefragt und gefordert. – Nachfolgend nun zu den Arzneien, die in dieser Lebensphase der Frau von besonderer Bedeutung sind:

Calcium phosphoricum

wenden wir besonders häufig in der Pubertät und in den Jahren danach an. Dies verwundert nicht, denn es ist dies der Stoff der Knochen- und Zahnsubstanz Apatit, eine Zusammensetzung von Calzium und Phosphor (zu $CaHPO_4$). Es ist ein weißliches Pulver, das in Wasser unlöslich ist, aber in einer schwachen Säure rasch zerfällt. Die leichte Säurelöslichkeit ist von vitaler Bedeutung für den jungen und wachsenden Menschen: Geringfügige Ansäuerungen des Blutes führen zu Knochenabbau, eine Ansäuerung des Speichels zum Zahnverfall (Karies). Diese Bedingungen treten ein bei Entzündungen und Fehlernährung. Auf das Blut alkalisierend (basisch) wirkt grob betrachtet der Vegetarismus, übersäuernd hingegen der Zuckerkonsum, die Fleischernährung und der Kaffee. Im erweiterten Sinne tragen Streß, Ärger und Tagesaggressivität, das „Sauer-Sein" zu einer Disharmonie bis hin zur Blutübersäuerung bei. Körperliche Aktivität fördert konzentriert den Anfall von Milchsäure im Muskel, was schmerzlich als Muskelkater erlitten werden kann. Alle diese Belastungen können gesundheitlich relevant werden und krankhafte Entgleisungen hervorrufen, die Calcium phosphoricum zum heilenden Homöopathikum machen.

Folgen körperlicher Überanstrengung, von zu hoher Tages-, aber auch von zu hoher Abwehraktivität, lang verlaufende Infekte und lange Bettlägerigkeiten münden in der Jugend häufig in ein Calcium-Phosph.-Bild. Der Knochen wird abgebaut, wenn der Mensch zu viel liegt, sich zu wenig bewegt, während umgekehrt Bewegung knochenstabilisierend wirkt. Der Knochen gibt dem Menschen Kraft für die Aufrichtebewegung, unterliegt aber – entgegen der landläufigen Vorstellung – hoher Stoffwechselaktivität. Es findet fortlaufend ein Umbau und eine Erneuerung der Knochensubstanz statt. Alles am Menschen lebt, zeigt Stoffwechseldynamik und sucht stabilisierende Ausgewogenheit in jedem Lebensabschnitt. Daher helfen bei Störungen dynamisierte Arzneien regulierend bis hinein in den Knochen. Erst in der Übertreibung und im hohen Alter entzieht sich die eine oder andere Störung durch statische Verkalkung jedem Einfluß. Das Arzneibild von Calc.-Phos. kommt auch zur Berücksichtigung, wenn Symptome beider Einzelmittel gehäuft vorkommen: So die Instabilität (von Calcium), Kälteempfindlichkeit, Neigung zu Erkältungen, aber auch emotionale und geistige Erschöpfungszustände (von Phosphor) durch unglückliche Liebe, nach heftigen Romanzen oder durch Belastungen durch Schule, Ausbildung oder Universität.

Das eigenständige Calc.-phos.-Bild läßt sich plastisch umschreiben mit dem Begriff der *reizbaren Schwäche*. Dieses Mädchen macht ständig einen müden Eindruck, es fehlt die Spannkraft. Seine Haltung ist schlaff, die Schultern hängen, ebenso der Kopf; Hals und Nackenpartie sind verspannt und schmerzen auf Druck. Das Mädchen ist eher zu schnell und zu hoch gewachsen, zeigt Krümmungen in der Wirbelsäule und Knick-Senk-Spreizfüße. Die Glieder sind schmal, dünn und lang und ständig zu kalt. Die Haare dunkel, seidig fein und dünn. Am langen Hals reihen sich häufig Lymphknoten, sie sind in Ketten tastbar und sichtbar Ausdruck überstandener Infekte. Ihr Gesicht ist müde, erschöpft, die Haut blaß mit leicht schwärzlichen Verfärbungen unter den Augen. Und so verhält sie sich nörgelnd und unzufrieden mit sich und ihrer Umgebung. Sie seufzt, stöhnt und gähnt über Tage, hält sich nur schwer auf den Beinen und bringt nur wenig zustande. Gegen Abend, wenn es an das Schlafen geht, wird sie munter und interessant. Dann kommen ihr viele Ideen, und ihre künstlerische Ader erblüht, was sie aber am Schlaf hindert, den sie objektiv so dringend benötigt.

So zeigt sie eine fortgesetzte Schwäche bei geringen körperlichen und geistigen Aufgaben, erkältet sich leicht durch Zugluft und hat die anhaltenden Krisen im Frühjahr während der Schneeschmelze. Es ist die Zeit rachitischer Krisen, für die Calc.-phos. geeignet sein kann, wenn die erste intensivere Sonne die durch den langen dunklen Winter geschwächte Jugendliche in ihren ersten Aktivitäten überfordert. Es ist dies die Zeit der Infekthäufung und „Frühjahrsmüdigkeit".

Die betreffenden jungen Frauen fühlen sich wohl, wenn man sie in Ruhe läßt, nichts von ihnen verlangt. Sie suchen die modernen Bequemlichkeiten wie das Auto, den Fernseher, die schnelle Küche mit Pizza, Pommes frites und Süßem, was ihre Schwäche erhält oder vertieft. In ihren Ernährungsvorlieben kann ein einseitiges Verlangen nach Salami, nach Geräuchertem und Salzig-Fettem auffallen und eine Abneigung gegenüber Milch deutlich werden. Milchgenuß wird nur mit extremen Mengen von Kakao und ähnlichen Zusätzen toleriert. Sie sind überhaupt sehr wählerisch mit Speisen und sehr schlechte Esser, was für ihre Umgebung häufig berechtigten Anlaß zu Sorgen gibt. Trockene Wärme und Sommer-Sonnenbestrahlung stabilisieren sie vorübergehend.

Mit ihrer Schlaffheit und Unzufriedenheit nerven diese Mädchen die Umgebung, neue Impulse nehmen sie nicht an. Sie klagen und jammern, sind im Dunkeln und bei Gewittern auch daheim ängstlich – helfen kann man ihnen nur mit Nachsicht und Calc.-phos. potenziert. So schwer sie oft zu ertragen sind, aggressiv werden sie (im Gegensatz zu Tuberkulinum) nicht. Oberflächliche Ablenkungen in der Clique, im Kino oder einfach nur irgendwo herumsitzen wird zur Alltagsbeschäftigung.

Im gynäkologischen Bereich ist Calc.-phos. das wertvollste Mittel bei der schmerzhaften und derben ersten Knospung der Brust, die häufig mit der Anschwellung eines Lymphknotens in der Achselhöhle einhergeht. Die Reifung kann der körperlichen Größe sehr hinterherhinken. Nach Unterkühlung oder Durchnässung wird die Periode extrem schmerzhaft. Der Schmerzhöhepunkt liegt Stunden vor dem Durchbruch. Die Mädchen schreien dann vor Schmerzen, die sie wie Wehen beschreiben. Dabei sind ihre Hände und Füße eiskalt. Mit Einsetzen der Periodenblutung klingen die Beschwerden allmählich ab, wobei das Blut klumpig und mit Schleimhautfetzen durchmischt sein kann. Bei aller körperlichen Schwäche wird mit Entdeckung der Sexualität heftige Selbstbefriedigung stattfinden, die zur Vertiefung der Calc.-phos.-Symptomatik beiträgt, sich mit Gaben dieser Arznei aber beruhigt.

Weitere Anwendungshinweise von Calc.-phos.

Bei gestörter Heilung von Knochenbrüchen, bei Knochenschmerzen (Schienbein) der Heranwachsenden, bei Polypen der Gebärmutterschleimhaut und bei Erschöpfungen stillender Frauen.

Weitere in der (Nach-)Pubertätszeit häufig vorkommende Arzneien:

Pulsatilla pratensis:

Charakteristisch sind die Unregelmäßigkeiten der Periode und besonders ihre Verspätungen, das Bedürfnis nach Gesellschaft, das Schwärmen für einen Star, die Abneigung gegen Fett und Wechselhaftigkeit im Verhalten und in der Meinung.

Tuberkulinum:

Hier darf keine Langeweile aufkommen; diese jungen Frauen sind geradezu süchtig nach Spiel und Sport in der Freizeit sowie nach vorgezogener Selbständigkeit; der Reisedrang, die Leidenschaft, Sehnsucht nach Abenteuer und Erlebnis machen sie zu Quälgeistern, die aggressiv werden, wenn man sie behindert.

Ihre Periodenblutung geht mit heftigen Schmerzen einher. Die Anfälligkeit von Bronchien und Lungen („Schwachbrüstigkeit"), die Ängste (vor großen Tieren und Hunden) und spezielle Speisebedürfnisse (Verlangen nach eiskalter Milch und Fleisch) verweisen deutlich auf Tuberkulinum.

Sepia officinalis:

Für Mädchen, die ihre Sexualität nicht annehmen können und statt dessen im Sport und/oder an sozialen Brennpunkten der Gesellschaft aktiv sind. Sie gehen gern tanzen und flirten, entziehen sich aber jeder weiteren Annäherung. Eine sehr schwache und kurze Periodenblutung, die dunkel pigmentierte Haut, die großen schönen Augen, die Wärmebedürftigkeit und Abneigung von Milch sind deutliche Hinweise. Mit dem Vater werden heftige Auseinandersetzungen geführt, die Mutter – entgegen des früheren Verhaltens – übertrieben verherrlicht.

Natrium muraticum:

Das hilfreiche, gehorsame, „pflegeleichte" Mädchen, das praktisch schon für sich selber sorgen kann und so vernünftig ist. Sie achtet auf ihre Kleider, pflegt sich und ist reinlich. Man kann sie nur nicht mehr in den Arm nehmen, weil sie so „eigen" ist. Häufig entgeht der Umgebung, daß ihre Periode lange ausbleibt und sie aus mangelnder Eigenliebe seltsame Abmagerungsversuche unternimmt. Kleine Details mißfallen ihr an ihr selbst. Verstopfung und allergische Probleme im Sommer (Heuschnupfen) mit einer besonderen Empfindlichkeit gegenüber Sonnenlicht sind charakteristisch. Wehe, man stört sie beim Entkleiden oder beim Toilettengang. Auch bei anderen Personen sind ihr derartige „Konfrontationen" sehr peinlich. Ihr Leiden besteht oft in einer Gesichtsakne mit Knoten besonders auf der Stirn, was seinen Teil zu ihrem mangelnden Selbstbewußtsein beiträgt. Intellektuell geht sie ihren Weg.

Sulfur:

Ihre Vitalität geht auf Kosten der Familie. Sie nimmt sich, was sie heute braucht, das Bedürfnis der anderen ist dabei zweitrangig. Ihre Interessen sind sehr eigenwillig und liegen oft auf technischen oder philosophischen Gebieten. Sie will alles ausprobieren, ihre Neugierde ist grenzenlos. In Gruppen führt sie das Wort. Kleider und Körper werden eher vernachlässigt, die Haare sind zottelig, lockig und ungekämmt. Ein unangenehmer Schweißgeruch und vermehrte Schuppenbildung einer juckenden Kopfhaut belästigen sie. Die Haut bringt an diversen Stellen eitrige kleine Pickel hervor. Ihr Durst, das Verlangen nach Süßem, die nächtliche Hitze mit Schlafunruhe und heraushängenden Füßen, morgendliche Müdigkeit und Schwächezustände gegen 11.00 Uhr morgens zeigen die Sulfur-Ähnlichkeit des Mädchens an.

V. Dysmenorrhoe –
Die schmerzhafte Periode

Die schmerzhafte Periode (Dysmenorrhoe) ist besonders ein Problem der jungen Frau. Die auffallende Besserung ihres zyklischen Dramas mit der Einnahme der Antibabypille bzw. mit oder nach der ersten Schwangerschaft unterstreicht die Bedeutung der Sexualhormone für diesen Zusammenhang. Der Zeitpunkt des ersten Auftretens der schmerzhaften Periode, ihr Höhepunkt und die Dauer können variieren, ebenso wie die Periodenblutung selbst. Auffällig ist die gehäufte Kombination mit kalten Füßen, Schulter- und Nackenbeschwerden und die Wärmebedürftigkeit. Einen negativen Einfluß haben Schlafmangel, Kaffee, Nikotin und psychische Belastungen.

Fortgesetzte Periodenschmerzen *nach* einer Schwangerschaft sind sehr verdächtig als Symptom einer sog. *Endometriose.* Bei dieser gutartigen Krankheit sind Gebärmutter-Schleimhautzellen in die tieferen Gebärmutterschichten und/oder im gesamten Beckenraum verteilt versprengt worden und schwellen bei jeder Periode an. Eine rein homöopathische Lösung ist hierfür erheblich schwieriger.

Für die homöopathische Arzneiwahl der Dysmenorrhoe sind bedeutend: Die Beziehung zwischen Schmerzverlauf und Blutung, die Variationen des Schmerzes in Abhängigkeit von der Tageszeit, von der Bewegung und von der Temperatur sowie die Schmerzqualität selbst. Die auslösenden oder verschlimmernden Ursachen sowie begleitend auftretende andere Beschwerden erlauben die gezielte Auswahl der Arznei. Zur Lösung dieses Problems ist eine Schwangerschaft die natürlichste und beste Lösung, aber auch homöopathische Arzneimittel können sofort und anhaltend helfen. Die häufigsten Akutmittel sind zweifellos *Colocynthis*, *Chamomilla* und *Magnesium* phosphoricum.

Colocynthis

Die Bittergurke ist ein Kürbisgewächs aus dem nördlichen Afrika. Die betreffenden Periodenschmerzen sind regelrechte Koliken. Sie kommen in Wellen, sind sehr heftig und zwingen die Frau zum Sichkrümmen. Sie drückt sich die Faust oder irgendeinen festen Gegenstand in den Bauch. Sie kann bei jeder Kolik laut aufschreien. Eine heiße Wärmflasche lindert etwas. Die Wirkung wird um so erfolgreicher sein, je mehr Wut- oder Zornereignisse vorausgegangen waren. Nun ist sie ungeduldig, reizbar und will allein sein. Die Beschwerden fangen erst mit der Blutung an und steigern sich bis zum Durchbruch. Eine gewisse Rechts-Seitenbetonung kann dabei sein, muß aber nicht!

Chamomilla (die Kamille)

Diese Frau kann grundsätzlich kaum Schmerzen ertragen oder ist durch ihren Lebenswandel einschließlich hohen Kaffeekonsums zu dieser Empfindlichkeit gekommen. Jeder Schmerz wird derart übertrieben, daß sie ihn schon früh nicht mehr erträgt. Der Schmerz macht sie wütend, und die Nähe zu ihr wird für andere unerträglich. In dieser Leidensphase weiß sie nicht mehr, was und wen sie bei sich haben möchte, und das unentschlossene Hin und Her wird in diesem Sinne zu einem wertvollen Erkennungszeichen. Die Schmerzen werden wie heftige Wehen beschrieben und sind unerträglich während der Menses. Die ungünstigste Tageszeit ist die nach dem Zubettgehen, wenn sich die Frau gerade erwärmt hat.

Magnesium phosphoricum

ist angezeigt für die Schmerzen, die *vor* der Blutung beginnen und mit Beginn der Blutung wieder abklingen. Die Schmerzen kommen „wie der Blitz" und sind in der Regel krampfig bis kolikartig. Ein mäßiger Druck (eigene Hände, Kissen) und

Wärme bessern. Die Schmerzen können den Ort wechseln. Vorausgegangene Kälte, Unterkühlung oder kalte Füße verschärfen ihre Symptomatik. Alle Magnesium-Verbindungen haben seelische Nöte durch wirtschaftliche Sorgen oder unglückliche Familien-/Freundesverhältnisse in ihrem Arzneibild.

Magnesium-Frauen bewegen sich nicht auf der Sonnenseite des Lebens. Die Sicherung ihrer Existenz bestimmt ihren Tagesrhythmus, und für ihr Familienglück hat sie keine Zeit oder keine Geduld. Sie ist leicht erschöpfbar, neigt zu Erkältungen mit wiederkehrenden Mandelpfröpfchen im Hals, und sie ist neben einer gewissen Tagesschläfrigkeit schnell gereizt und „sauer". Schweiß, Stuhl und ihr Aufstoßen sind ebenfalls sauer, was durch ihre Nahrung hauptsächlich von säuernder Qualität unterhalten wird: Fleisch, Fast-Food und Kaffee. Gegen Milch reagiert sie überaus empfindlich, mit Gemüse kann sie sich nicht anfreunden.

Weitere zu berücksichtigende Arzneien sind:

Belladonna

kann angezeigt sein vor, besonders aber während der Periode. Die Gebärmutter scheint schwer und wie blutüberfüllt zu sein und drängt bei den Schmerzen schwer nach unten. Der Schmerz kommt und geht plötzlich und ist intensiv, zusammenkrampfend wie von Wehen. Die Frau mag nichts an ihrem Bauch, reagiert ärgerlich gereizt auf Annäherung von außen und bäumt sich überstreckend auf. Die Füße und Hände sind eiskalt, der Kopf dagegen glühend heiß. Ein latenter Infekt kann beteiligt sein. Im Extremschmerz geht sie in Kniehandposition und läßt das „Kreuz" durchhängen, was mit „wildem Geschrei" begleitet wird.

Gelsemium sempervirens

Der gelbe Jasmin, eine dornenlose Rankpflanze. Diese Frau hat ebenfalls wehenartige Schmerzen, als würde der Uterus gequetscht werden, dies allerdings nur während der Blutung. Ein wichtiges Anzeichen hierfür ist ihr trübes dumpfes Aussehen, der müde Blick mit hängenden Oberlidern, schwere dumpfe Kopfschmerzen vom Nacken über den Kopf in die Stirn vorstrahlend. Die Wirbelsäule schmerzt im Nacken oder Lendenbereich. Vom Wesen her eher eine nervöse, zögerliche, schüchterne Frau, die sich nicht gern zu Wort meldet und vor neuen Lebenssituationen unsicher und sehr erregt ist.

Coffea cruda oder tosta

Der Kaffee roh oder geröstet ist uns als Alltags"droge" gut bekannt. Die stimulierende und euphorisierende Wirkung führt allerdings zur Überempfindlichkeit mit heftiger Erregung, die keinen Schmerz tolerieren und vom Schlaf abhalten kann. So wird der Periodenschmerz *nachts* und tagsüber nach Aufregungen un-

erträglich. Die Frau ist rasch verzweifelt, wälzt sich mit Herzklopfen und zunehmender Furcht bei erhöhter Einbildungskraft im Bett. Eine Überempfindlichkeit des gesamten Genitales und ein äußerliches Jucken weisen in die gleiche Richtung.

Cactus grandiflorus

Die „Königin der Nacht" ist geeignet für eine besondere Schmerzqualität, die als „zusammenschnürend" beschrieben wird, „als würde die Gebärmutter von einer eisernen Hand gepackt und zusammengedrückt." Während der Blutung sind diese Schmerzen von Aufschreien begleitet. Die Periode ist dunkel mit Klumpen und stoppt im Liegen. Die Frau ist erregt mit Herzklopfen und rotem Gesicht, der Körper hingegen kalt.

Veratrum album

Der weiße Germer, ein Liliengewächs, hat die größte *Kälte* von allen hier erwähnten Arzneien. Die betreffende Frau ist vegetativ labil und neigt zu niedrigem Blutdruck mit Ohnmachtsneigung. Sie hält sich stabil durch fortwährende Aktivität, so daß sie durch eine bisweilen störende, weil oft sinnlose Betriebsamkeit auffällt. Ihre Periode kommt zu früh (21 Tage) und kündigt sich mit Schwermütigkeit an. Vor und während der Periode erleidet sie vernichtende Krämpfe, ist eiskalt mit kaltem Stirnschweiß und erbricht, begleitet von Durchfällen. Sie kann nur ganz flach liegen, die Augen schließen und Wärme suchen. Ihre gesamten Beschwerden lassen sie verzweifeln.

Cimicifuga racemosa

Das Wanzenkraut oder die Schlangenwurz kommt heute zunehmend in pflanzlicher Anwendung wegen seiner hormonähnlichen Wirkung zum Zuge. Hauptinhaltsstoffe sind salicylsäureähnliche Verbindungen, die rheumatische Entzündlichkeiten dämpfen können. Die Frau wirkt hormonell disharmonisch: entweder ist sie zu schmal, zu groß, zu behaart oder zu dick, zu träge und schwermütig. Häufig leidet sie unter muskelrheumatischen Beschwerden (besonders im Nacken), fröstelt viel und gibt diffuse Eierstock- und Eileiterschmerzen an, ohne daß je etwas Verdächtiges getastet wurde. Beruflich ist sie sehr engagiert und weit weg von jeder biologischen „Frauenfunktion". Ihre Schmerzen gehen exakt mit der Blutungsstärke einher und ziehen quer durch den Bauch oder in die Leisten und Hüften.

Paradoxerweise bessert sich ihre psychische Stimmung mit Einsetzen der körperlichen Schmerzen, doch anhaltende Schlaflosigkeit während der Blutungszeit kann zum Problem werden. Wärme und Zusammenkrümmen lindern ihre Beschwerden.

Caulophyllum thalictroides

Der blaue Cohosh, ein Hahnenfußgewächs aus dem Arzneischatz der nordamerikanischen Indianer, dient in erster Linie der Erleichterung der Geburt. Mit Caul. können Krampfwehen beeinflußt werden, die scharf und am Muttermund nadelstichartig sind. Zwar kurz in der Dauer, aber desto erschöpfender durch ihre Intensität, leidet diese Frau, je schwächer ihre Periodenblutung ausfällt. Die Schmerzen können weit in die Brust oder die Beine ausstrahlen.

Viburnum opulus

ähnelt dem Caul.-Schmerz. Nur hier ist dieser kolikartiger und kommt vor Beginn einer sehr schwachen und verspäteten Menses. Voraus geht eine intensive Empfindung, als ob die Menses einsetzen wolle mit Herabdrängen der Gebärmutter und Druck auf der Blase. Die Kolik setzt plötzlich und heftig ein mit Schmerz im Lendenwirbelsäulenbereich zur Gebärmutter und zum Schambein hin, um anschließend dann in die Oberschenkel-Vorderseite zu fahren. Dieser Schmerz zwingt zum Flachliegen und Ruhen mit Schwindel beim Aufrichten. Die linke Seite ist manchmal besonders empfindlich. Andere Verkrampfungen, wie Waden- oder Zehenkrämpfe mit Übelkeit oder auch Brustenge mit Herzklopfen, können die Schmerzen begleiten. Die Frau ist gereizt und unruhig und und fühlt sich erst besser mit Einsetzen der Blutung.

Nux vomica

Die Brechnuß ist strychninhaltig wie Gels. und Ignatia, weshalb alle drei Arzneien hier in die engere Betrach-

tung gehören. Die Frau ist leistungs-
stark und steht selbstbewußt da „wie
der Baum", ehrgeizig und energisch.
Ihr Problem ist die niedrige Reiz-
schwelle, hervorgerufen durch die
„moderne Lebensart" eines Groß-
stadt- oder Großbetriebsmenschen;
zu wenig Licht, zu viel Lärm, zu viel
Streß, zu fette ungesunde Ernährung, zuviel Kaffee, Nikotin und Alkohol und zu wenig Schlaf entgegen
ihrem Biorhythmus. Schmerzmittel
werden bereitwillig genommen, aber
immer schlechter vertragen. Reizbarkeit durch Nichtigkeiten, die Infektanfälligkeit durch geringen Luftzug oder Trocken-Kalt-Einbrüche,
nach Ärger im Büro oder in der Familie, verschärfen ihre Periodenschmerzen vor und *während* der Blutung besonders während der Nacht.
Ein beständiger Harn- oder
Stuhldrang mit geringfügigem Ergebnis beim Loslaßversuch weist in
die gleiche Richtung. Die Menses
neigt zu Unterbrechung und Wiedereinsetzen nach einem Tag unter
drängend krampfigen Schmerzen.
Ihre schlechte Laune und Morgenübelkeit machen sie zu einer nicht un-
beträchtlichen Belastung für ihre
Umgebung.

Ignatia amara

Die Ignazbohne ist eine fernöstliche
Arznei und Frucht einer bis zu arm-
dicken Rankpflanze. Die Schmerzen
sind krampfartig allein zu Beginn der
Menses, aber die empfindliche feine
Frau kann davon ohnmächtig werden. Vorbelastend wirkt sich ein Lie-
beskummer, ein Eifersuchtsthema
oder eine Kränkung ihrer idealistischen Lebenseinstellung aus, so
daß sie kopflos, heftig und gefühls-
verkrampft reagiert. Guter bzw. gut-
gemeinter Zuspruch hat eine para-
doxe, d.h. verschlimmernde Wirkung. Sie will allein sein, jammert
und seufzt still vor sich hin. Plötzlich
kann aber die Stimmung wechseln
und gut sein, was ihr eben noch nicht
bekommen ist.

Pulsatilla pratensis

ist bereits ausführlich vorgestellt
worden. Bei der Puls.-Frau kommt
es immer anders als man denkt. Das
einzig Beständige an ihr ist die Suche nach Zuwendung und Unterstützung, die sie notfalls unter Tränen
einfordert. Vor der Periode, die sich
zeitlich ständig verändert, klagt sie
über ein Gefühl von Schwere in der
Gebärmutter, so als wolle die Blutung jetzt eintreten. Eine Frostigkeit
und die Kälte der Füße nehmen zu.
Mit der Blutung treten heftige, nach
unten drängende Krampfschmerzen
auf mit gesteigerter Weinerlichkeit
bis hin zum lauten Schreien wegen
der Schmerzen. Durch Ruhe und
Wärme wird nachts alles schlimmer,
durch Bewegung im Freien der
Schmerz eher erträglich.

64

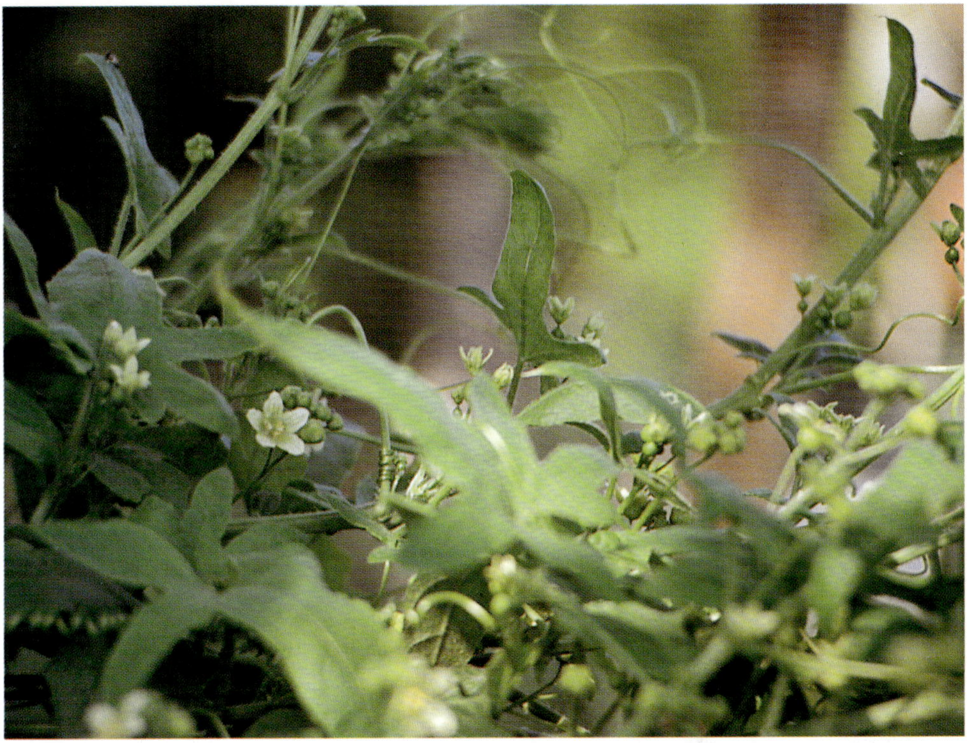

Bryonia alba (Weiße Zaunrübe)

Pulsatilla vulgaris (Küchenschelle)

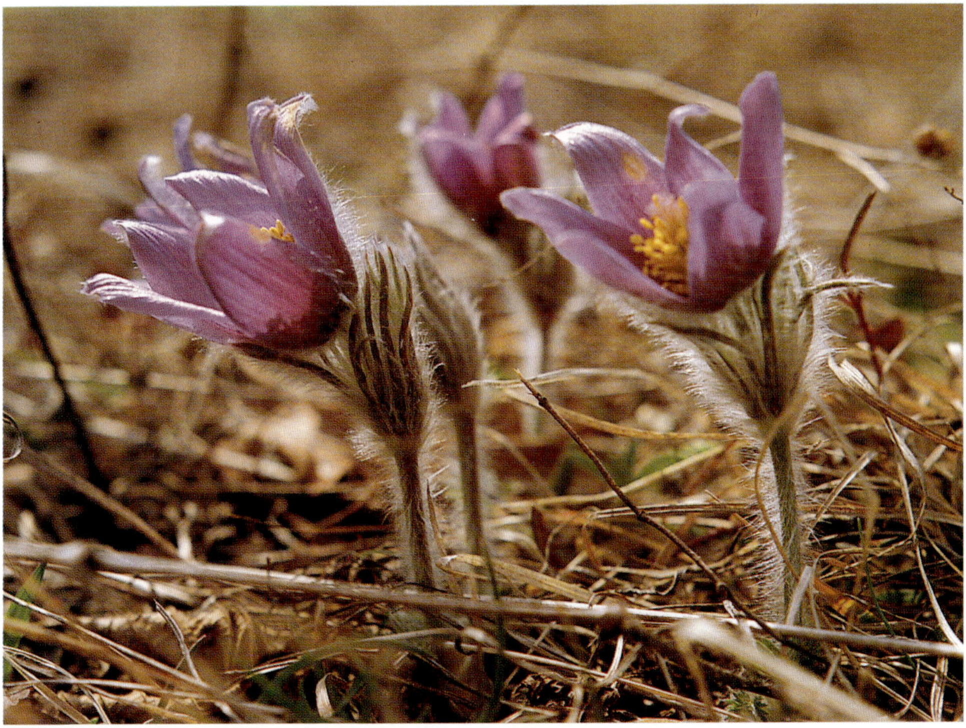

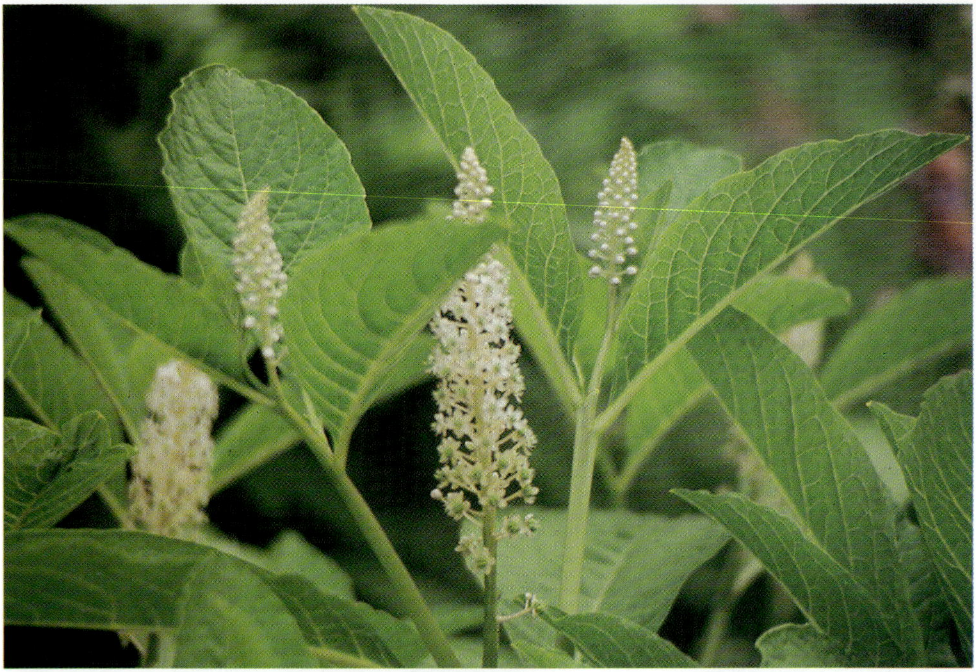

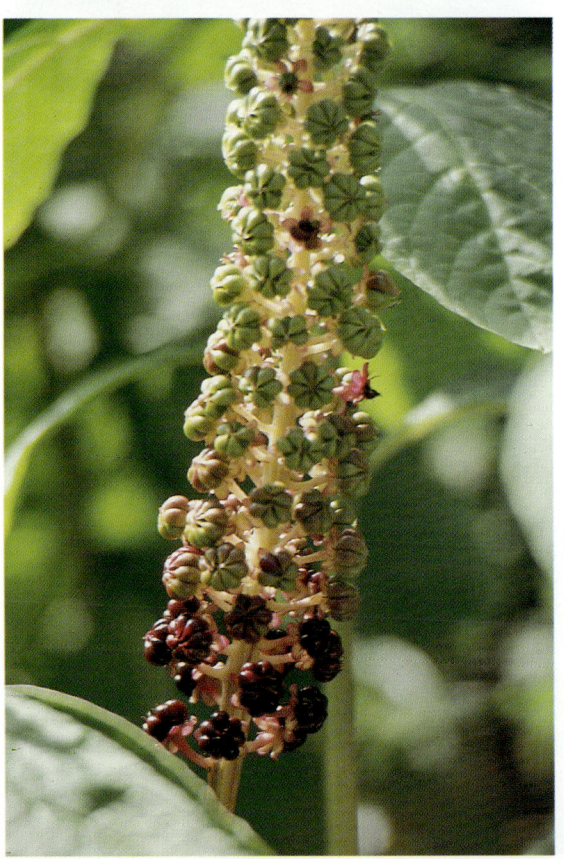

**Phytolacca (Kermesbeere;
hier: Blüte)**

**Phytolacca (Kermesbeere;
hier: Frucht)**

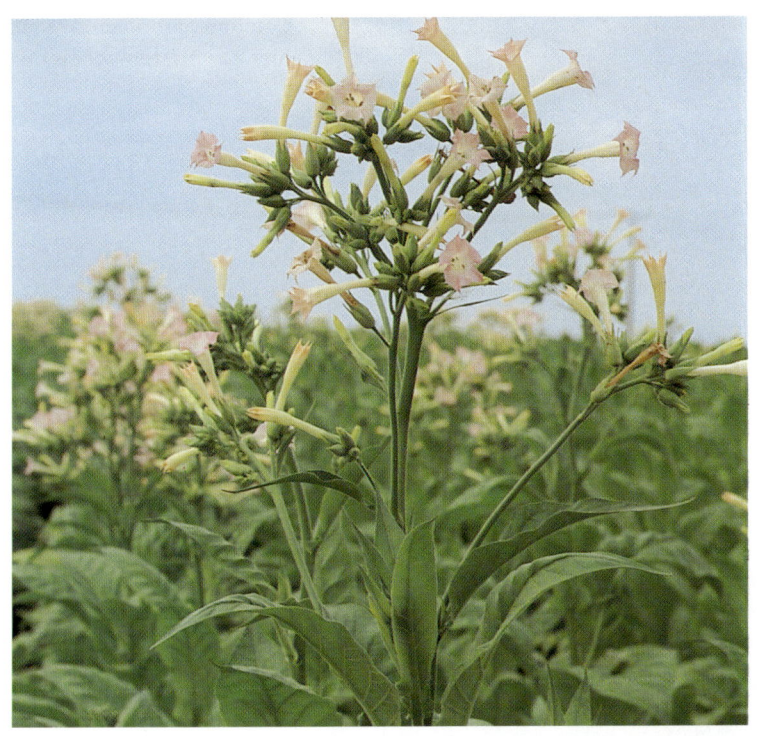

Nicotiana tabacum (Tabak)

Hyoscyamus niger (Schwarzes Bilsenkraut)

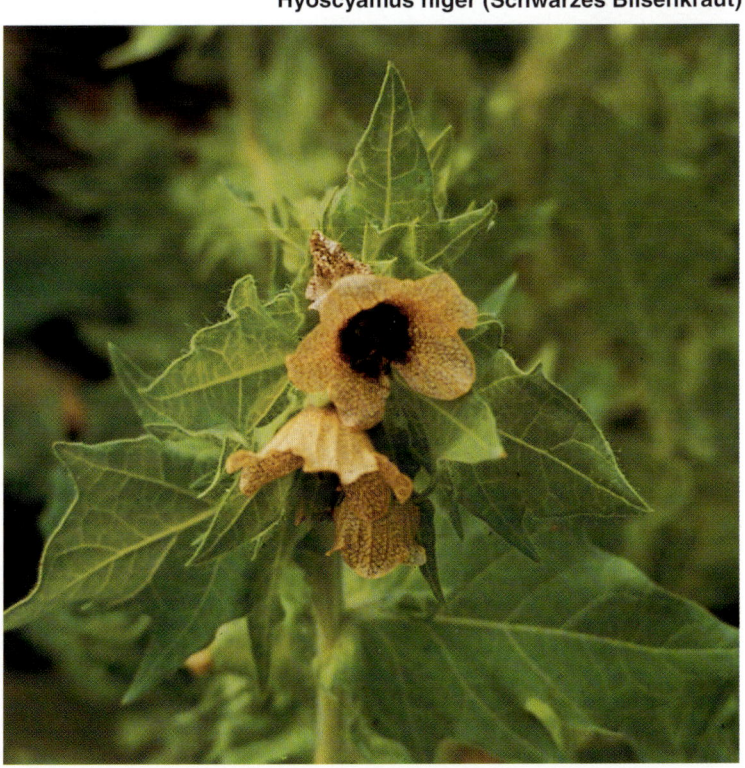

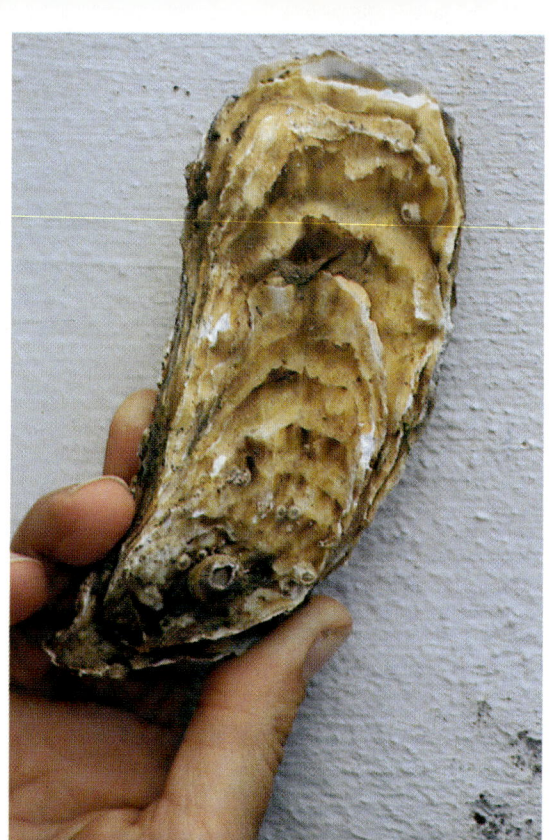

Calcium carbonicum (Kalzium,
hier der Austernschale)

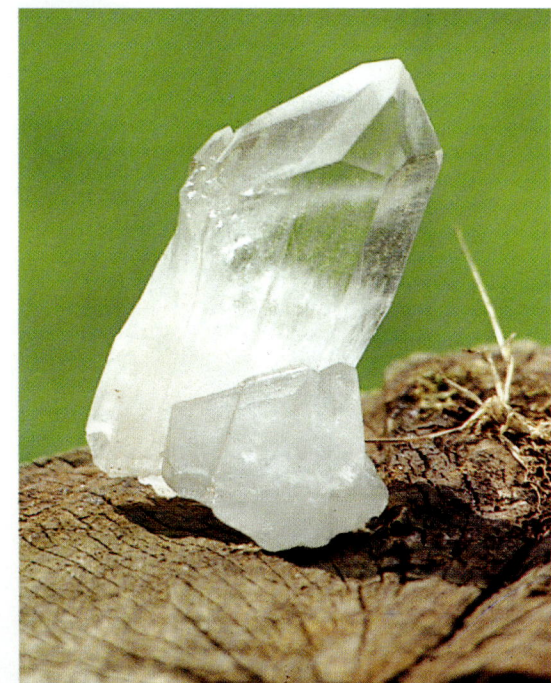

Silicea (Kieselsäure;
hier in ihrer reinsten Form:
dem Bergkristall)

VI. Das prämenstruelle Syndrom (PMS)

Es handelt sich hierbei um ein komplexes Beschwerdebild vor Eintritt der Periode, schlimmstenfalls mit der Zyklusmitte beginnend, das bis in die nachfolgende Zeit der Periodenblutung hineinreicht. Im Vordergrund der Beschwerden stehen Gewebeanschwellungen (Ödeme), Gewichtzunahme, Anspannungen beider Brüste und Stimmungsveränderungen wie Reizbarkeit, Neigung zu Streit bis zu Weinerlichkeit und Antriebslosigkeit.

Die genaue Ursache dieses subjektiv sehr unterschiedlich ablaufenden Syndroms ist schulmedizinisch unklar, weil es so komplex ist wie die Funktion der zentralen Regulationszentren selbst. Die Auswirkungen von Störungen der Organe, die die hormonellen Funktionen steuern, lassen sich jedoch studieren. Schulmedizinisch werden die Hormonkonzentrationen verfolgt, die verdächtigerweise bei dieser auf den zweiten Zyklusabschnitt begrenzten Störung verändert sind. Bis hinein in die Hirnsphäre werden chemisch analysierbare Substanzen (wie Prolaktin und Endorphine) studiert, um dann konsequenterweise Antisubstanzen therapeutisch anzubieten. Resigniert stellen die Studien jedoch fest, daß 50% der „PMS"-Fälle gut über eine gewisse Zeit auf Placebobehandlung (Schein- oder Nullarznei) ansprechen.

Es ist beeindruckend, wie gut die Homöopathie bei diesen so direkt mit seelischen Störungen verbundenen Krankheiten helfen kann. Aus homöopathischer Sicht bestätigt sich der ganzheitliche Ansatz, nach der zuerst die erkrankte Seele zu einer Lösung kommen muß, um zu einem Erfolg in fast jedem Falle (mehr als 80%) zu kommen. Für Schulmediziner wird der homöopathische Behandlungserfolg – wohlgemerkt ohne Psychotherapie – bei diesen Syndromen mit der Plazebowirkung gleichgesetzt, obgleich wir mit der homöopathischen Therapie mehr bewirken, als durch eine reine Plazebowirkung erklärt werden könnte.

Aus dem Kanon der schulmedizinischen Empfehlungen kann lediglich der Einsatz von Vitamin B_6 (Pyridoxin) als unschädlich und vorübergehend hilfreich angesehen werden. Alle anderen Angebote (wie Psychopharmaka, Antiödemmittel, Endorphinantagonisten, Dopaminantagonisten, Beta-Blocker, hormonelle Kontrazeptiva und besonders die zentral wirksamen GnrH-Analoga) sind aus homöopathischer Sicht bedenklich, gefährlich und Folge der beschränkten Organ-Sichtweise der Schulmedizin.

Alternative Angebote zur Beeinflussung dieses Syndroms gibt es unzählige. Jedes ganzheitlich ausgerichtete Therapieverfahren hat hier etwas zu bieten. Mir reicht bereits allein der Einsatz homöopathischer Einzelarzneien in Verbindung mit allgemeinen Empfehlungen wie:
- Verzicht auf Kaffee, Nikotin und Alkohol
- Reduzieren der Tages- und Lebenshektik
- Einführen von Entspannungsverfahren wie Autogenes Training, Yoga, Meditationen im allgemeinen und engeren Sinne
- Klärung der allgemeinen und familiären Spannungs- und Konfliktherde (Beruf, Freizeit, Eheleben, Sexualität, Kinderwunsch).

Eine kurze Besinnung auf die Bedeutung der zweiten Zyklushälfte hilft der Betroffenen, den eigenen Anteil an diesem Syndrom zu erkennen. Nach dem Eisprung bleibt ein Gelbkörper im Eierstock zurück, der eine sich entwickelnde Schwangerschaft erhalten und stützen soll. Liegt diese nicht vor, bricht die Hormonproduktion (von Progesteron) ab und es werden die Vorgänge eingeleitet, die zur Periodenblutung führen. So berührt das „PMS" die unbewußte Frage nach einer Schwangerschaft, den Wunsch nach bzw. die (Un-)Möglichkeiten einer Schwangerschaft im Spiegel der jeweiligen Lebenssituation. Das dabei häufig zu beobachtende, begleitende Eßverlangen, insbesondere nach

Süßem – was häufig ein Ersatz für unerfüllte Liebe ist –, die Ödembildung und die erhöhte Brustspannung legen es nahe, das „PMS" als eine zeitlich begrenzte Scheinschwangerschaft zu begreifen.

Die im folgenden aufgeführten homöopathischen Arzneien beschränken sich auf die Symptome der quälenden Brustveränderungen vor und während der Periode.

Das Arzneibild von *Tuberkulinum* beleuchtet die Umtriebigkeit und Verdrängung, mit der eine Frau ihr Leben gestaltet und dabei keine klare Position zur Schwangerschaftsfrage findet.

Tuberkulinum

ist eine weitere Nosode, die aus verschiedenen Orten von an Tuberkulose erkrankten Personen gewonnen wird. Je nach Entnahmeort werden die Tuberkulinum-Präparationen unterschieden. Wegen der Übertragbarkeit der Tuberkulose vom Tier auf den Menschen kommen weitere Ausgangssubstanzen hinzu (von der Kuh, vom Pferd, vom Vogel u.a.). Die charakteristischen Symptome und Besonderheiten sind einheitlich bzw. gleich, so daß eine weitere Differenzierung hier nicht notwendig ist.

Die Nosode Tuberkulinum kommt heute häufig zur Anwendung und erinnert uns an die hohe Durchseuchung mit Tbc im 19. und zu Anfang des 20. Jahrhunderts. In früheren Jahren war diese Krankheit nicht überwindbar, sondern nur eindämmbar. Der infizierte Organismus bildet Gewebe und mauert die Tuberkuloseherde ein. Die Abwehrlage insgesamt entscheidet über den Verlauf, die weitere Ausbreitung und die Bösartigkeit der Krankheit – in jedem Lebensalter! Durch Antibiotika ist die Abwehrarbeit ab Mitte des 20. Jahrhunderts erheblich erleichtert worden. Entscheidend für den Rückgang dieser Seuche sind jedoch die verbesserte Ernährungslage, die Hygiene und die Bekämpfung des sozialen Elends. In Not- und Kriegszeiten sowie bei Immunschwäche (z.B. bei AIDS) taucht die Tuberkulose wieder auf, wobei sie sich gegenwärtig zunehmend arzneiresistenter zeigt. Über Generationen wurde die Belastung durch die Tuberkulose und die erworbene *Empfindlichkeit* erblich weitergegeben und wird heute durch die frühe Impfung (BCG) und Hauttestung (Stempeltest) reaktiviert. So erklärt sich die aktuelle Bedeutung für die homöopathische Tuberkulinum-Nosode.

Die Charakteristika der Krankheit zeigen auch bei dieser Nosode die Grundzüge der Arznei. Zum Studium des Umfelds und der Atmosphäre dieser Krankheit sei an die Literatur von an Tuberkulose erkrankten Schriftstellern erinnert, die ihre Auswirkungen eindrucksvoll beschreiben (z.B. Thomas Manns „Der Zauberberg").

Zunächst erfolgt die Ansteckung über die Lunge (Einatmung) und den Darm (über infizierte Kuhmilch), führt zu ersten Herden im Gewebe oder in den Abwehrorganen (Lymphknoten) und breitet sich je nach Zustand der Abwehrfähigkeit des Organismus weiter aus. Da eine Ausheilung nicht möglich ist und alle Kräfte

gefordert sind, verändert sich die ganze Persönlichkeit.

Als hätte sie die Ahnung eines zu kurzen Lebens, eines vorzeitigen Endes erfaßt, breitet sich bei Tuberkulinum-Patientinnen innere Unruhe aus. Sie werden ungeduldig, können nicht in Gleichmäßigkeit verweilen, steigern ihren Erlebnishunger und können keine Langeweile tolerieren. Eine Unruhe, die sich nachts fortsetzt. Das Einschlafen ist erschwert und verspätet, der Tag wird in die Nacht ausgedehnt, der Schlaf ist sehr ruhelos. Die Tuberkulinum-Patientin wälzt sich umher, knirscht mit den Zähnen und schreit laut auf: „Nein"! Ab 3.00 Uhr wacht sie häufig auf und ist schweißgebadet. Diese Nachtschweiße unterstreichen bei aller innerer Unruhe ihre körperliche und allgemeine Schwäche. Erinnern wir uns: Die Tuberkulose wurde „Schwindsucht" genannt.

Die hohe Lebensaktivität führt diese Frauen rasch zum suchtartigen Schwinden der Energie. Ständig sind sie getrieben. An keinem Ort können sie länger verweilen, denn die nächste Wiese wird noch saftiger und grüner sein. Mit ihnen zu verreisen ist eine Qual, denn sie treiben ständig voran. Mit Surfbrett, Ski, Drachen oder Segelboot suchen sie den Hochgenuß von Wind und Freiheit, möglichst allein und unabhängig. Dabei stürzen sie sich aber nicht blind in das Abenteuer, sondern nehmen durchaus Rücksicht auf ihre allgemeine Schwäche und Anfälligkeit für Erkältungskrankheiten. Die perfekte Ausrüstung garantiert den notwendigen Schutz, das Wohnmobil die Sicherheit, und alles ist gut geplant und durchdacht. Eine Tramp-tour tut es natürlich auch, doch auch dabei ist an alle Eventualitäten ge-dacht. Freiheit, Fernweh und Ver-gnügen sind die Lebensinhalte, Hochgenuß in jeder Tagesphase das Ziel. Jede Einengung und Behinde-rung wird rigoros übergangen bis hin zur Rücksichtslosigkeit. Die Verfol-gung der eigenen Interessen ist vor-rangig. Mißlingen Unternehmungen, bei Fehlern und Auseinandersetzun-gen sind diese Frauen aber nie schuld. Mit einer Klärung der Proble-me oder Konflikte wollen sie sich nicht länger aufhalten.

Tuberkulinum-Frauen sind gerade-zu süchtig nach Abenteuern, auch in der Liebe. Was sie anfangen, kosten sie aus, verlieren aber auch schnell das Interesse und wechseln die Partner. Leicht und nachlässig kommt es zur Schwangerschaft, was sie zunächst am Reisen behindert. Die Wohnung, der Beruf, die Ideale und Lebensauffassung – alles unter-liegt einem ständigen Wechsel. Alles erfolgt suchtartig. Fehlen ihr die Möglichkeiten zu Veränderungen, kann sie mit Nikotin, Alkohol und Drogen Illusionen nähren – die Wer-bung nutzt diese Schwäche für ihre kommerziellen Zwecke erfolgreich aus. Der Beruf wird zum Job, die Freizeit verplant. Sport- und „Out-door"-Kleidung wird zur Alltagsklei-dung, sie ist immer bereit, auszubre-chen.

Auffällig sind ihre Ängste vor großen Tieren wie Kühe, Pferde oder Hunde. Die Natur der Wölfe meiden sie mit Umsicht. Sie frieren leicht, lieben die Ofenwärme und müssen bei Lufthunger und Anstren-gung die schwitzende Haut vor Wind und Luftzug schützen. Peri-odisch (ca. in 4-Wochen-Abständen) treten Schwächephasen, Erkältun-gen, Menses- und andere Störun-gen auf. Charakteristisch für die Tuberkulinum-Frauen sind auch ihre Ernährungsgewohnheiten. Bei wechselndem Appetit und Heißhun-gerphasen verlieren sie an Gewicht (Auszehrung). Salziges, Geräucher-tes, Fleisch und eisgekühlte Voll-milch werden bevorzugt. Der Durst ist intensiv. Je nach Lebensphase können die Ernährungsideologien wechseln, so daß – vorübergehend – strenger Vegetarismus ebenso vorkommen kann.

Auf Schwangerschaften kann sich eine Tuberkulinum-Frau gedanklich nicht einstellen. Ihre Periode ist sehr schmerzhaft. Die Schmerzintensität verläuft parallel zur Blutungsstärke. Vor der Periode schwellen die Brüste an und spannen. Vor und während der Menses kann es zur Milch-sekretion kommen. Die reizbare Schwäche, Neigung zu Erkältungs-krankheiten, zwanghafte Getrieben-heit und Überempfindlichkeit für al-les, was sie festhält und einengt, weisen den Weg in Richtung Tuber-kulinum. Schwangerschaft wird als Gefahr von Gefangensein, Ab-hängigkeit und Bindung befürch-tet.

Später beeindrucken diese Frauen durch ihre Unkompliziertheit und Be-weglichkeit in der Schwangerschaft und mit dem Kind. Im zwischenzeitli-chen Kranksein wird häufig *Pulsatilla* zur wichtigsten Akut- oder Ergän-zungsarznei, um ihr in ihrem persön-lichen Reifungsprozeß zu helfen.

Weitere Arzneien, die häufig beim prämenstruellen Syndrom zur Anwendung kommen

Calcium carbonicum

Vor der Periode schwellen die Brüste an und werden empfindlich. Die Periode kommt zu häufig, eventuell alle 14 Tage, dauert zu lange an, und es blutet zu heftig. Die Arbeitsbelastung ist für diese Frau zu groß. Sie reibt sich auf im Einsatz für Familie und Beruf und ist stark geschwächt. Während der Menses plagen sie Erkältungen, Halsschmerzen, Schwindel, Heiserkeit, und anhaltend schmerzen die Brüste.

Lac caninum

ist charakterisiert durch das Hin- und Herziehen von Symptomen an paarigen Organen wie z.B. den Brüsten. Dieses Wechseln ist tuberkulinisch (s.o.), Lac caninum eine tuberkulinische Arznei (beide haben die Angst vor Hunden; die Lac caninum-Patientin darüber hinaus die auffälligen Ängste vor Spinnen und Schlangen). Diese Frau ist sehr emotional, aber unsicher über sich selbst (Schwäche im Urvertrauen, Störungen in ihrer Mutterbeziehung). Die Brüste spannen heftigst vor der Periode. Deutlich wird die Überempfindlichkeit der Brustwarzen für jede feine Berührung. Beim Laufen oder Treppengehen muß sie die Brüste festhalten. Das Reiben von Kleidern auf der Brustwarze wird schmerzhaft empfunden. Die Brustbeschwerden reichen bis in die Menseszeit hinein. Wie bei Calc. carb. kann eine Zwischenblutung zur Zeit des Eisprungs auftreten.

Conium maculatum

Der gefleckte Schierling; zu seinem Arzneibild gehören sich „verhärtende Brustknoten", die Folgen einer alten Brustverletzung sein können. Diese Verhärtungsidee durchzieht das ganze Conium-Persönlichkeitsbild und kann Folge des Verlustes des Sexualpartners sein. Danach schwellen die Brüste vor und während jeder Periode schmerzhaft an. Die Periode ist eher kurz, spärlich und neigt zu Verspätungen. Wenn Conium, potenziert gegeben, die Beschwerden beeinflussen kann, sollte immer ein Krebsverdacht der gynäkologischen Organe durch eine entsprechende Untersuchung ausgeschlossen werden.

Pulsatilla pratensis

Die Puls.-Frau fällt eher durch Milchabsonderung während der Menses auf, der ein Spannen und Ziehen in beiden Brüsten vorausgeht. Vor der Menses ist sie weinerlich, traurig und labil, wie es für Pulsatilla so charakteristisch ist. Die Besserung ihrer Befindlichkeit durch Trost und die Veränderlichkeit all ihrer Symptome weisen hier den Weg zur richtigen Arznei.

VII. Die Zyklusstörungen

Die Periodik der Blutungen bietet ein weites Symptomenfeld. Die Veränderung des Rhythmus bzw. die Abweichungen vom 28-tägigen Normalzyklus, die Blutungsdauer, die Blutungsintensität, die Veränderungen der Blutfärbung und Konsistenz bieten sehr viele Variablen, die sich entsprechend in der Informationsfülle der Menses-Rubrikenverzeichnisse von homöopathischen Repertorien niederschlagen. Hinzu kommen noch die sehr individuellen Begleitumstände der Menses. Es ist entsprechend schwierig, ohne technische Hilfsmittel (jene Repertorien) die Mensessymptome zu nutzen, denn verständlicherweise kommen in jeder Arzneiprüfung menstruierender Frauen auffällige Symptome vor, und die entsprechenden Rubriken sind daher sehr umfangreich.

Die regelmäßige Menses unterliegt einer hormonellen Steuerung, die vom Zwischenhirn (Hypothalamus) ausgeht und über die Zirbeldrüse (Hypophyse) gesteuert wird. Entwicklungsgeschichtlich sind dies ältere, zum Unterbewußtsein gehörige und diesem unterliegende Gehirnstrukturen. Über die Hormonbildung und -ausschüttung im Eierstock (Östrogen, Progesteron) wird das Zielorgan, die Gebärmutter, erreicht und dessen innere Schleimhautauskleidung angeregt. Jeden Monat wird einmal eine Schleimhaut (durch Östrogenwirkung) aufgebaut und für die eintretende Schwangerschaft (Progesteron) vorbereitet. Das Austreten eines Eis (Eisprung) aus der Oberfläche des Eierstocks leitet die mögliche Befruchtungsphase in der Zyklusmitte ein. Sollte dieses Ei nicht von männlichen Spermien erreicht werden, so fällt die Schleimhaut anschließend in sich zusammen (Gestagenphase 14 Tage) und blutet am 28. Tag sichtbar ab. Verschiebungen dieser Zeiten, Blutungen zwischen den Perioden, allgemeine Beschwerden in Beziehung zu bestimmten Zyklustagen und andere Veränderung lassen Rückschlüsse auf die hormonelle Versorgungslage der Frau zu. Bei Störungen sind teure Hormonanalysen überflüssig, da die Auswirkungen gut erkennbar sind.

In der homöopathischen Behandlung gilt als Kriterium der Besserung immer die Normalisierung eines vorher gestörten Zyklus. Die Periodensymptome werden daher in wunderbarer Weise zu Indikatoren des Therapieverlaufes. Wir bezeichnen

Mensessymptome deshalb nicht als Lokal-, sondern vielmehr als Allgemeinsymptome, weil die gesamte Hormonlage zum Ausdruck kommt. Zyklusstörungen werden schulmedizinisch mit Hormonen beeinflußt. Mit Hormonen (Östrogene, Gestagene) läßt sich ein Zyklus verkürzen und auch verlängern. Mit der üblichen „Antibabypille" (Kombinationspille) kann auch ein exakt 28-tägiger Zyklus erreicht werden. In abgeschwächter Dosierung können mit diesen Hormonen (sog. Sequentialpräparate) auch noch nach den Wechseljahren regelmäßige Abblutungen der Gebärmutter ereicht werden. Diese Maßnahmen stellen aber allesamt Arzneigewalt dar und haben nichts mit biologischer Regulation gemein. Nach Absetzen der Hormone zeigen sich dann die Schwächen der Patienten in vollem Umfange, die Not ist dann oft sehr groß. Mit anderen Worten: Mit der künstlichen Hormongabe wird ein Beschwerdezustand lediglich unterdrückt, aber nie geheilt – ein düsteres Kapitel schulmedizinischer Therapieformen.

Verstärkte Blutungen, so wird das hier folgende Phosphor-Arzneibild beschreiben, sind Ausdruck allgemeiner Schwäche. Mit Hormongaben läßt sich diese Schwäche aber nicht lösen, so daß bei und nach einer derartigen Therapie (z.B. mit Gestagenen wegen ihrer „eintrocknenden" Wirkung) die Blutungen zunehmen und zu unnötigen operativen Eingriffen führen. Nach der Schilderung des Phosphor-Bildes werden wieder einige Arzneihinweise folgen, die mit außergewöhnlichen Symptomen einhergehen. Im übrigen muß immer das gesamte Bild, das Symptomenbild, zur gewählten Arznei passen.

Phosphor

Dieses Element sollte immer berücksichtigt werden, wenn erhöhte Bereitschaft zu Blutungen besteht. Die Periode ist verstärkt, leuchtend rot und – nur tageweise unterbrochen – dauerblutend. Blutungen in anderen Körperregionen – als Ausdruck einer generalisierten Blutungsbereitschaft– können wichtige Hinweise auf Phosphor sein, so z.B.: Spontanes Nasenbluten oder blutiger Nasenschleim, beim Husten Auswurf mit Blutspuren; aber auch eine ungewöhnliche Verlängerung der Blutungszeit nach einer Verletzung, also der Zeit, bis es zur Gerinnung und zum Stillstand der Blutung kommt.

Wenn Körperflüssigkeiten wie Schweiß, Urin, Stuhl, Mensesblut oder Muttermilch verstärkt fließen, kann von einem allgemeinen Schwächezustand ausgegangen werden. Der Organismus versucht, seine Energieleere mit Flüssigkeitsausscheidungen zu kompensieren, um eine – wenn auch nicht optimale – Harmonie zu erlangen. Dieser Hinweis ist für Phosphor-Ähnlichkeit besonders bedeutsam, denn die Energien für die Stoffwechselleistungen werden batterieähnlich in energiereichen Phosphaten (ADT/ATP, NADPH) angelegt. Es ist der Atmungsprozeß, der diese Energie liefert.

Phosphor kommt in der Natur elementar als roter und als gelber Phosphor vor. Beide Formen reagieren an der Luft unmittelbar zu giftigen Oxiden, so daß sie unbedingt in Wasser aufbewahrt werden müssen (Phosphorkinder sind „Wasserratten"; sie baden, bis sie vor Kälte blau werden). In Kontakt mit Luft kommt es unter Aufblitzen zur völligen Auflösung der festen Phosphorsubstanz und zum Übergang in den gasförmigen Aggregatzustand.

Eines der führenden Phosphor-Symptome ist die leichte und nachhaltige Beeinflußbarkeit durch Blitze (Angst bei Gewitter). Ein weiteres Symptom ist die Neigung, rücksichtslos gegen sich selbst die eigene Energie bis zur lebensbedrohlichen Auszehrung zu verschwenden. Die Phosphor-Persönlichkeit zündet ihre „Lebenskerze" an beiden Enden an! Im menschlichen Organismus ist Phosphor beteiligt an der Blutbildung, in Fettverbindungen (Kephaline, Lecithine) ist es wesentlich für die Hirnleistungen („Ohne Phosphor kein Gedanke"), in Verbindung mit Kalzium für das Knochen- und Zahngerüst und in der Muttermilch notwendig. In all diesen Bereichen können Schwäche- und Erschöpfungszustände auftreten, die durch potenzierten Phosphor korrigiert werden. Dabei muß nicht unbedingt ein substantieller Körperphosphormangel vorliegen, es können eine Überlastung, Überforderung oder auch funktionelle Disharmonie hierfür völlig ausreichen.

Phosphor sollte also ins Auge gefaßt werden bei Folgezuständen von und nach Blutungen, bei geistiger Überarbeitung, emotionalen Er-

schöpfungen, Schwächungen der Knochensubstanz und bei Stillstörungen mit entzündlichen Prozessen (in der Homöopathie verwenden wir neben Phosphor die Phosphorsäure [Acidum phosphoricum], die besser zum allgemeinen Schwächezustand als zu den direkten Funktionsstörungen von Organen paßt).

„Phosphor" leitet sich aus dem Griechischen ab und heißt der „Lichtbringer". Und so beeindrucken uns auch die Phosphor-Persönlichkeiten. Wenn eine „Phosphor-Frau" den Raum betritt, so kommt „Leben"-(slicht) herein. Eine quirlige, sympathische, spontane, leicht erregbare Frau, eher hager, schmal und hochgewachsen mit gerötetem Gesicht, hektischen Flecken an Hals und Brust, feingliedrig und eindrucksvoll strahlenden Augen (sofern die Substanzschwäche noch nicht zu fortgeschritten ist). Ihre Kleidung ist lebenslustig bunt, papageifarben leuchtend mit viel Rot. Sommersprossen, rote Haare und durchscheinende Gefäße werden dem Homöopathen die Entscheidung für Phosphor erleichtern.

Aber der äußere Eindruck darf nicht überbewertet werden. Aus der Vorgeschichte wird eine Energieauszehrung deutlich. Sie lädt sich viel Arbeit auf, ist sehr mitfühlend und springt spontan ein, wenn sie gebraucht wird. Die spontane Begeisterung ist „lichthell" und intensiv, aber auch schnell verbrannt. Das Durchhaltevermögen ist entsprechend gering. Phosphor-Zeit ist daher die Pubertät, die Sturm- und Drangzeit der Entdeckung, der Liebesabenteuer und der Begeisterung.

Ein viel zu kurzer Schlaf erfrischt wieder, so daß rasch Energiedefizite und Störungen der Schilddrüsenfunktion auftreten, für die Phosphor das geeignete Mittel sein kann. Die Phosphor-Frau friert leicht, sucht die Wärme und das Bad und unterkühlt sich leicht. Dann sind bevorzugt Kehlkopf, Bronchien und die Lunge von schmerzhaften Entzündungen betroffen.

Ihre Speisenbedürfnisse sind sehr auffällig: Verlangen nach eiskalter Milch, nach Eis und eisgekühlten Limonaden. Für Süßigkeiten und Kakao zeigt sie eine Schwäche, gerät bei Hunger schnell in Unterzuckerungkrisen (Diabetesneigung) und kann ohne Essen (schlimmer durch Fasten) nicht leben. Der Appetit kann nachts ungewöhnlich gesteigert sein. Ich konnte eine Patientin mit Periodendauerblutungen und Auszehrung mit Phosphor heilen, die nur nachts aß und zuletzt ausschließlich von Eis und kalter Milch lebte. Das Verlangen nach Salz, Meeresfisch, nach gut Gewürztem und Pikantem können sehr deutliche Hinweise sein.

Ihre Spontaneität und Agilität macht die Phosphor-Frauen oft zu „Lichtbringern" der Gesellschaft: Sie sind die Clowns, Satiriker, Schauspieler und Künstler. Sie unterhalten andere und leben vom Applaus. Enttäuschungen, Fehlauftritte und Versagen können die Lebenskraft schwächen und krankheitsauslösend wirken. Ihre Eigenliebe und Eitelkeit sind groß und sie genießen den Blick in den Spiegel. In dieser ihrer Extroversion sind sie sehr krankheitsgefährdet, was durch die (Schutz-)Ängste auffällig wird: Im Dunkeln, besonders im Zwielicht der Dämmerung, bei Gewitter, beim Alleinsein benötigen sie Nähe und Anteilnahme. Sie fürchten rasch ernste Krankheiten, sind durch Gespräche aber gut beeinflußbar bzw. können im Gespräch gut beruhigt werden. Ihre mitmenschliche Einfühlsamkeit, ihre fein entwickelten Sinne für Atmosphärisches, ihre Offenheit und ihr Ideenreichtum machen sie zu anerkannten und beeindruckenden Persönlichkeiten. Ihr Egoismus, ihre Eitelkeit und ihre geringe Ausdauer können aber auch zur Belastung werden. Blutungen als Substanzverlust kündigen ihre baldige Entgleisung an. Als Vorzeichen von Blutungen kann eine im Rücken aufsteigende Hitze gewertet werden, die sich als Mißempfindung zwischen den Schulterblättern festsetzen kann. Bei erfolgreicher Verordnung von Phosphor muß und wird zuerst der Schlaf länger, tiefer und erholsamer, was schon eine zentrale Grundvoraussetzung für die Erholung des ganzen Menschen ist. In der klinischen Anwendung wird Phosphor bei akuten, hellen und wäßrigen Blutungen in Übereinstimmung mit den charakteristischen Phosphorsymptomen nach Operationen, unter der Geburt (Blutung rhythmisch unterbrochen zwischen den Wehen) oder bei Nasenbluten in hohen C-Einzelpotenzen verabreicht (C 30, C 200 oder C 1000).

Bei chronischen Phosphor-Auszehrungszuständen sind wiederholte Phosphorgaben als LM VI oder LM XVIII (oder Q VI, Q XVIII) in vorsichtiger, d.h. zunächst in Wasser verdünnter Form zu geben. Mit der unverdünnten Erstgabe sind hier ohne weiteres Akutreaktionen mit Kollaps möglich! Weitere Gaben müssen sich also an der Reaktion der betroffenen Frau orientieren.

Weitere bewährte Arzneien bei Zyklusstörungen

Menseszeit:
Nur *tagsüber:* (nachts spärlich)
Pulsatilla pratensis
dieser Zyklus fällt durch Verspätungen und absolute Unregelmäßigkeiten auf.

Menseszeit:
Nur *nachts:* (tags spärlich)

Magnesium carbonicum
die Menses kommt zu früh, alle 3 Wochen, die Blutung fließt *nur* im Schlaf und im Liegen, das hervortretende Blut ist dick und schwarz. Während der Periode wird über Halsschmerzen geklagt.

Bovista lycoperdon (Bovist)
Nur in der Nacht fließt schwarzes klumpiges Blut sowie zwischen den Perioden in der Eisprungzeit.

Menses kommt alle 14 Tage und dauert eine Woche.

Trillium pendulum, (amerikanische Wildlilie)
im Zusammenhang mit Erschöpfung durch körperliche Anstrengungen; die Frau hat ein Gefühl, als würde das Becken auseinanderbrechen.

Menses, ausgelöst durch Anstrengungen

Bovista lycoperdon (der Bovist)
Das Mensesblut ist dunkel, klumpig und fließt nur nachts im Liegen.

Calcium carbonicum
Sinnvoll in der Stillzeit und den Wechseljahren; die Frau schwitzt leicht, ist überarbeitet und empfindlich für Kälte und Mißstimmung.

Rhus toxicodendron (der Giftsumach)
bessert Schwäche mit Muskelkalter, Fieber, Herpes und Schlafstörungen mit Unruhe nach Muskelarbeit (Wandern, Möbelschleppen etc.)

Trillium pendulum (die amerikanische Waldlilie) (wie oben beschrieben)

Menses, ausgelöst durch Ärger

Aconitum napellus (der Eisenhut)
Menses durch plötzliche, unvorbereitete Konfrontation, durch plötzliche Abkühlung und Erregung.

Colocynthis (die Bittergurke)
Ärger und Wut mit Krampfschmerzen, die zum Krümmen zwingen und durch heiße Kompressen gebessert werden.

Pulsatilla pratensis
(Küchenschelle)
die hierauf ansprechende Frau ärgert sich über den Mißerfolg ihres Werbens um einen Mann, über das Alleingelassenwerden und die fehlende Unterstützung. Die Menses ist auch leicht durch Kälte (Sitzen auf kalten Steinen u.a.) unterdrückbar.

Staphisagria (Stefanskörner)
diese Frau ist gedemütigt worden und erregt sich innerlich auf das Heftigste. Sie wünscht sich Harmonie.

Menses dunkel

– und schwer auswaschbar: ***Medorrhinum***
– und vermischt mit Membranen (Schleimhautfetzen): ***Borax,*** aber auch ***Chamomilla*** und ***Lac caninum***
– und fadenziehend (fädig): ***Crocus sativus*** (Safran)
– und wie Kaffeesatz: ***Acidum nitricum*** (Salpetersäure)
– und wie Teer: ***Platinum***
– und wie schwarze Tinte: ***Secale cornutum*** (Mutterkorn)
– und wie faules Fleisch: ***Syphilinum***
– und flüssig mit roten Klumpen: ***Belladonna*** (Tollkirsche)
– und flüssig mit großen dunklen Klumpen (wie Leberstückchen): ***Sabina*** (Sadebaum)

Menses hält lange an

durch Schlafmangel; verbunden mit Kummer; versorgt einen anderen Menschen: ***Cocculus*** (Kockelskörner)

Menses dauert nur einige Stunden: ***Coccus cacti***
Menses kehrt nach der Geburt früh wieder: ***Tuberkulinum***

Hypermenorrhoe (zu starke Blutungsintensität)

– durch Erregung, durch Anstrengung: ***Calcium carbonicum***

– durch Bewegung verstärkt: ***Erigeron canadense*** (kanadisches Berufskraut)
– nach langem Frösteln: ***Sulfur***
– durch Empfindlichkeit für Gewitter: ***Natrium carbonicum***
– durch kaltes Baden: ***Antimonium crudum*** (Grauspießglanz)
– durch Kummer (und Krankenpflege): ***Cocculus***
– durch Myome/Gebärmutterknoten: ***Phosphor***
– in der Stillzeit: ***Calcium carbonicum*** oder ***Phosphor***
– mit Ohnmacht (und Übelkeit): ***Ipecacuanha*** (Brechwurzel)
– wäßrig, anhaltend ohne Gerinnsel: ***Millefolium*** (Schafgarbe)

Menses unterdrückt (fällt aus)

– nach dem Abstillen: Sepia
– durch Ärger: Chamomilla, Colcynthis, Staphisagria
– mit Asthma: Pulsatilla
– durch Kaltbaden: Antimonium crudum (nach Überhitzung), Calcium phosphoricum
– nach Durchnässung, nach Aufenthalt in der Feuchte: Dulcamara (Bittersüß)
– durch Fieberfrost: Sulfur
– nach Behandlung von Fußschweißen: Cuprum (Kupfer)
– durch Gewitter: Natrium carbonicum
– durch Kummer: Ignatia amara
– durch Schlafmangel: Cocculus
– durch Schreck: Nux moschata (die Muskatnuß)
– durch Überhitzung (durch Bügelarbeiten): Bryonia alba (Zaunrübe)

VIII. Verhütungsmethoden

Sie berühren das Bemühen jeder Frau um gesundheitliche Stabilität in intensiver Weise. Mit der frühen sexuellen Aufklärung und der Erfahrung ihrer Mütter können Frauen heutzutage wirksam den Eintritt einer Schwangerschaft verhindern. In entscheidender Weise revolutionierte die breite Einführung der „Pille" in den 60er Jahren die Methoden der Verhütung. Die erste Euphorie, mit Hormonen den Eisprung und damit die Befruchtung zu verhindern, ist heute noch ablesbar am sog. „Pillenknick" (die Graphik der Geburtenstatistik zeigt einen „Knick nach unten"), dem drastischen Geburtenrückgang einzelner Jahrgänge. Nach über 30 Jahren existiert die „Pille" auch heute noch als das verbreitetste Verhütungsmittel, dies allerdings in einer, was die in ihr enthaltene Hormonmenge angeht, reduzierten Form, ohne daß dadurch ihre Wirksamkeit eingeschränkt wäre.

Interessanterweise ist die Generation der Erstanwenderinnen jetzt in den Wechseljahren und gleichzeitig die Zielgruppe, der heute von Gynäkologen wiederum die Daueranwendung von Hormonen nahegelegt wird, wenn es darum geht, Klimakteriumsbeschwerden, Osteoporose und diverse andere in Aussicht gestellte Krankheiten zu reduzieren. Offensichtlich hat es diese durch die „Pille" zuerst belastete Generation nötig, weiterhin mit Hormonen balanciert zu werden. Die Hormone der Pille sind Östrogene und Gestagene in unterschiedlicher biochemischer Wirksamkeit und Komposition. Ganz gleich, wie die Zusammensetzung aussieht, es ist stets ein Dosisminimum zur wirksamen Unterdrückung des Eisprunges notwendig; ein Zustand vergleichbar mit dem einer Dauerschwangerschaft auf reduziertem Hormonniveau. Es kann damit bei Kombinationspräparaten in jedem Anwendungsfalle eine verhütende Sicherheit von über 98%, bei Einphasenpräparaten von über 95% angenommen werden – sowie eine damit sicher verbundene Belastung des Leberstoffwechsels.

Insbesondere die Östrogene, die in der ersten Zyklushälfte sowie in der Schwangerschaft dominieren, wirken auf den gesamten Stoffwechsel, sind auf Wachstum und Vergrößerung ausgerichtet und wirken darin sykotisch stimulierend. Es bedarf keiner großartigen prophetischen Begabung, um diesen Frauen – je nach Anwendungsdauer östro-

genhaltiger „Pillen" und je nach sykotischer Vorbelastung –, sykotische
Krankheiten im Laufe der Jahre und
Umkehrereignisse im Sinne hormoneller und sykotischer Erschöpfungen vorhersagen zu können. Die
„Pille" ist und bleibt also problematisch. Schwellungen und Funktionsstörungen der Leber, insbesondere
die Gefahr von Gerinnungssstörun-
gen mit lebensbedrohenden Gerin-
selbildungen sollten vor der Anwendung gut überlegt werden. Der
gleichzeitige Genuß von Nikotin,
Drogen, Medikamenten und Alkohol
erhöhen die Risiken für die Frau.
Jenseits des 25. Lebensjahres kann
ich die „Pille" als länger zu planen-
des Verhütungsmittel nicht mehr
empfehlen.

In den ersten Jahren der sexuellen
Erfahrungen, etwa im Alter zwischen
14 und 21 Jahren, wenn Schule,
Lehre und Studium für eine berufliche Ausbildung sorgen, hat die niedrig dosierte Kombinationspille eine
hohe Anwendungsberechtigung. Die
„gesündere" Alternative, die Enthaltsamkeit von Geschlechtsverkehr,
geht heute wohl zu sehr an der Realität vorbei. Ungewollte Schwangerschaft wie auch gar eine Schwanger-
schaftsunterbrechung verändern in
diesem Lebensalter eine junge Frau
so entscheidend, daß dem das „Pil-
lenrisiko" mit Pausen in den partner-
losen Zeiten vorgezogen werden
sollte. Mit wachsender Eigenverantwortung und Selbständigkeit, insbesondere mit zunehmender Gewißheit, den richtigen Lebenspartner
gewonnen zu haben, kann die Frau
dann auf unbelastende Methoden
der Verhütung ausweichen. Sie kann

davon ausgehen, daß bei konsequenter Anwendung natürliche Verhütungsmethoden genauso sicher
sind wie die „Pille", besonders wenn
verschiedene natürliche Methoden
miteinander kombiniert werden.

Gut bekannt sind zunächst die
mechanischen Methoden, die sogenannten Barriere-Methoden. Der
Mann benutzt hierbei den Präserva-
tiv, den Überzieher aus dehnbarem
Gummi. Hier bleibt aber ein Restrisi-
ko: Dieser kann abrutschen, platzen
oder undicht sein. Die Frau kann ein
Scheidendiaphragma anwenden.
Dieses ist ein elastischer 0,5 cm
dicker Gummiring mit Membran, der
vor dem Verkehr in die gesamte
Scheide eingelegt wird und nach
dem Verkehr dort für acht Stunden
verbleibt. Die Ringe haben einen
Durchmesser zwischen 6-8 cm und
müssen angepaßt werden (Selbsthil-
fegruppen können hierzu gut beraten). Zusätzlich und sicherheitser-
höhend wirken sameninaktivierende
Salben, die auf diesen Ring aufgetragen werden. Das Einlegen des
Ringes muß geübt werden. Denn es
besteht das Risiko, daß der Ring
falsch plaziert wird und die ge-
wünschte Abdeckung des Muttermunds nicht gelingt. Auch gibt es
Veränderungen der Scheide durch
Geburten, die die Anwendung des
Ringes einschränken. Das Scheidendiaphragma ist also geeignet,
wenn Schwangerschaft vorkommen
„darf".

Die höchste Sicherheit der rein
mechanischen Verhütungsmethoden bietet die „Spirale", ein in die
Gebärmutter eingelegter Fremdkörper in T-Form mit einer Kupferdraht-

wicklung. Das derzeit verträglichste Modell ist eine T-Form mit abgebogenen Enden am Querbalken, so daß die Gefahr des Einbohrens und Einwachsens in die Schleimhaut und Gebärmutterwand ausgeschlossen ist. Zusätzlich sind Kupferdrahtwicklungen von hoher Haltbarkeit entwickelt worden, so daß lange Liegezeiten (5-8 Jahre) möglich geworden sind (Cu-Safe-300^R). Alle anderen Spiralen kann ich nicht mehr empfehlen. Spiralen bleiben Fremdkörper, sie wirken verhütend durch ihre mechanische Anwesenheit und durch die Kupferwirkung auf die Schleimhaut im Organ. Es kann aber durchaus eine Befruchtung im Eileiter eintreten. Das wandernde Ei findet aber in der Gebärmutter schwangerschaftsfeindliche Bedingungen vor, kann sich nicht einnisten und blutet mit der Periode ab. Kritiker beschreiben diesen Effekt deshalb als eine frühe Form der Abtreibung.

Die Hauptprobleme in der Anwendung der Spirale liegen in den verstärkten und verlängerten Periodenblutungen, insbesondere in den ersten drei Perioden nach der Einlage. Dabei können auch Krampfschmerzen eintreten. Der Organismus der Frau versucht, durch eine Verstärkung der Blutung den Fremdkörper auszustoßen. Auch kann die Frau eine psychische Ablehnung gegen die Spirale entwickeln, was dann zum Motor der Beschwerden wird. Ihre innere Bereitschaft und Entschlossenheit zur Annahme dieser Verhütungsmethode wird also die Verträglichkeit wesentlich mitbestimmen. Grundsätzlich muß bei jeder Spirale der entzündliche und örtliche

Reizeffekt mit der Gefahr seiner Ausbreitung in Rechnung gestellt werden. Es sind Gebärmutter- und Eileiterentzündungen möglich, sie kommen aber eher selten vor. Ebenso und nicht hinnehmbar ist die Gefahr einer Eileiterschwangerschaft durch Verklebungen des Eileiters. Hierdurch kann die Frau in Lebensgefahr geraten, wenn sich nicht gleich nach Ausbleiben einer Periodenblutung eine Frühschwangerschaft nachweisen läßt. Außerdem kann Kinderlosigkeit (Sterilität) durch Eileiterveränderungen die Folge sein. Aus diesen Erwägungen rate ich jeder Frau, die noch *kein* gesundes Kind geboren hat, von der Einlage der Spirale grundsätzlich ab!

Nach erfülltem Kinderwunsch oder nach der Geburt (nach sechs Wochen) ist die Spirale bei normaler Gebärmuttergröße eine nach wie vor gute und sichere Methode der Verhütung. Ich wende allerdings nur noch ausschließlich das oben erwähnte Modell an und kann wegen zu hoher Komplikationsraten hier nur vor den anderen Modellen warnen.

Weitere Probleme können entstehen durch Unverträglichkeit und Überempfindlichkeit (Allergie) für Kupfer. Das Einlegen der Spirale ist für die geübte Hand leicht, schmerzlos und unkompliziert. Ein 1 cm langer Faden wird aus dem Muttermund hervorragen und kann von der Frau jederzeit zwischen zwei Fingern eingeklemmt werden. Durch leichten Zug kann sie die Spirale selbst entfernen, wann immer sie möchte. Sollte eine Schwangerschaft trotz Spirale in der Gebärmutter (unter 1%) beginnen, so kann sie die Spirale gleich entfernen oder liegen lassen. Das sich entwickelnde Kind erfährt *keine* Mißbildungen durch die Anwesenheit dieses Fremdkörpers. Die Abortgefahr ist geringfügig erhöht, die Schwangerschaft bleibt jedoch meistens unbeeinträchtigt. Nach der Geburt wird mit dem Mutterkuchen die Spirale wieder ausgestoßen.

Eine weitere mechanische Verhütungsmethode ist die sog. *Portiokappe*; hierbei wird ein Gummihut auf den Muttermund gesetzt (vorstellbar wie das Verschließen einer Saftflasche). Ihr Nachteil ist die notwendige regelmäßige Entfernung mit der Periodenblutung und die Mithilfe einer zweiten Person, die das Hütchen nach der Periode wieder aufsetzen muß.

Die *Basis* einer sicheren und natürlichen Verhütung ist die Beobachtung der fruchtbaren Tage durch die Frau. Hierbei helfen ihr:
– die Kalendermethode
– die Messung der Basaltemperatur
– die Schleimbeobachtung und zur Perfektion
– die Jonas-Methode.

Die *Kalendermethode* ist eine rein rechnerische Bestimmung des wahrscheinlichsten Eisprungtermins. Sie beruht darauf, daß *nach* dem Eisprung eine konstante, 14 Tage dauernde Phase abläuft, die durch den Gelbkörper (und seine Hormonabgaben) in der vom Ei verlassenen Höhle bestimmt wird, bevor die nächste Blutung einsetzt. Hat eine Frau in der Vergangenheit regelmäßige Perioden (normal 28 Tage), kann sie bei Konstanz all ihrer bishe-

rigen Lebensbedingungen eine Fortsetzung dieser Regelmäßigkeit erwarten; sie kann dann 15 Tage vom Zyklusende an den Tag des Eisprungs vorausberechnen und sollte zusätzlich 5 Tage vor *und* 3 Tage nach dem berechneten Tag des Eisprungs als Sicherheitszeitraum (Spermien sind drei Tage lebensfähig, das Ei für 24 Stunden) keinen Geschlechtsverkehr haben.

Die Messung der Körpertemperatur an jedem Morgen *vor* dem Aufstehen und ihre Eintragung in einen bei Apotheken erhältlichen Kalender führt zur *Basaltemperaturkurve*. In der Mitte des Zyklus wird im Normalfall ein durchschnittliches Temperaturniveau von 36,5-36,8°C durch einen steilen Anstieg um 0,5°-1°C verlassen. Dieser Anstieg wird durch den Eisprung ausgelöst. Drei Tage später beginnt die unfruchtbare Phase, wenn die Temperatur über dem 37°C-Niveau verbleibt und bis zum Blutungsbeginn anhält. Ein nur mäßiger, treppenförmiger Temperaturanstieg kann Ausdruck eines späteren Eisprunges sein und muß entsprechend eine längere Zeit des Verzichts auf den Geschlechtsverkehr zur Folge haben. Kombiniert mit der Kalendermethode müssen 5 Tage Unsicherheit und Enthaltsamkeit vor dem zu erwartenden nächsten Eisprung berechnet werden.

Die Östrogene bereiten die Frau in der ersten Zyklusphase auf eine zu erwartende Schwangerschaft vor. In Eisprungnähe sind die Schleimdrüsen der Gebärmutter zunehmend stimuliert und aktiv und sondern einen zunächst klebrig-milchigen, dann cremigen und zuletzt wäßrigen

Schleim ab, der zwischen den Fingern auf gut 5 cm ausgezogen („spinnbar") werden kann. Die Frau kann früh morgens gleich nach dem Erwachen eine 2-Fingerprobe im ersten Scheidendrittel entnehmen und prüfen. Mit der klebrig-milchigen Veränderung des Schleimes sollte die Enthaltsamkeit beginnen, da dann ein Eisprung in 5 Tagen zu erwarten ist. Die höchste Fruchtbarkeit ist mit der Spinnbarkeit des Schleimes gegeben. Diese kombinierte Methodik sollte in Selbsthilfe- oder Selbsterfahrungsgruppen geübt werden, damit eine hohe Verhütungssicherheit garantiert ist.

Ich möchte jedoch zu bedenken geben, daß das Leben voller Überraschungen ist und selten so planerisch sicher verhütet bzw. umgekehrt auch empfangen werden kann. Die Geburtshilfe lehrt, daß die Kinder nur in ca. 30% der Fälle am berechneten Termin kommen, obgleich eine Schwangerschaft mit 264 Tagen eine gewisse Konstanz aufweist. Großzügig werden Geburtstermine plus/minus 14 Tage Verschiebung eingeplant, was in der Summe einen ganzen Zyklus ausmacht. Das Ereignis eines Eisprunges ist Folge einer zentralen Hormonstimulation (Hypothalamus/Hypophyse), die unter Einflüssen emotionaler Vorgänge und anderer Hirnzentren steht. So kann ein heftiges und unerwartet intensives, gar überraschendes Liebeserlebnis in jeder Zyklusphase einen Eisprung stimulieren. Hier liegt die relative Unsicherheit jener natürlichen Vorgehensweisen in der Schwangerschaftsverhütung.

In einer dauerhaften Zweierbeziehung über Jahre und Jahrzehnte und ohne verschiedene Partner bewähren sich die natürlichen Methoden und sind vollkommen, wenn sie durch die Jonas-Methode ergänzt werden. Dr. Jonas, ein tschechischer Arzt dieses Jahrhunderts, hat kosmobiologische Gründe für die Fruchtbarkeitsphasen jeder einzelnen Frau festgestellt, die von den rechnerischen fruchtbaren Tagen verschieden sein können und die große Zahl der Terminirrtümer bei der Geburt erklären. Die Eier im Eierstock einer Frau sind bereits vor der Geburt angelegt. Die genaue Stunde der Geburt zusammen mit der geographischen Lage des Geburtsortes führen dann zu der Berechnung eines zweiten Fruchtbarkeitskalenders und zwar für jede Frau individuell! Eine Umkehrung dieser Methoden, um schwanger zu werden, sind natürlich ebenso gegeben.

Im Rahmen homöopathischer Behandlungen kann die Pille sehr stören und eine Umstellung auf mechanische und natürliche Verhütungsmethoden notwendig und sinnvoll werden. Grundsätzlich muß jeder Homöopath das Schwangerschaftsrisiko insbesondere für die sehr junge Frau abwägen und mit der Betroffenen besprechen. Ohne Verhütungsmittel verhilft die Homöotherapie zur Harmonisierung der ganzen Frau, ablesbar an der Normalisierung und Rhythmisierung des 28-Tage-Zyklus und erleichtert somit das Schwangerwerden.

Erkrankungen bei gleichzeitiger „Pillen"-Einnahme werden nach den dabei auftretenden und individuellen Symptomen mit der Auswahl des ähnlichsten Homöopathikums behandelt, zunächst ohne Rücksicht auf die Daueranwendung der Arznei. Nach dem Absetzen von Hormonen können Entzugssyndrome mit verspäteter Periode, vegetativen und psychischen Beschwerden auftreten. Die dann häufig zum Einsatz kommenden Arzneien sind die großen Homöopathika wie *Sepia*, *Pulsatilla*, *Graphites*, *Calcium carbonicum*, aber auch auch *Lycopodium*, *Natrium muriaticum* und *Silicea*.

IX. Sexualität

Die Sexualität umfaßt alle Vorgänge, die der biologischen Erhaltung der „Art", des „Kunstwerkes Mensch" dienen. Mit Entwicklung der Geschlechtsreife in der Pubertät begleitet sie die Frau bis an ihr Lebensende. Mit „Sexualität" verbinden sich Begriffe wie Trieb, Lust, Befriedigung, Liebe und Glück. Lebensfreude und Gesundheit hängen ganz entscheidend auch von einer harmonisch in das Leben einbezogenen Sexualität ab, wie sich umgekehrt Störungen des allgemeinen Wohlbefindens häufig auch in krankhaften Veränderungen an den Sexualorganen äußern, weshalb jeder Frauenarzt und jede Frauenärztin grundsätzlich das Thema Sexualität ansprechen muß. Das Geschlechtsleben ist die innigste Form des Kontakts zu einem anderen Menschen. Alles was Frauen lieb und wert ist, hat auch Auswirkungen auf ihre hormonellen Funktionen, deren Störung in den meisten Fällen deshalb auch eine Belastung des Gefühlslebens zum Ausdruck bringt.

Inwieweit sich eine junge Frau sexuell öffnen, sich dem Partner zuwenden kann, hängt entscheidend von ihrer Biographie ab. Wie war die Ehe der Eltern, wie die Beziehung zwischen Mutter und Tochter, zwischen Vater und Tochter und zu den Geschwistern? Wurde das Kind auf den Arm und ins Bett der Eltern genommen? Hat das Kind die Eltern als positive Vorbilder erfahren können? Haben sich die Eltern vor den Kindern umarmt, geküßt, geliebt und auch nackt gezeigt? Ist die Tochter sexuell mißbraucht worden (möglicherweise von einem Mitglied der Familie)? Wie war die Pubertät? Wie verliefen die ersten Kontakte zu Jungen, wie der erste Geschlechtsverkehr? Gab es eine sexuelle Aufklärung, und wie wurde diese durchgeführt (sachlich, gefühlvoll, rauh oder gar nicht)? Die Klärung dieser und weiterer Fragen ist von zentraler Bedeutung, um Frauenkrankheiten, insbesondere die Krankheiten der Sexualorgane, verstehen und heilen zu helfen.

Staphisagria

Delphinium Staphisagria (Stephanskraut oder Stephanskörner) ist ein gutes und häufiges Beispiel für eindrucksvolle Therapiehilfe bei vielen akuten und chronischen Brust- und

Unterleibserkrankungen. Die zentralen Themen in Staphisagria-Lebensgeschichten von Frauen sind ihre leichte Unterdrückbarkeit und ihre außerordentlichen Schwierigkeiten, sich gegen Agressionen ihrer Umwelt wirkungsvoll zur Wehr setzen zu können. Dies erklärt, warum sie leicht Opfer von Demütigungen werden.

Die Staphisagria-Frau entrüstet sich intensiv, aber statt zu explodieren implodiert sie. Äußerlich wie gelähmt, bleibt sie sprachlos, ist innerlich aber in höchstem Maße erregt; eine Krankheit ist geradezu vorprogrammiert und nimmt ihren Lauf in vielfältiger Weise. Ihre Lebenskraft wird durch die unterdrückte Wut und Empörung geschwächt, das Erlebnis der Mißachtung ihrer Person trägt das seinige noch dazu bei. Müdigkeit am Tage und Schlaflosigkeit sind für diese Frau charakteristisch. Mittags darf sie sich nicht hinlegen, denn dann wird sie stundenlang nicht mehr wach. Sie fühlt sich benommen, das Denken fällt schwer, so als hätte sie „Holz im Kopf". Die Haut juckt, Ekzeme stellen sich ein, teilweise münden diese sogar in schwere chronische Hautveränderungen (Psoriasis); kratzt sie sich, wechselt das Jucken den Ort.

Staphisagria wurde ursprünglich gegen Flöhe und Läuse verwendet. Wenn eine Frau immer alle Juckreiz auslösenden Parasiten (Flöhe, Läuse, Mücken etc.) „auf sich zieht" und so demonstriert, daß sie sich nicht einmal dieser „lächerlichen" Feinde erwehren kann, benötigt sie in der Regel potenziertes Staphisagria. Entzündungen im genitalen Bereich

können sich ebenso einstellen. Chronisches Scheidenjucken behindert den Geschlechtsverkehr und kann Ausdruck ihrer Unfähigkeit sein, das sexuelle Verlangen ihres Partners abzuwehren. Sehr häufig hat sie in der Vergangenheit den Beischlaf nur still toleriert. Bei den gynäkologischen Untersuchungen fällt ihre hochgradige genitale Berührungsempfindlichkeit auf. Bei der Untersuchung durch den Gynäkologen schweigt sie zwar, aber jedes Eindringen löst Wut, Schmerz und Empörung sowie nachhaltige Beschwerden aus. Ihre besondere Furcht gilt jeder männlichen Aggression und einer lieblosen, gewalttätigen Penetration. Anschließend schmerzt der ganze Unterleib, und die Blase entzündet sich leicht. Staphisagria heilt prompt, wenn der Schmerz am größten ist, solange sie *nicht* Wasser läßt bzw. Besserung beim Urinieren eintritt.

Der Gipfel der Verletzung ihrer Gefühle ist das „Geschnittenwerden", es ist dies die schärfste Form der Demütigung, des Übergangenwerdens. Der Schnitt in die Scheide zum Zwecke der Geburtserleichterung (sog. Episiotomie oder Dammschnitt) heilt schlecht, bricht häufig wieder auf und/oder schmerzt anhaltend bzw. monatelang. Staphisagria verhilft hier zur Wundheilung und Schmerzberuhigung. Die Eileiter und Eierstöcke können sie schmerzen, wenn sie Augenzeuge von Handlungsweisen wird, die andere Menschen demütigen. Hier und in der Stillzeit, wenn es z.B. zu einer Brustentzündung gekommen ist oder sie die Einmischung der

Schwiegermutter nicht erträgt, ist Staphisagria sehr hilfreich. Wird sie nicht behandelt, entwickelt sie aus vielerlei Rücksichtnahmen ihre Krankheit. Häufig schmerzen ihr dann die Zähne (die Aggressionsorgane), und die Drüsen der Augenlider entzünden sich (Gerstenkorn), so als wolle sie gar nicht genau hinsehen.

Staphisagria-Frauen begegnen uns warm und auffällig sympathisch. Beim Erzählen ihrer Leidensgeschichten müssen sie weinen, dennoch berichten sie freimütig über ihre Peiniger. Sie bewirken beim Zuhörer damit dasjenige Maß an Entrüstung und Empörung, das sie selbst nicht zum Ausdruck bringen können. In ihrer Familie spielte häufig Alkoholismus eine Rolle; ein Elternteil oder sogar beide mißachteten die Feinfühligkeit des heranwachsenden Mädchens. Dieses wiederum tat alles, um den Frieden und die Familienharmonie zu erhalten. Es führte den Haushalt, versorgte Geschwister, erledigte mehr, als Kinder eigentlich tun sollten und erhielt dennoch Schläge, wenn Geringfügigkeiten nicht in Ordnung waren. Ihre Gefühle äußerte sie heimlich im Tagebuchschreiben, im Musizieren (besonders Geige und Flöte) oder in der Liebe zu Pferden. Die Periode verschweigt sie. Eine Sexualaufklärung findet nicht statt, oder sie erfährt, daß der Sexualverkehr ein gefühlloses „Muß" ist. In den meisten behandelten und geheilten Fällen bestand bis zum Eintritt in die Ehe kein Sexualleben.

Diese Mädchen werden als freundlich, fleißig, gehorsam und als besonders rücksichtsvoll beschrieben. Aus dem Elternhaus heraus gelangt die junge Frau schnell an den „ritterlichen", „starken" Mann, der ihren Fleiß und ihre Reinheit schätzt. Die Entjungferung nach der ersten Penetration bleibt ihr jedoch wegen genitaler Folgeerkrankungen häufig unvergessen. Ihre Lebensvorstellung ist vergleichbar dem Verhalten der Delphine, von denen Staphisagria-Frauen oft träumen. Der Delphin, der Ritter der Meere, bringt Menschen in größter Not in sichere Häfen, und dies voller Kraft und Energie, so daß keine Gefahr droht (Haie nehmen Reißaus). Andererseits zeigen Delphine beim Schwimmen mit ihren Jungen ein feines Gespür für jede Notlage und heben in Atemnot geratene Jungtiere zum Luftholen sicher und vorsichtig an die Oberfläche. So edel stellt sich die Staphisagria-Frau auch ihren Lebenspartner vor.

Nach der Eheschließung sucht sie Harmonie in der neuen Familie und wünscht sich rasch Kinder. Für diese sorgt sie in aller Umsicht und mütterlichen Wärme, dem Mann hingegen dient sie mehr, als daß sie um Gleichstellung bemüht wäre. In der Ehe entwickelt sich somit eine Ungleichheit; der Ehemann erfährt durch seine Frau immer weniger Widerstand, weil sie um des Familienfriedens willen jedem Streit aus dem Weg geht. Er wird heftiger, provokanter und nicht selten – unter zunehmendem Alkoholeinfluß – sogar gewalttätig. Der lange Weg der Mißachtung bis zur Demütigung der Frau nimmt seinen Lauf. Ihr Gefühlsleben verarmt zusehends, und innere Verhärtungen setzen ein. Parallel dazu entwickeln sich Organverhärtungen genital oder in der Brust in Knotenform, die potentiell bösartig werden können. Häufig ist zu hören, daß sie „nur der Kinder wegen" in der Ehe bleibt. *Delphinium Staphisagria* enthält Alkaloide, die das Nervensystem aufs heftigste erregen können. In Grenzen kann es bei einer Überreizung durch Staphisagria zu einem entsprechenden Ausbruch erregter Handlungen kommen. Dann greift sie z.B. zu Gegenständen und wirft – gezielt und absichtlich daneben. Sie will weder treffen noch verletzen! Sie ist und bleibt auch in ihrer größten Erregung fair, so daß sich diese in zerstörerischer Weise gegen sie selbst wendet. Auf die Gabe von Staphisagria-Potenzen folgt eine gewisse Enthemmung und ein nötiges Maß an Spontankonfrontation mit dem Partner, in manchen Fällen sogar die Trennung. Dieses Risiko kann jedoch eingegangen werden, denn das Harmoniebedürfnis der Staphisagria-Frau wird immer wieder zu einer Neuauflage der Ehe oder eheähnlicher Beziehungen führen, dann allerdings unter neuen Voraussetzungen.

Sexueller Mißbrauch

Der sexuelle Mißbrauch begegnet dem Homöopathen in der Anamnese von Frauen erschreckend häufig. In der Regel findet die Berührung des Mädchens in sexueller Absicht oder die Aufforderung zur Befriedigung eines Mannes vor der Pubertät statt, wenn bei dieser noch kein Verständnis für die sexuellen Inhalte vorliegt. Das mißhandelte Kind bleibt meistens allein mit dieser Erfahrung, verschweigt alles, um niemanden zu schaden. Die Erlebnisse werden quasi „eingekellert", um dann im fortgeschrittenen Alter eine vertrauensvolle Zuwendung gegenüber dem Partner bzw. eine unbelastete, positiv erlebte Sexualität zu verhindern.

Eindrucksvolle Hilfestellungen erlebte ich von folgenden Homöopathika:

Stramonium (Datura)

Das erinnerte Ereignis des sexuellen Mißbrauchs trägt gewalttätige Züge. Schockartige Erlebnisse tauchen in Traumbildern wieder auf; es kann Blut geflossen sein. Das Kind hat vor Angst gebebt und litt unter extremer Angst, wenn es nachts allein war. Die rauhen und mit viel Brutalität verbundenen Erziehungsmethoden haben das Kind gezeichnet. Eine Frau mit derartiger Vergangenheit kann heute nach wie vor die Dunkelheit in langen Gängen oder in Tunneln nicht ertragen und fürchtet sich vor „bösen" (schwarzen) Hunden und Personen.

Mercurius Solubilis

Das Kind ist um seine Kindheit betrogen worden. Als junge Frau leidet sie wiederholt unter der Vorstellung, daß sie sich schuldig gemacht hat. Sie träumt davon, ein Verbrechen begangen zu haben oder angeklagt zu sein, ohne sich davon befreien zu können.

In ihrer weiteren Entwicklung litt sie unter eitrigen Mandelentzündungen, Ohrvereiterungen oder Zahn- und Zahnfleischproblemen. Die Eierstöcke entwickelten Zysten, oder am Muttermund bildeten sich Geschwüre. Spätaborte nach dem 3. Schwangerschaftsmonat kommen vor.

Sepia officinalis

Dieses Homöopathikum, das häufigste Mittel bei der Aufdeckung sexuellen Mißbrauchs, enthüllt oft nur geringfügige Kontakte, die bei dem hochsensiblen Mädchen aber tiefe Spuren hinterließen. Das unbefangene Sepia-Mädchen suchte die Nähe des Vaters, die dieser schamlos ausnutzte. In der Gegenwart von Männern entwickelt diese Frau Ekelgefühle.

Causticum

Die Erfahrung sexuellen Mißbrauchs wird zur Basis eines tiefen Gerechtigkeitsverlangens. Nie wieder könnte sie zulassen, daß in ihrer Nähe Unrecht geschieht. Die Wirklichkeit sieht allerdings oft anders aus, und wenn ohnmächtige Hilflosigkeit aufkommt, erkrankt diese Frau an chronisch rheumatischen Leiden, an Lähmungen (vor lauter Untätigkeit) oder an Blasenproblemen (kann den Urin nicht halten) vor Kummer.

Vipera berus

Die Kreuzotter, das ungeliebte europäische Schlangentier, hilft potenziert, verborgene Mißhandlungen aufzudecken, die aber „erfolgreich" verdrängt worden sind.

X. Sterilität

In den jungen Jahren der Frau, während der Schule oder der Berufsausbildung, gilt häufig die größte Aufmerksamkeit, ja Sorge, der Verhinderung von Schwangerschaften. Nach den ersten Berufsjahren mit dem geeigneten Partner beginnt die Kinderplanung und wird die Verhütung beendet. Nach ein bis zwei Jahren der Kinderlosigkeit führt dann der Weg zur ärztlichen Beratung. Zunächst muß eine organische Ursache ausgeschlossen werden. Dies geschieht zunächst in einfacher Weise durch die tastende Untersuchung des Unterleibs. Von wesentlicher Aussagekraft ist die Beschreibung des Monatszyklus. Unauffällig ist ein 28tägiger Zyklus, der um 2-3 Tage verkürzt oder verlängert sein kann. Einfach, wenig belastend und gut orientierend über die hormonelle Situation der Frau ist die dreimonatige Führung eines Basaltemperatur-Kalenders. Mit ihm läßt sich nachweisen, daß in Zyklusmitte ein Eisprung erfolgt und damit normale hormonelle Verhältnisse vorliegen. Für diesen Zweck besorgt sie sich ein geeignetes Thermometer und eine graphische Kalenderdarstellung in einer Apotheke. Sie mißt einmal täglich

möglichst zur gleichen Stunde (am besten morgens gleich nach dem Erwachen) ihre Körpertemperatur am stets gleichen Ort (Mund oder After) und trägt den Wert in die Kalenderkurve ein. Um den 12. bis 14. Tag wird dann im Normalfall ein Temperaturabfall von 0,3° bis 0,5°C eintreten, anschließend wird die Temperatur um ungefähr 1°C steil ansteigen und als Plateau 8 bis 10 Tage anhalten. Jede Abweichung von diesem Normverlauf sollte im Rahmen einer homöopathischen Begleittherapie bis zur Normalisierung beobachtet werden. Liegen jedoch keine Abweichungen vor, sollte nun zunächst der Mann einen Arzt zu einer Untersuchung seines Spermas aufsuchen. Bringt auch diese Untersuchung keine auffälligen Ergebnisse zutage, ist in einem Gespräch mit dem betreffenden Paar zu klären, ob der Nikotin-, Kaffee- oder Alkoholgenuß eingeschränkt oder beendet werden muß. Ebenso müssen die allgemeinen Lebensbelastungen bzw. eventuelle Streßfaktoren (Beruf, Hausbau, Schlafstörungen, Nachtarbeit) besprochen werden. Die homöopathische Anamnese (Fallaufnahme) jedes Partners dient darüber hinaus der Klärung der individuellen Situation.

Für die Frau können bei unklarem Tastbefund und/oder Zyklusstörungen eine Ultraschalluntersuchung des Unterleibs, eine Bauchspiegelung in Narkose mit Prüfung der Durchgängigkeit der Eileiter und eine Untersuchung der hormonellen Lage durch eine entsprechende Blutanalyse die körperlich-organische Situation klären. Das weitere schulmedizinische Hilfsangebot ist sehr bedenklich. Beispielsweis kann mit Hormonen (Clomiphen^R) ein Eisprung angeregt werden, sofern keine medizinischen Gründe dagegen sprechen. Vor dieser Maßnahme kann jedoch nur gewarnt werden. Häufig wird damit eine Überstimulation der Eierstöcke erreicht, die meisten Sensationsmeldungen über Mehrlingsgeburten gehen auf diese Anwendung zurück. Für eine Frau sind Mehrlingsgeburten jedoch wesentlich belastender und lebensgefährdender. Auch können tumoröse Veränderungen an den Eierstöcken zurückbleiben.

Des weiteren bietet die Schulmedizin noch aufwendigere, belastende und unter ethischen Gesichtspunkten nicht unbedenkliche Manipulationen mit Ei und Sperma in und außerhalb des Frauenleibes an. Wer hieran interessiert ist, muß sich an die entsprechenden Einrichtungen der Universitätskliniken wenden.

Mein Vorschlag geht in eine andere Richtung. Schwangerschaft ist Ausdruck hoher Gesundheit und stellt sich ein, wenn die Frau mit sich und ihrem Partner in Harmonie lebt.

Dann erlebt sie Liebe, Glücksgefühle, Lebensmut und Freude mit sich und ihrer Umgebung. Dieses Ideal ist allerdings heute nicht mehr so häufig anzutreffen, man kann aber versuchen, es mit einfachen therapeutischen Mitteln anzustreben bzw. es zu unterstützen. Es gilt in erster Linie, Bauch und Gefühlswelt, Kopf und Beine, Intellekt und Motorik, Geist und Körper in Einklang zu bringen. Homöopathie und Akupunktur können in geübter Hand hier den gewünschten Ausgleich schaffen. Körper-, insbesondere natürlich Bauchorientierte Massagen mit ganzheitlichem Hintergrund stärken den Bauch. Wegen der heutigen Verarmung in der Gefühlserziehung und der Überbetonung der geistigen und körperlichen Entwicklung gibt es in jeder größeren Stadt umfangreiche Angebote an „Bauch-"orientierten Übungs- und Selbsterfahrungsmöglichkeiten. Diese lassen sich in konzentrierter Weise in der Urlaubszeit oder in der Freizeit unterbringen. Bei Bedarf kann eine Psychotherapie zur Aufdeckung ungeklärter seelischer Hindernisse begonnen werden.

Hält die Sterilität an, stellt sich oft der Wunsch nach Annahme (Adoption) eines Kindes ein. Der Behördenweg kostet allerdings viel Zeit und ermöglicht so das Überdenken dieser Entscheidung. Mit der erfolgreichen Vermittlung und Aufnahme eines Kindes entspannt sich erfahrungsgemäß der bis dahin oft zwanghaft entwickelte Kinderwunsch, so daß dann nicht selten doch noch eine Spontanschwangerschaft eintritt.

Kommen wir nun wieder zu den in diesem Zusammenhang wichtigen Homöopathika:

Aurum metallicum (Gold)

Diese Frau hat es im Leben zu etwas gebracht. Durch Fleiß und harte Arbeit ist sie im Beruf erfolgreich. Nun fehlt ihr nur noch das höchste Glück, ein Kind. Doch dieses will sich nicht einstellen. Erfolgsgewohnt, geht sie planerisch an die „Arbeit", und Gynäkologen mit Spitzenruf belasten sie mit maximaler Therapie, d.h. hormonell und operativ. Zuletzt kann für sie auch die sog. *In-vitro-Fertilisation* in Frage kommen (Befruchtung eines über „Bauchspiegelung" entnommenen Eis im Reagenzglas, das nach einigen Tagen in die Gebärmutter eingebracht wird). Bei der Aurum-Frau ist häufig eine myomatös (*Myom*: med. Bezeichnung für gutartige Muskelgeschwulst) knotige Gebärmutter hinderlich, die zudem ungewöhnlich starke und erschöpfende Periodenblutungen hervorbringt. Bei all ihren Bemühungen, schwanger zu werden, fällt der zunehmende Verlust ihrer Lebensfreude auf, Depressionen ziehen in gefährlicher Weise auf.

Mercurius solubilus

ist das Metall, mit dem bis zum 20. Jahrhundert die Syphilis behandelt wurde. Quecksilber löst Vergiftungsbilder aus, die in frappierender Weise den Krankheitsentwicklungen einer Syphilis ähneln. Eine durchgemachte Syphilis ist heute eher selten und wird antibiotisch rasch beendet. Quecksilberbelastungen selbst sind dagegen heute eher häufiger und können die Eierstöcke und ihre Funktion bis hin zur Sterilität beeinträchtigen.

So kann heutzutage eine Empfindlichkeit für Mercur auf toxischem oder allergischem Wege erworben werden; so z.B. über die industriellen Abwässer, über Belastungen in der Nahrung (Fisch), über Impfungen (Konservierungsstoff) und über das Amalgam der eigenen Zahnfüllungen. Symptome im Mundraum (Zahnfleischbluten, Speichelfluß, übler Mundgeruch) und anderer Schleimhäute (Darm, Magen, Scheide), die allgemein schlechte und gequälte Verfassung (infektanfällig, müde, „nichts bessert sich so richtig") und die „dünne" Haut, das „Nichts-mehr-ertragen-können", lassen an Mercur denken. Selbstverständlich sollte sämtliches Amalgam aus dem Mundraum entfernt und durch Keramik oder Edelmetall ersetzt werden (keine Kunststoffe!) – aber *niemals während* einer Schwangerschaft oder der Stillzeit.

Pulsatilla pratensis

hat die Hormonschwäche in ihrem Arzneibild, die verbunden ist mit unregelmäßigen Periodenabständen und ständig wechselnden Blutungen. Die Periode ist sehr leicht durch Kälte oder Nässe unterdrückbar. Im Gespräch fällt ihre Unsicherheit und Wankelmütigkeit auf. Auf ihr lastet

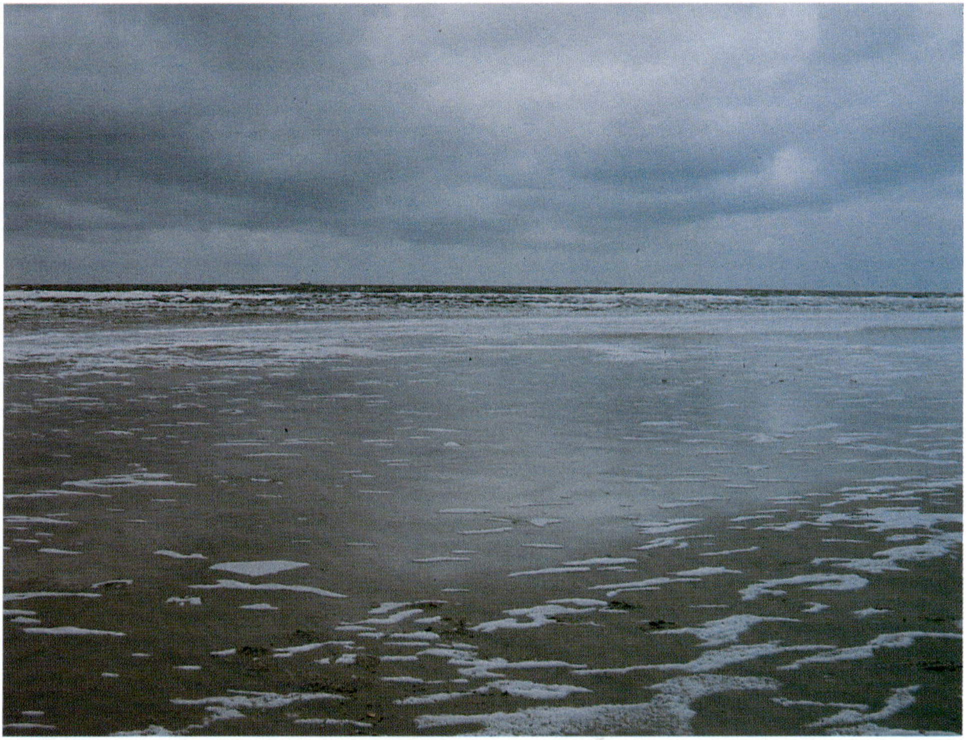

Natrium muriaticum (Meersalz, Salz, Natriumchlorid)

Sepia officinalis (Tintenfisch)

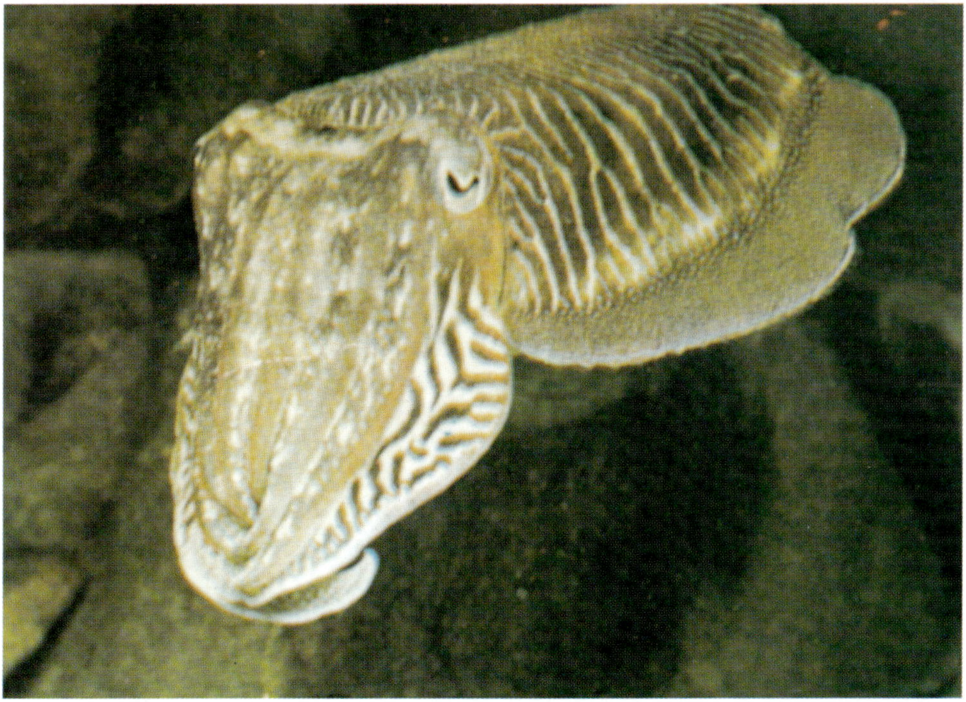

Asarum europäum
(Haselwurz)

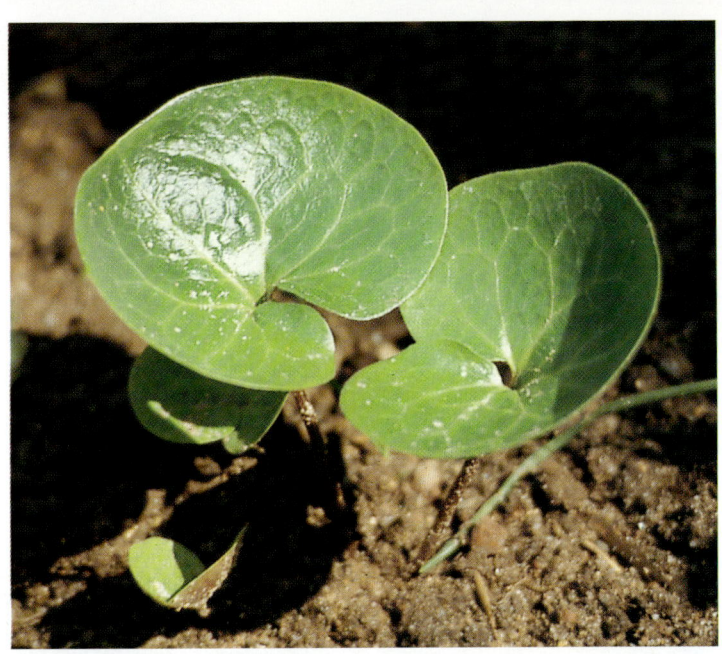

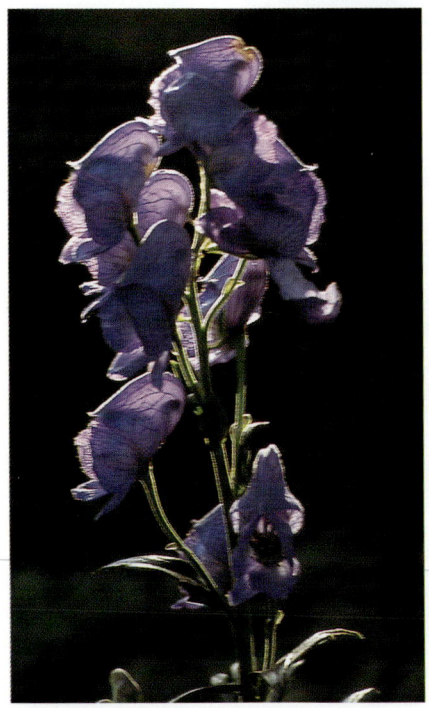

Aconitum napellus
(Eisen- oder Sturmhut)

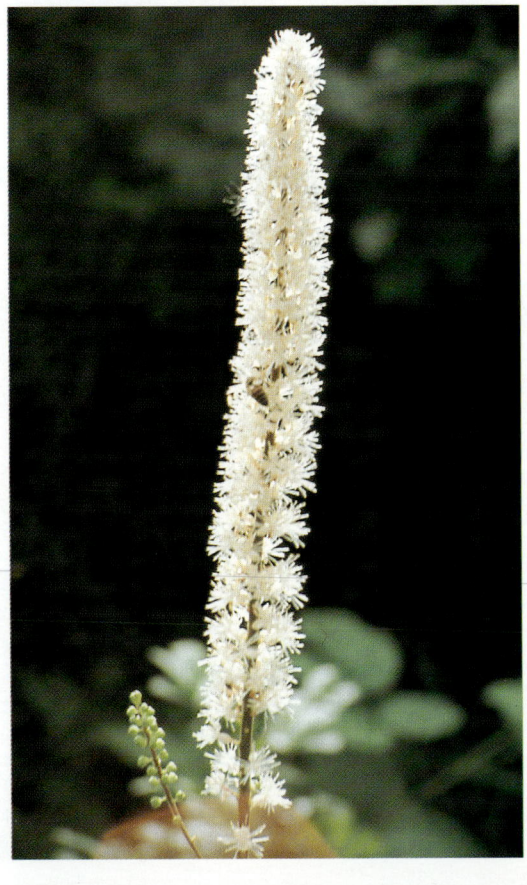

Cimcifuga racemosa
(Wanzenkraut oder Schlangenwurz)

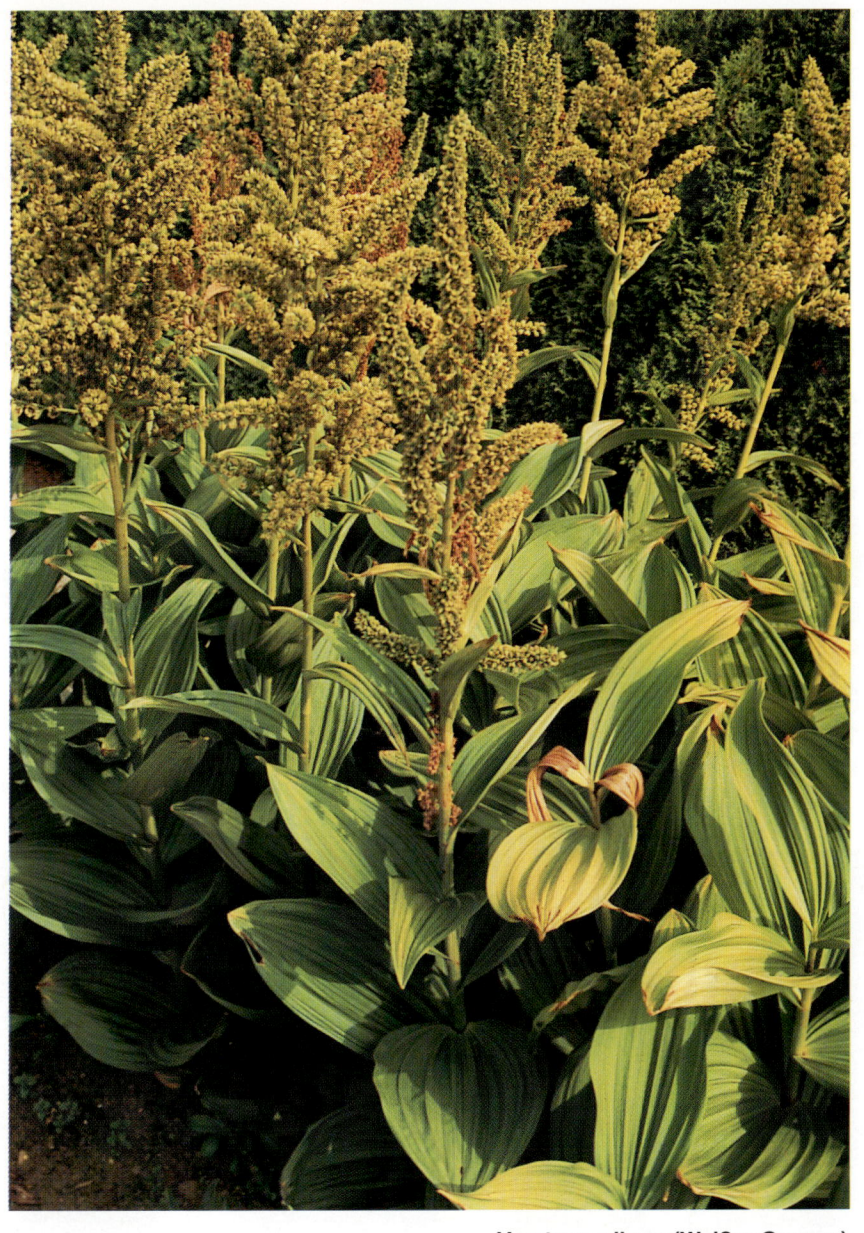

Veratrum album (Weißer Germer)

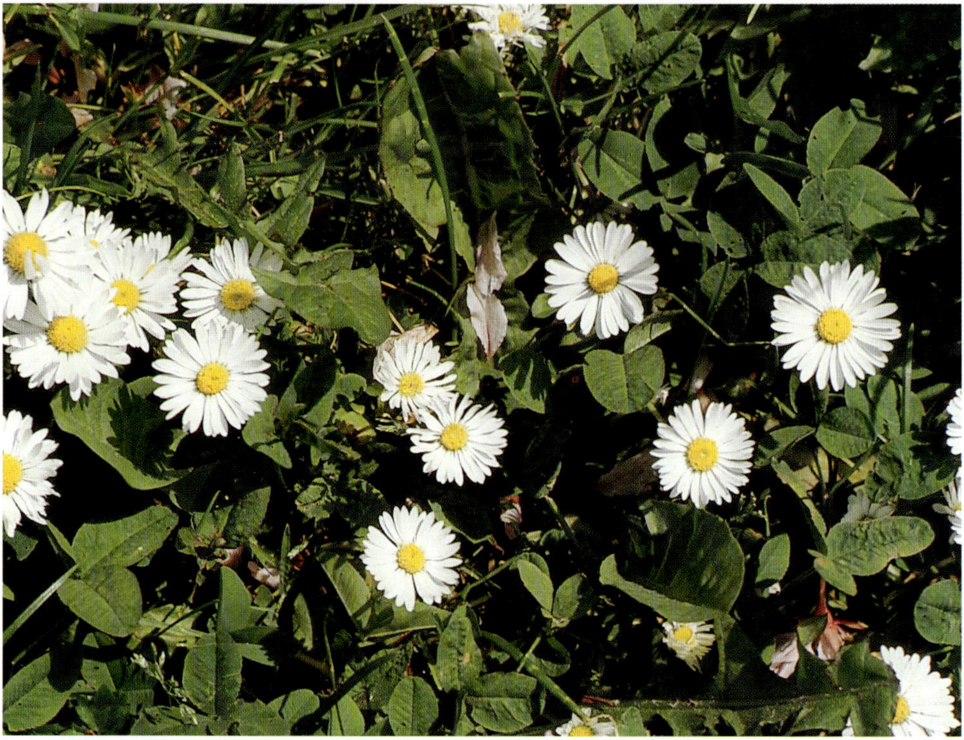

Bellis perennis (Gänseblümchen)

Chamomilla matricaria (Kamille)

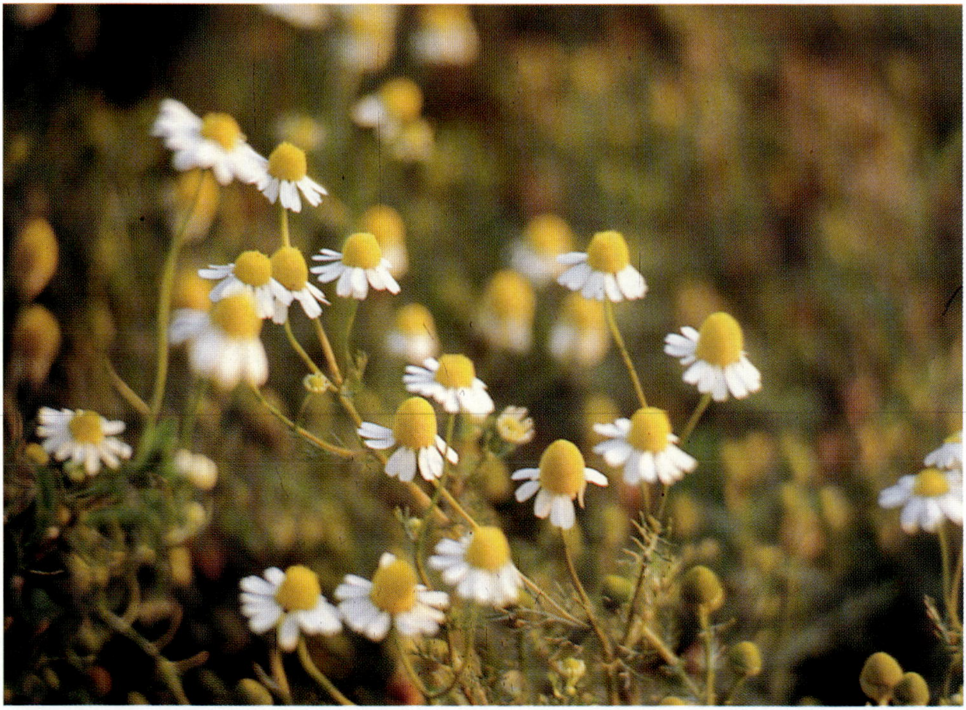

der Erwartungsdruck ihrer Umgebung, schwanger werden zu müssen. Nur dann, so empfindet sie, wird sie erst zu einer vollwertigen Frau. Sie benötigt die Schwangerschaft zur Anerkennung und als Inhalt ihrer Partnerschaft. Je länger das Kind nun auf sich warten läßt, um so nervöser, unsicherer und auch kränker wird sie. Regelmäßige Arztbesuche werden fast alltäglich, ihr Gynäkologe ist häufig ein Mann mit väterlicher Ausstrahlung, der ihr Schutz und Geborgenheit vermittelt. Notwendige Entscheidungen überläßt sie voll und ganz dem Fachmann und läßt (fast) alles mit sich machen.

Sepia officinalis

Die hormonelle Schwäche bei Sepia führt die Sepia-Frau in eine ambivalente Situation: Ihr Empfinden als Frau ist reduziert, ihr „männliches" Handeln dagegen eher betont. Es ist, als bestünde ein Gleichgewicht in ihr zwischen männlichen und weiblichen Hormonen. Einerseits möchte sie Familie und Kinder, aber den Beruf will sie auf keinen Fall aufgeben; es müsse sich also eine Zwischenlösung finden. So schwankt sie in ihrer Entscheidung und erhält keine Unterstützung aus ihrem „Bauch" (Sepia, der Tintenfisch, ein „Kopffüßler" [Cephalopode]). Der Kinderwunsch ist ebenso ambivalent wie ihre Sexualität: Sie sucht Zärtlichkeit, der Coitus könnte aber eher unterbleiben. In vielen Fällen bricht in dieser Phase der Familienplanung ein älteres Drama des sexuellen

Mißbrauchs in ihr auf. Damit ist aber auch die Chance einer psychotherapeutischen Bewältigung dieser Ereignisse gegeben, mit und nach der sich häufig die Erfüllung ihrer Wünsche einstellt.

Natrium muraticum

ist das Salz der Erde, Natriumchlorid. Wir benutzen es als Konservierungsmittel („Pökeln") und zur Geschmacksverbesserung. Ohne Salz ist das Essen und besonders das Brot fade. Salz regt die Speichelabsonderung an und reizt die Geschmacksorgane. Salzig ist das Urmeer, der Ozean, und salzig ist auch unser Blut, der Urin, der Schweiß und die Tränen. Mit Salz strömt das Wasser, da das NaCl-Molekül (Natriumchlorid) gut in Wasser lösbar ist und osmotischen Druck über Wasseranbindung (Hydrationshülle) ausübt. Das tierische Leben, die Urzelle, ist im Urmeer entstanden. Natrium muß *aus* der Zelle verbannt werden, es reichert sich Kalium *in* ihr an, und eine Membran (Kalzium) garantiert die Trennung zwischen innen und außen. Natrium zerstört einerseits Leben und garantiert dieses doch andererseits durch den osmotischen Druck (Blutdruck) im außerzellulären Bereich. Die Niere sorgt für den Erhalt der Natrium-Konstanz, hält energieaufwendig dieses Element zurück und läßt das Kalium widerstandslos passieren. In heutiger Zeit ist der durchschnittliche Bedarf von 1g Natrium am Tage auf das 13- bis 20fache erhöht, da es so preiswert und so leicht verfügbar ist. Das war nicht immer so. Salz war vor dem maschinellen Abbau ein wertvolles Gut, mußte mühsam gewonnen werden und wurde wie Geld gehandelt. Die Wärme der Sonne machte man sich zur Auskristallisation des Meeressalzes in den Salinen zunutze.

Das Leben ist ein ständiges Fließen, das Herz ruht keine Minute. Das Arzneibild von Natrium muriaticum bewegt sich in dieser Spannung zwischen Im-Leben-sein und Erstarrung. Auffällig schlecht wird eintrocknende Hitze und sengende Sonne vertragen, die kühle Sonne und Nähe zum Meer bekommen am besten. Die Trockenheit bedroht diese Frauen ständig. Verstopfung war häufig schon in der Kindheit ein Problem. Die Ausscheidungen der Blase sind spärlich (in der Kindheit kam es eher nachts und unfreiwillig zur Entleerung) und die Haut ist zu trocken, reißt leicht ein und neigt zu Ekzemen. Auch die Tränen kommen zu selten; im Gespräch über ihre Person kann es ihr dann aber doch passieren, was ihr sehr peinlich ist. Dann wird schnell deutlich, daß sie Probleme damit hat, ihre wahren Gefühle zu zeigen. Es gibt in ihr kleine „kristalline Salzinseln", die wie unvergessene emotionale Verletzungen fixiert sind.

In der Kindheit ist sie oft die Älteste und zu vernunftbetont behandelt worden. Es war mehr ihr Geist gefordert, als die eigenen Gefühle zu zeigen. Körperlicher Kontakt war schon für die Eltern schwierig. Selten, daß sich die Eltern vor dem Kind umarmten, nie sah man sie nackt. Die Sprache war das Verständigungsmittel, entwickelte sich aber bei dem introvertierten Kind erst spät. Früh lernte das Kind, keine Gefühle zu zeigen bzw. diese für sich zu behalten. Es hatte aber natürlich eine große Sehnsucht nach Nähe und Umarmung, mußte aber erfahren, daß die Eltern (oder ein Elternteil) diese nicht geben konnten oder wollten. Bestrafung erlebte sie oft mit Entzug der ohnehin schon reduzierten Liebe und Aufmerksamkeit. Besonders belastend wirken sich Schuldzuweisungen eines Elternteils auf das Kind aus, indem ihm vorgeworfen wird, daß man nur seinetwegen den Lebensweg geändert hat, den Beruf aufgeben mußte. Das Kind konnte nur artig sein, Pflichten erfüllen und Rücksicht gegenüber den Eltern ausüben, um seinen Platz in der Familie zu erhalten.

Diese Prägungen behindern die Kontaktaufnahme und Sexualität mit dem späteren Lebenspartner. Zunächst konnte die junge Frau nur wenig für die Beziehung tun, da sie mit viel Vorsicht und Schüchternheit die Aufrichtigkeit und Liebe des Partners prüfen mußte. So manche Enttäuschung zwang sie dazu. Mit der Hochzeit ist ihre Lebensentscheidung gefallen, mit diesem Partner alt zu werden bzw. eine treue Ehefrau zu sein! Häufig ist er aber auch ihr erster Sexualpartner. Sie leidet unter der Angst, im Bett zu versagen, frigide zu sein. Es bedarf deshalb eines hohen Einfühlungsvermögens des Partners. Der Verkehr selbst ist oft durch Kälte und Trockenheit behindert, nach dem Geschlechtsverkehr kann sie dann die Tränen einfach nicht halten. Die Sterilitätsproblematik geht dann häufig mit Ausbleiben des Eisprungs einher. Die Ovarien sind im Ultraschallbild zwar bereit und viele kleine Zysten (polycystische Ovarien) sind erkennbar, doch eine verdickte Oberfläche behindert das Freigeben des Eis. Der Eierstock zeigt sich so „introvertiert" wie die ganze Frau. Ihr Verlangen nach Liebe wie ihre Sehnsucht nach Nähe sind groß, aber sie kann wenig für die Verwirklichung der Liebe tun. Aufgrund negativer Erfahrungen und Enttäuschungen wartet sie ab und läßt den Partner handeln. Nicht selten wendet sie aber ihr Wissen um diese zwischenmenschliche Not beruflich an: in Beratungsstellen, in der Krankenpflege oder in der Psychotherapie. Sie mag sich selbst nicht leiden wegen ihrer Kontaktstörungen und sucht den Grund hierfür in ihrem Aussehen und (oder) in ihrer Vergangenheit. Dann gibt sie den Eltern nachträglich Schuld für ihre Störung.

Mit Natrium muriaticum potenziert kann dann die Bereitschaft zu einer Psychotherapie entstehen. Wieder sucht sie das Gespräch, in diesem Fall nun als therapeutisches Mittel. Dabei würde sie am meisten von Nähe, Wärme, liebevoller Behandlung, von „In-den-Arm-nehmen" profitieren. Das kann eine Psychotherapie heute (noch) nicht leisten, sondern nur der Ehepartner. Aber mit der neuen Entwicklung hin zum sich Öffnen kann bei Erfolg die Trockenheit abklingen, die Verstopfung überwunden werden, die Haut abheilen und das Weinen wieder gelernt werden; dann stellt sich auch eine Schwangerschaft ein.

Borax

ist eine Natrium-Verbindung mit der (Tetra-)Borsäure. Die Borax-Frau leidet unter allgemein gereizten Schleimhäuten. Ihre Absonderungen unterstreichen diesen Reizzustand durch die dickliche Konsistenz, die große Menge und durch Beschwerden, die sich nach Abgehen der Sekrete bessern. Dem Schleim sind Fetzen beigemengt, die von der Ablösung ganzer Schleimhautabschnitte herrühren. Diese treten aus der Nase, mit dem Stuhl oder mit dem Periodenblut hervor. Ausfluß aus der Scheide ist extrem verstärkt und dicklich wie Kleister. Die Frau macht einen leidenden Eindruck, ist eher mager bis mangelernährt und wirkt ängstlich-nervös. Bei Geringfügigkeiten oder plötzlichen Geräuschen schreckt sie auf, tags wie nachts. Sie reagiert sehr empfindlich auf ihre Umgebung und ist ständig in Bewegung. Auffallend ist ihre Angst bei Abwärtsbewegungen im Fahrstuhl, auf Rolltreppen oder im Flugzeug.

Natrium carbonicum

(Natrium bicarbonat (Na_2Co_3) oder auch Soda)

Lange Zeit benutzte man dieses Mittel, um eine Übersäuerung des Magens zu neutralisieren. Der Magen-Darm-Trakt ist bei diesen Frauen häufig krankhaft gestört. Nach dem Essen geht es ihnen wegen Sodbrennens, Völlegefühl, wegen eines

Druckgefühls und Verdauungsschwäche schlecht; die ganze Stimmung ist in Mitleidenschaft gezogen, sofern sie in für sie belastender Gesellschaft speist.

Ihre Schwäche geht mit einer allgemeinen Kälteempfindlichkeit und Empfindlichkeit für zwischenmenschliche Spannungen einher. Sie verträgt keine Aggressivität und bemüht sich, es allen recht zu machen, was bis zur krankhaften Selbstaufgabe gehen kann. Ihrer Umgebung erscheint sie wie die Freundlichkeit in Person. Sie selbst wünschen sich Einsamkeit und Frieden, um die innere Anspannung zu beruhigen. Ihr Gewebe ist schwach, in den Knöcheln knicken sie leicht um. Sie sind sehr fröstelig, leiden aber in der Sonne. In der Anamnese geben sie Sonnensticherkrankungen an.

Lycopodium clavatum,
der Keulenbärlapp (siehe Kap. XXII) gehört ebenfalls in diesen Zusammenhang. Die betonte Rechtsseitigkeit, Trockenheit, morgendliche Übellaunigkeit und das Nachmittags-Tief (16-20 Uhr) fallen auf. Diese Frau geht mit planerischem Ehrgeiz an die Erfüllung ihrer Absichten und kann nicht „verlieren", das verbietet ihr Minderwertigkeitskomplex!

XI. Schwangerschaft

Die Schwangerschaft stellt sich ein, wenn eine Frau im besten Sinne der Definition gesund ist. Sie ist Ausdruck einer intensiven gefühlsmäßigen Erregung, bei der aus einer harmonischen Gemeinsamkeit und Vereinigung neues Leben entsteht. Schwangerschaften stellen sich nicht unbedingt auf Wunsch ein, und sie entstehen, auch wenn dies anatomisch kaum möglich erscheint.

Schwangerschaft ist *keine* Krankheit, sondern gerade das Gegenteil: Bestätigung höchster Gesundheit. Im Verlauf der neunmonatigen Dauer wachsen die Belastungen für die werdende Mutter, so daß (in seltenen Fällen) krankhafte Entwicklungen möglich sind. Um diese auszuschließen, sind regelmäßige Besuche bei einer Hebamme oder in einer Arztpraxis sinnvoll. Eine Schwangerschaft ist ein Wandlungsprozeß für die Frau, in der sie sich zur Mutter entwickelt, und vor diesem Hintergrund sind viele krankhafte Erscheinungen zu verstehen. Auf die Störungen dieses ganzheitlichen Entwicklungsprozesses kann die Homöopathie in geradezu idealer Weise harmonisierend einwirken. Allgemeine Grundsätze der Schwan-gerschaftsbegleitung sind meines Erachtens, daß

– eine Schwangerschaft bewußt erlebt werden kann
– die Frau diese genießen kann
– Fragen der Lebensführung aktualisiert werden (Verzicht auf Nikotin, Alkohol und andere Drogen, ein besonderes Ernährungsbewußtsein)
– auf Medikamente verzichtet wird, wann und wo immer dies möglich ist (strenge Indikation, auch für homöopathische Mittel)
– im Bedarfsfalle zunächst auf die Berufsausübung (Krankschreibung) verzichtet wird, die Schwangere sozusagen „in Kur" geschickt wird bzw. ins Grüne und ans Licht kommt (= ganzheitliche „Magnesiumbedingung"), Verzicht auf die Einnahme von Magnesiumtabletten
– auf Ultraschalluntersuchungen verzichtet wird, vor allem in den ersten 12 Wochen (Organentwicklung!) und allenfalls bei strenger Fragestellung und bedrohlicher Unklarheit zwei Untersuchungen (um die 18. und 36. Woche) überlegt werden. Mehr Untersuchungen sind in den wenigsten Fällen notwendig. Nur bei ca. 10% aller Schwangeren werden durch auffällige krankhafte Veränderungen mehr Überwa-

chungsmaßnahmen und auch Ultraschalluntersuchungen sinnvoll sein. Ich betone dies hier vor dem Hintergrund einer Praxis, bei der heute fast jede Schwangere mehr als zweimal oder sogar bei *jedem* Untersuchungstermin mit Ultraschall untersucht wird. So wird die Betroffene abgelenkt von ihrer Intuition und verliert ihr Selbstvertrauen.

– auf CTG-Untersuchungen (Cardiotokographie/Herzton- und Wehenaufzeichnung) mit gebündeltem, 10fach energetischerem Ultraschallstrahl, der auf das kindliche Herz gerichtet wird, in der ambulanten Schwangerenbetreuung ganz verzichtet wird und er nur noch bei streng begründeten Einzelfällen zur Anwendung kommt. Während der Geburt muß die Anwendung dieser Überwachungsmethode ebenfalls erheblich zurückgenommen werden.

In erster Linie sollte die *Schwangerschaftsüberwachung* die Betonung des biologischen, natürlichen, normalen und unkomplizierten Verlaufs zum Ziel haben. Vorzeitige Wehen und Neigungen zur Frühgeburt fallen durch entprechende Beschwerden bzw. Veränderungen des Untersuchungsbefundes auf und sollten dann individuell gelöst werden.

Bei den *Vorsorgeuntersuchungen* prüfen wir eine Summe von Angaben und Parametern (Gewicht, Blutdruck, Urin, Blutuntersuchungen, Bauchentwicklung, Untersuchungsbefund der Lage des Kindes, Herztöne, Muttermund, subjektive Wahrnehmungen und Veränderungen). Auffällige Veränderungen eines einzelnen Parameters sind oft noch wenig aussagekräftig. Es ist zumeist erst die Summe mehrerer Einzelhinweise, die Gefahren anzeigen und entsprechende Konsequenzen erfordern.

Wurde bis zum Eintritt der Schwangerschaft ein eher ungesunder Lebensstil geführt, so bedeutet diese nun auch eine Zeit des Umlernens. Der oder die Schwangerschaftsbegleiter(in) werden deshalb – neben ihrem medizinischen Sachverstand – auch in ihren psychologischen und pädagogischen Kenntnissen und Fähigkeiten gefordert. Sie sollten sich vor allem durch *positives Denken*, Lebensbejahung und durch mitmenschliche Nähe auszeichnen, also ganz das Gegenteil von rationaler und technisch-apparativer Distanz, die nur dem Untersuchenden helfen soll, seine persönliche Angst und Unsicherheit zu bewältigen.

In der Schwangerschaft darf sich die Frau solange belasten, bis ihr subjektiv und objektiv durch entsprechende Anzeichen Grenzen aufgezeigt werden. Sie darf und soll sogar schwimmen, reiten, joggen, fliegen etc. und ebenso Geschlechtsverkehr haben, alles eben in dem Maße und Umfang, wie sie es verträgt. Erfahrungsgemäß ist das mittlere Schwangerschaftsdrittel das stabilste und bedarf am wenigsten der Einschränkungen. Bei Wohlbefinden, Symptomfreiheit und unauffälligen allgemeinen Untersuchungsergebnissen aus der begleitenden Vorsorge erlege ich zu keiner Zeit dem (Er-)Leben der Schwangeren Beschränkungen auf.

Die beste Unterstützung erfährt

die Schwangere, wenn sie in allen Belangen des täglichen Lebens auf *Ausgewogenheit* und *biologischen Rhythmus* achtet. In Fragen der angemessenen Ernährung gilt es auf Qualität (Form des Anbaus, chemische Belastung, Bestrahlung usw.) und Quantität zu achten. Die subjektiven Bedürfnisse, wenn sie nicht von psychischer Not geprägt sind (z.B. Süßigkeiten oder andere „abartige" Gelüste), zeigen in der Regel den aktuellen Bedarf an. Vollkorn, Gemüse und Obst stellen die Ernährungsgrundlage dar. Je nach subjektivem Verlangen kann diese durch Eier, Milchprodukte, Fleisch und Fisch ergänzt werden. Eine gesunde Vegetarierin kann also ihre gewohnte Kost beibehalten, ohne deshalb Mangel erleiden zu müssen. Eine ausschließlich nach „ideologischen" Gesichtspunkten konzipierte Ernährungsweise sollte allerdings immer Anlaß für eine besonders kritische Überwachung und Begleitung sein.

Andere Störfaktoren in der Ernährung ergeben sich schnell aus den Bedingungen des modernen Lebens. Dazu gehört, wegen zu großer Hektik und Eile auf die notwendigen Besorgungen sowie auf die gründliche Zubereitung einer ausgewogenen Kost zu verzichten und nicht in Ruhe zu essen. Grundsätzlich kann man heute feststellen, daß die meisten Probleme in der Schwangerschaft durch Eile, Hektik, Berufsstreß, Lärm und Streit ausgelöst werden. Vor diesem Hintergrund sollte die Schwangerschaft auch dazu genutzt werden, daß die Frau endlich einmal wieder zu Ruhe und Besinnung kommt!

Die Speisenauswahl der Schwangeren zeigt auch ihre aktuellen Bedürfnisse an. Als Richtschnur sollte gelten, die Aufnahme von Eiweiß deutlich zu steigern und – je nach Neigung – in Form von Fleisch, Fisch, Milch, Milchprodukten, Eiern, Käse und/oder Hülsenfrüchten, Sojamilchprodukten, Vollkorn und Naturreis täglich zu sich zu nehmen. Gemüse und Obst sind ideale Ergänzungen. An Salz braucht nicht gespart werden, sofern keine entsprechende Überempfindlichkeit oder Unverträglichkeit vorliegen.

Verzichten sollte eine Schwangere auf Zucker, Weißmehlprodukte, auf Fast-Food und Fettgebackenes, auf Limonaden und ganz besonders auf Kaffee.

Die Schwangere sollte sich dann rechtzeitig nach einer Hebamme umsehen, der sie sich anvertrauen möchte. So kann in aller Ruhe und Ausführlichkeit die Geburt besprochen werden und der Ort der Geburt festgelegt werden. Sie kann dabei wählen zwischen Krankenhaus, Belegabteilung, ambulanter Geburt, Geburtshaus oder auch Hausgeburt. Letztere wäre der natürlichste Ort, das Krankenhaus der unnatürlichste. Sie sollte alles vorher besichtigen, die Angestellten befragen und genau hören, wie stark man bereit ist, ihren Wünschen zu entsprechen. Bei allen öffentlichen Geburtseinrichtungen kann sie sich mit einigen wenigen und einfachen Informationen selbst ein Bild von der menschlichen Qualität der dortigen Geburtshilfe machen, unabhängig und jenseits der „Schönfärberei" bei den Kreißsaalführungen und Vorgesprächen.

So sollte gefragt werden

- nach der Häufigkeit von Kaiserschnitten (Sectiofrequenz). Alles über 20% ist heutzutage indiskutabel, unter 10% wünschenswert und gut; 10-15% sind vertretbar, 15-20% bereits kritisch überhöht. Ein Kaiserschnitt ist unzweifelhaft mit höheren Risiken für die Mutter verbunden und für das Kind unphysiologisch, sofern es älter als 37 Schwangerschaftswochen ist. Für Frühgeburten (vor der 34.-36. Woche) ist der Kaiserschnitt die schonendste Geburtsform.

- nach der Häufigkeit von Saugglocken oder Zangenentbindungen. Die normale Quote liegt bei 5% und ist ein Maß für die Geduld der Geburtshelfer, den normalen Geburtsvorgang abzuwarten.

- nach der Häufigkeit künstlicher Geburtseinleitungen (Blasensprengung, Wehentropf, Prostaglandingeleinlage vor den Muttermund). Sie haben in den seltensten Fällen überhaupt eine Berechtigung (erst wenn die Fruchtblase über 24 Stunden spontan offen ist). „Künstliche" Wehen sind unerträglich schmerzhaft, gefährden das Kind zu einem früheren Zeitpunkt und fordern häufiger operative Geburtsbeendigungen aus Notlagen. Man „macht dies" mit der Frau, und sie hat sich zu fügen – ein Hinweis für eine technisch-rationale, angstbesetzte Geburtshilfe.

- nach der Häufigkeit von PDA (Periduralanästhesie). Im Volksmund auch „Rückenmarkspritze" genannt, durch die eine totale Betäubung und damit Schmerzausschaltung vom Oberbauch abwärts herbeigeführt wird. Diese Maßnahme spiegelt eine Einstellung zur Geburtshilfe wieder, nach der die Frau als klagendes Individuum ausgeschaltet und die Geburt aktiv gesteuert wird, wodurch ihr das Geburtserlebnis geraubt wird

- nach der Häufigkeit des Einsatzes von Drogen. Opiate (z.B. DolantinR) sollten gar nicht mehr gegeben werden. Es gibt genügend alternative Therapieverfahren (Akupunktur, Homöopathie, psychische Unterstützung u.a.), um Schmerzen zu beeinflussen, damit die Wehen geburtsfördernd wirksam werden.

- nach der Häufigkeit der Episiotomie (Scheiden-Dammschnitt, um den Durch- bzw. Austritt des Kopfes des Kindes zu erleichtern). Den Schutz von Scheidenausgang und Damm führt fachgerecht die Hebamme aus, die aber nur selten (unter 5%) diesen Schnitt benötigt. Hohe Episiotomiehäufigkeiten zeigen an, daß die Hebamme in ihrer Arbeit behindert wird. Die Hebamme ist aber der Garant für die Bedürfnisse der Frau und des Kindes.

- nach alternativen Methoden der Wehenbegleitung (Homöopathie, Akupunktur, Aromen, Badewanne, Positionen etc.)

Dieses Zahlenmaterial liegt für jede geburtshilfliche Abteilung vor. Für die Geburt selbst sind keine besonderen Möbelstücke, Ausstattungs- oder Einrichtungsgegenstände notwendig. In der heutigen Zeit rückläufiger Geburtenzahlen und wachsender Konkurrenz bemühen sich „moderne" Kliniken mit „Blendwerk" (im Anstreichen der Wände, Gardinen, neue Kreissaalbetten, sanfte Bildmotive, Musik etc.) um die Gunst der Frau. Die Geburtshilfe ändert sich dabei nicht unbedingt. So erfreulich ein gewisser erster Stimmungsumschwung hin zur Humanisierung sein mag, eine Garantie dafür ist allein damit keinesfalls gegeben. Aufschlußreicher sind da schon die Fragen nach der nachgeburtlichen Betreuung:

– Läßt man das Kind in der ersten Stunde ungestört bei der Mutter (Messen, Wiegen, Waschen und Umziehen sind verschiebbar, Erstkontakt und Stillen *nicht!*)?
– Verbleibt das Kind im Wochenbett voll und ganz bei der Mutter?
– Wird strikt darauf geachtet, daß dem Kind *nichts* zugefüttert wird – auch kein Tee (!) –, um das Stillen im Sinne größtmöglichen Wohlergehens des Kindes absolut zu fördern?
– Ist garantiert, daß mit Verlegung des Kindes in eine Kinderklinik dort die Mutter mit aufgenommen werden kann?

Magnesium carbonicum

Seit einigen Jahren sind Verordnungen von Magnesiumtabletten in der Schwangerschaft an die erste Stelle gerückt. Dieser Trend ist ebenso in anderen Bereichen der Medizin zu beobachten, wenn es darum geht, Störungen im unbewußten (vegetativen) Nervensystem (Schmerzen, Nervosität, Unruhe, Schlafstörungen

etc.) anzugehen. Warum diese Verordnung so häufig erfolgt, wie armselig die Rezeptur inhaltlich ist und was es mit der Magnesium-Verordnung eigentlich auf sich hat, will ich hier versuchen zu erklären:

Das Leichtmetall Magnesium ist das achthäufigste Element auf unserem Planeten. Es ist chemisch sehr reaktionsfreudig und in der Technik wegen seines geringen Gewichts für Legierungen sehr geschätzt (Flug- und Raumfahrzeuge). Für die Pflanzenwelt ist es unentbehrlich als zentrales Element im Chlorophyll. Hier ermöglicht Magnesium eine in der Natur einzigartige photochemische Reaktion: die Photosynthese. Eine künstliche Nachahmung dieser Reaktion im Labor ist heute noch nicht möglich. Für diese Entdeckung ist sicher ein Nobelpreis reserviert, denn viele Energieprobleme der Menschheit wären dann umweltfreundlichst gelöst.

Magnesium vermittelt die Gewinnung von Stärke, Zucker und Luftsauerstoff aus den Grundelementen Kohlendioxid und Wasser. Die entscheidende Magnesiumleistung liegt nun in der Ausnutzung und Umwandlung der Energiequelle Sonnenlicht in die stoffliche Quantität und Qualität Stärke und Blattgrün (*Materialisierung* von Licht!) Alle diese Qualitäten und Quantitäten hat der heutige Mensch bitter nötig: den Sauerstoff, die grüne Pflanze, das Sonnenlicht und den Vermittler Magnesium. Allein die Quantität an Magnesium zu betrachten genügt aber nicht. Wenn eine Pflanze kein Sonnenlicht erhält, wird sie gelb-braun und geht ein. Wenn ihr Magnesiumgehalt sinkt, geschieht das gleiche in einem langsamen Prozeß des Absterbens (z.B. das Waldsterben u.a. durch Magnesiumverarmung infolge sauren Regens [= „Streß der Natur"]).

In der Entwicklungsreihe von der ersten Zellteilung einfachsten Lebens bis zum Menschen ist das Magnesium zu besonderen Funktionen im Menschen gelangt. Zunächst enthält ein 70 kg schwerer Mensch 24 g Magnesium (zum Vergleich: 1000 g Kalzium, 140 g Kalium, 110 g Natrium und 4,2 g Eisen), dieses befindet sich zu 99% in der Zelle (gelöst oder an Eiweiß gebunden). Es ist für den Stoffwechsel von Bedeutung, da ca. 300 Enzyme Magnesium benötigen. Seine Hauptaufgaben liegen in der Energiegewinnung, im Abwehrsystem, im Zuckerstoffwechsel und diversen weiteren Stoffwechselvorgängen. Die Stabilität einer Zelle nach außen hin ist magnesiumabhängig, so daß eine geordnete Nervenerregung, die Stabilität des Herzrhythmus, die geordnete Arbeit von Leber und Darm und vieles mehr auf ausreichende Stützung durch Magnesium angewiesen sind.

Der Magnesiumbedarf Schwangerer und Kinder ist deutlich erhöht, sonst drohen viele Entwicklungsstörungen. Die natürliche Quelle hierfür sind zunächst die Nahrungsmittel oder besser gesagt: die *Lebens*mittel; in erster Linie sind dies die Pflanzen mit ihrem Chlorophyll- und Magnesiumgehalt. Besonders magnesiumreich sind Nüsse, Vollkorn, Mais, Hülsenfrüchte und ungeschälter Reis. Wenig Magnesium enthält die „ungesunde Ernährung"

mit tierischen Fetten, Öle, Zuckerwaren und coffeinhaltige Getränke. Andererseits verarmen traditionell magnesiumreiche Pflanzen durch intensiven Landbau, aber auch durch umweltbedingte Übersäuerung der Böden als Folgeerscheinung der heutigen Emissionen. Die Pflanze gedeiht heute unter zunehmenden *Streß*belastungen (Auto und Industrie), und dem Menschen geht es dabei natürlich nicht anders.

Besonders schlecht steht es heute um den Stadtmenschen, der neben Lichtmangel, Übersäuerung von Gemüt und Körper durch Kaffee, Fleisch, Fast-Food-Nahrung und Süßwaren zusätzlich mit Straßenlärm, Medienüberreizung, Bürostreß und Familienisolation sowie mit Betongrau leben muß. Angesichts dieser Situation liegt es auf der Hand, daß eine substantielle Magnesiumzufuhr notwendig wird. Es wird dabei allerdings geflissentlich mißachtet, daß gerade die Qualität, die Magnesium auszeichnet, insbesondere für die schwangere Frau notwendigerweise verordnet werden muß: Ins Sonnenlicht zu gehen, ins „Grüne" zu fahren und bewußt „das Grüne", das ungestreßte pflanzliche Lebensmittel zum Wohle ihres Gedeihens aufzunehmen. Nicht umsonst sagen wir von einer Schwangeren, sie sei „guter Hoffnung", und „Grün" bezeichnen wir als Farbe der Hoffnung.

So betrachtet, ist das Magnesiumverständnis unserer Mediziner wie auch der Zustand vieler ihrer Patienten „unterbelichtet". Magnesium selbst übertrifft bei seiner Verbrennung in seiner Leuchtkraft gar das Tageslicht (!), weshalb es auch das

„Lichtmetall" heißt. Es wird also Zeit, daß Quantität und Qualität gleichgewichtig betrachtet werden, daß Nahrungsmittel je nach biologischer Wertigkeit zu Lebensmitteln werden, und zu erkennen, daß das Magnesiumproblem und die quantifizierende, messende, wägende Medizin die qualitative Dimension der Ganzheit (Körper-Seele-Geist-Betrachtung) benötigen, um den realen Lebensvorgängen gerecht zu werden.

Welche Hinweise gibt uns nun das homöopathische Magnesium-Bild, das wir aus der Arzneiprüfung und Anwendung gewonnen haben? Wir verwenden verschiedene Magnesiumsalze, häufig aber das *Magnesium carbonicum* (Magnesit und im Dolomit).

Es fällt auf, daß Magnesiumprüfer am meisten träumen, daß im Dunkel und über Nacht ein „Licht" angeht und Bilder auftauchen. Die Traumthemen belegen das Grundthema von Magnesium; geträumt wird von Festen, von Feiern, von Hochzeit, vom Tanzen, von Lotterie – zusammengefaßt: vom Lebensglück. In ihrem Alltag jedoch belastet sie das Gegenteil: Geldsorgen, gestörte Familienverhältnisse, Arbeitsbelastungen, gestörte Nachtruhe. Diesen Menschen fehlt der Platz an der Sonne, im Licht. Ihnen fehlt das (Lebens-) Glück. Die Einbindung in Produktionsprozesse, in den Sog einer Großstadt, verführt zu der Illusion, daß man mit Geld Glück kaufen oder besitzen könnte. Die tatsächlichen Strapazen überreizen und übersäuern und machen den modernen westlichen Menschen gefügig für die Traumwelt der Medien und der Werbung.

Charakteristische Symptome in Ähnlichkeit zum Magnesium-Arzneibild sind in der Schwangerschaft:
– das Verlangen nach Fleisch, Kaffee und die Abneigung von Gemüse
– Milch wird nicht vertragen
– die Schwangere hat die konkrete Angst, sie habe zu wenig Vitamine für ihr Kind
– der Schwangeren fehlt das Glücksgefühl in der Schwangerschaft
– die 2. Nachthälfte ist gestört (ab 3.00 Uhr), Muskelkrämpfe der Waden und saures Aufstoßen
– Überreizung, Mißmut und hypochondrische Angst vor Krankheiten, empfindlich für geringfügige Störungen
– Gesichtsschmerzen, Schmerzen an den Weisheitszähnen, besonders nachts
– Rückenschmerzen im Lendenwirbelbereich, die sich tagsüber und durch Umhergehen bessern.

Jede routinemäßige Arzneiverordnung, insbesondere eine Daueranwendung von Medikamenten, gar noch in der Schwangerschaft, sollte höchste Skepsis und die Frage nach ihrem Sinn oder Unsinn auslösen. Heutige Empfehlungen können der Unsinn von morgen sein, Beispiele dafür gibt es zu Genüge. Wer Schwangerschaften betreut und anschließend die Kinder in ihrer Entwicklung begleitet – was heute bezeichnenderweise fachärztlich getrennt wird! – kann eher die Zusammenhänge von Störungen der Kinder und der jeweils damit vorausgehenden Schwangerschaft ihrer Mutter erkennen. Homöopathen haben darüber hinaus Möglichkeiten, über die Symptombeziehungen zu Arzneien, wie z.B. dem Magnesium, plausible Auswirkungen zu verfolgen.

Auffällig häufig taucht gegenwärtig das Krankheitsbild der „Cardiainsuffizienz" bei Säuglingen auf. Hierbei wird eine Mageneingangsschwäche diagnostiziert, die nach Fütterung des Kindes in horizontaler Lage ein Zurücklaufen des Mageninhaltes in die Gegenrichtung, also in Richtung der Speiseröhre bedingen soll. Dies führt zu Unruhe, Schlafstörungen, häufigem Schreien, saurem Speiseerbrechen und insgesamt zu einer schwer belasteten Mutter-Kind- und Familienbeziehung. Erstaunlich häufig werden hier Magnesiumverbindungen potenziert helfen, so als hätte das Kind über die Mutter in der Schwangerschaft eine Magnesiumempfindlichkeit erworben. Die erste schulmedizinische Magnesium-Verordnung erfährt die Schwangere mit Auftreten von Wadenkrämpfen im mittleren Schwangerschaftsdrittel. Wenn eine Magnesium-Einnahme erfolgen sollte, so würde ich diese immer zeitlich auf maximal 14 Tage begrenzen, um das Krankheitsereignis selbst für alternative Lösungen zum Anlaß zu nehmen.

Grundsätzlich sollte niemals übersehen werden, daß eine Schwangerschaft eine intrazelluläre Verdichtung und Belastung mit sich bringt und die Gesamtheit aller intrazellulären Mineralien gefragt ist: Neben Magnesium sind dies insbesondere Kalium und Zink in harmonischer Gemeinsamkeit und nach jeweiliger Bedürftigkeit. Die Ergänzung (Substitution) fehlender Mineralien sollte biologischen Grundsätzen entsprechen und bevorzugt über die Nahrung ausgeglichen werden (z.B. über Vollkorn und Nüsse).

Übelkeit und Erbrechen

Da sich hinter diesen Symptomen zunächst keine Magenstörung (Erkennungszeichen: *weiß* belegte Zunge!) verbirgt, können psychische Ursachen vermutet werden. Es liegt nahe, die Störung in der Akzeptanz der Schwangerschaft selbst zu suchen. Zur homöopathischen Mittelfindung konzentrieren wir unsere Aufmerksamkeit auf die individuelle Ausdrucksform des Leidens (Wann? Durch was ausgelöst? Durch was gebessert oder verschlechtert?) sowie auf die Besonderheiten der Person insgesamt. Die Mittelfindung wird allerdings durch die Tatsache erschwert, daß fast jedes homöopathische Arzneimittel Übelkeit und Erbrechen in seinem Arzneibild aufweist. Wir haben daher auf außergewöhnliche Symptome zu achten. Hilfreich kann dabei sein, daß die Sinnesorgane häufig übersensibel, oft sogar überreizt sind und dies die richtige Auswahl der Arznei ermöglicht.

Übelkeit, ausgelöst durch den Geruch:
– von Fett: *Aletris farinosa, Pulsatilla*
– von Kaffee: *Sulfuricum acidum, Argentum nitricum*

- von Benzin: *Symphoricarpus racemosa, Petroleum*
- von Speisen: *Colchicum, Arsenicum album, Digitalis, Eupatorium perfoliativum, Ipecacuanha, Phosphoricum-acidum, Sepia, Thuja*
- des eigenen Körpers: *Sulfur*
- von Fleisch: *Colchicum*
- von Fisch: *Colchicum*
- von Eiern: *Colchicum*
- von Tabak: *Phosphor, Ignatia*
- von Blumen: *Phosphor*
- von Parfum: *Phosphor*
- von Milch: *Lac defloratum, Sepia*
- von gekochten Speisen: *Colchicum, Arsen, Sepia*

Ipecacuanha

Die Arznei: ein brasilianischer Busch, aus dessen Wurzel die Arznei potenziert wird; durch Wirkung auf den Vagus löst sie zentral-nervöses Erbrechen aus.
Zentrales Symptom: Ganzheitlich übel, durch nichts beeinflußbar! Seelisch bedingte Übelkeit und Launenhaftigkeit

Leitsymptome:
- Zunge rein und sauber bei permanenter Übelkeit
- Übelkeit wird durch nichts gebessert, auch nicht durch Erbrechen
- übelaussehend – blaß und niedriger Blutdruck
- Schmerzen im Nabelbereich oder im Oberbauch von links nach rechts

Modalitäten
< Bewegung, Kälte

Anwendung:
Typisches Mittel bei einer Früh-

schwangerschaft mit vegetativer Labilität, Frostigkeit, starkem Speichelfluß, Durstlosigkeit und sich nicht besserndem Brechwürgen, ruhelos und Schwächeanfälle.

Nux moschata

Die Arznei: Die Muskatnuß, bekannt als Gewürz aus dem Fernen Osten (Ceylon)
Zentrales Symptom: Durch Schwangerschaft wird alles verschlechtert!

Leitsymptome:
- Trockenheit aller Schleimhäute
- neigt leicht zur Ohnmacht
- Beschwerden verursachen Schläfrigkeit
- Benommenheit, alles ist wie im Traum
- nach jeder Speise Blähungen!
- kalt und frostig und kann nicht schwitzen.

Modalitäten:
< Kälte, seit Beginn der Schwangerschaft
< Nässe, Zugluft
> Wärme und Einhüllen

Anwendung:
- Für empfindsame bis hysterische Frauen mit *Angst vor Fehlgeburt.*
- Bei *Magen-Darmstörungen:* Bei Völlegefühl im Magen bereits nach kleinen Mahlzeiten, Übelkeit und Erbrechen durch *kalte* Speisen, durch Aufregungen. Verlangen nach gewürzten Speisen.
- Atembeklemmung durch Bauchdruck
- Ohnmacht bei Stuhlgang und/oder beim Erbrechen

– lähmungsartige Verstopfung bei weichem Stuhl

Colchicum autumnale

Die Arznei: Die Herbstzeitlose, blüht im Herbst und trägt Früchte im Frühjahr; Mittel gegen Gichtanfall.
Zentrale Symptome: extreme Empfindlichkeit für Essensgerüche mit Überreaktion

Leitsymptome:
– Ekel vor Speisen und Gerüchen!
– Ohnmacht durch Speisengerüche
– beständig Schweißbildung
– Zunge gelb bis gelbbraun belegt
– Symptome schon allein beim Denken an bestimmte Speisen (Ei, Fleisch, Fisch)

Modalitäten:
< Bewegung, Berührung, Aufregung
< Wetterwechsel, Sommerhitze
< Licht und Geräusche
> Wärme und Ruhe
> nach Entleerung

Anwendung:
– Brechwürgen bei Ekel vor Nahrung, Verlangen nach Kaffee und Senf!
– sehr durstig, sehr empfindlich gegenüber schlechten Angewohnheiten beim Essen (Räuspern, Nasenschleim hochziehen, mangelnde Tischmanieren).

Asarum europäum

Die Arznei: Haselwurz, heimisch in Europa, wächst unter Haselnußbüschen.

Zentrale Symptome: geräuschüberempfindlich, hat sich geistig überfordert.
Leitsymptome:
– zwanghaft zappelige Finger
– Gefühl zu schweben, der Schwerelosigkeit
– sauer-bitterer Mundgeschmack
– Kälteschauer durch Geräusche und Gefühlserregungen
– Zunge sauber und viel Speichelfluß, durstig auf kalte Getränke
– Verlangen nach Obst, Gemüse und *Nüssen*

Modalitäten:
< Kälte, geistige Anstrengung (allgemein)
> lokale Kälte (z.B. Gesicht kalt waschen)
> liegen und ruhen

Anwendung:
– Übelkeit und Brechwürgen (mit Angstgefühlen) durch Geräusche, durch geistige Arbeit

Nicotiana tabacum

Die Arznei: Der Tabak, bekannteste Gesellschaftsdroge. Denken Sie bezüglich der Symptome an Ihren ersten Rauchversuch!
Zentrales Symptom: Sterbensübel und sehr elend

Leitsymptome:
– Erbrechen durch geringste Bewegung, auch bei Passivbewegung (Seekrankheit)
– Eiseskälte, Blässe, kaltschweißig und Verlangen nach Kühle
– Speichelfluß und absolut durstlos

– gleichgültig gegenüber dem Leben
– plötzlich kollapsige Anfälle mit Herzenge und Herzklopfen

Modalitäten:
< geringste Bewegung, Hitze, Tabakgenuß
> Augenschließen, Ruhe, Abdecken, Kühle
> im Freien

Anwendung:
– Für schwere Formen von Schwangerschaftserbrechen (Hyperemesis)
– bei schweren, akuten organischen Entgleisungen (Nierenkolik, Herzinfarkt, wenn das Bild übereinstimmt).

Nux vomica

– Übelkeit frühmorgens im Bett. Diese nimmt nach dem Aufstehen und durch Essen zu. Nur Liegen und Wärme bzw. Entspannung bessern. Sehr heftiges Erbrechen kann folgen, bisweilen allein schon durch Räuspern ausgelöst und oft von Herzklopfen begleitet!
– Diese Frau leidet unter Berufsbelastung und Streß. Sie sollte in jedem Falle sofort auf Kaffee verzichten. Die darauffolgende Müdigkeit hilft ihr, Bettruhe zu halten, bis sie mit Nux vomica zur Ruhe und Ausgeglichenheit kommt.
– Ihre Umgebung beklagt sich sehr über ihre Gereiztheit und ihre geringe Geduld, sich auf etwas einzulassen und mit aller Ruhe mitzumachen. Genau das ist aber ihr Problem: durch die Überbelastung, Überforderung oder Überreizung während des Tages kommt sie nicht mehr zur Ruhe und Entspannung.

Bei jeder Kleinigkeit zeigt sie Überreaktionen nach außen, aber auch nach innen. Ein geringfügiger Kältereiz läßt sie krank werden. Ein Stichgefühl im Bauch wird hypochondrisch zu einer bedrohlichen Angelegenheit.

Sepia officinalis

Die Sepia-Frau leidet ebenfalls unter Morgenübelkeit, aber ihre Beschwerden bessern sich durch intensive Beschäftigung, so daß z.B. fortwährendes Essen hilft. Frühstückt sie nicht schon im Bett, so kann es morgens zu heftigem Galleerbrechen kommen.
– Sie bevorzugt vor allem saure Speisen.
– Mit den Gerüchen ihrer Küche sowie den Körpergerüchen ihres Mannes hat sie ihre Probleme. Sie schützt sich so vor Küchenarbeit und Sexualität, zieht sich am liebsten zurück oder verdrängt ihr Leiden durch berufliche Überaktivität.

Veratrum album

Die Arznei: der weiße Germer, ein Staudengewächs aus der Familie der Liliengewächse. Hahnemann schrieb seine Doktorarbeit über ihre Wirkung bei der Cholera.
Zentrales Symptom: vegetative Labilität

Leitsymptome:
– akuter Kollaps mit Erbrechen und Durchfall zeitgleich.

- Eiseskälte der Haut und Kältegefühl
- restloses Beschäftigtsein mit bisweilen sinnlosen Tätigkeiten aus Unruhe

Modalitäten:
- Verlangt zu liegen und nach Wärme
- sehr durstig und Verlangen nach Saurem, Salzigem und Eiskaltem
- schlechter durch Aufrichten, Stehen, Kälte

Anwendung:
- Bei Übelkeit und Erbrechen; verzweifelt, fühlt sich eiskalt und heftiges Würgen.
- Sie muß unbedingt liegen. Bisweilen heißes Gefühl im Magen, worauf Eiskaltes verlangt wird, was wieder zu Erbrechen führt.
- Ohnmacht nach Stuhlgang.

Arsenicum album

Im Zentrum der Beschwerden stehen Schwäche, Erschöpfung und „tödliche" Übelkeit. Alles wird erbrochen. Ihr Allgemeinzustand wird kritisch, Neigung zum Kollabieren behindert jede Aktivität. Nachts treten Ängste und Unruhe auf. Sie fürchtet sich vor der Dunkelheit und will in Gesellschaft sein. Sie macht sich sehr viele ängstliche Sorgen um das Leben des Kindes, sucht Sicherheit und perfekte medizinische Versorgung.

Sodbrennen

Mit „Sodbrennen" werden die Brennbeschwerden in der Speiseröhre durch aufsteigende Magensäure bezeichnet. Mit der zunehmenden Verdrängung der Bauchorgane durch die Gebärmutter entsteht nach oben gerichteter Druck auf den Magen. Dieser kann nur noch kleinere Speisemengen symptomfrei verarbeiten. Die ebenfalls größer werdende seelische Labilität der Schwangeren läßt sie einen insgesamt empfindlicheren Magen bekommen, der nun leichter zu Reizungen neigt und verkrampft, so daß Magensäure aufsteigt.

Häufige schulmedizinische Verordnungen bestehen dann in Magnesium-Aluminium-Verbindungen.

Eine erste sinnvolle *biologische Hilfestellung* sind von der Schale (im Wasserbad) befreite, süße Mandeln: Bei Bedarf 10 Mandeln feinzerkaut schlucken und dies 3-5 mal pro Tag wiederholen. Die Mandeln eignen sich vorzüglich als begleitende Maßnahme bei allgemeinen vegetativen Schwangerschaftsstörungen (Muskelkrämpfe, vorzeitige Wehen, Schlafstörungen).

Die Schwangere sollte auf Kaffee, Süßigkeiten und übermäßigen Fleischkonsum verzichten, für ausreichend Schlaf und Entspannung sorgen und sich Zeit für das Essen nehmen.

Robinia pseudacacia (die falsche Akazie), (D 6, 3-5 mal 1 Tablette im Mund zergehen lassen)

Alles Gegessene und Getrunkene scheint sich im Magen in Säure zu verwandeln, die auch erbrochen wird. Nachts wird die Schwangere durch saures Aufstoßen gestört, besonders nach Fett und nach dem Verzehr von Eis.

Iris versicolor (die Schwertlilie), (C 6 oder C 30)
Gefühl von Brennen auf dem gesamten Weg vom Mund zum Magen und reichlicher, dicker Speichel im Mundraum. Die Zunge ist in der Mitte rot, an den Rändern belegt und zeigt Zahnabdrücke. Schläfenkopfschmerzen, verbunden mit dem Gefühl einer sich zusammenziehenden Kopfhaut, werden von einer entmutigten Grundstimmung begleitet.

Capsicum (der Spanische Pfeffer), (C 6 oder C 30)
Ein Brennen an der Zungenspitze erinnert an das Gewürz „Pfeffer", Magenbrennen bessert sich durch Essen. Diese Frau ißt gern, aber bewegt sich zu wenig, ist träge, dick und sehr fröstelig, weshalb sie Zugluft meidet. In ihrer Grundstimmung ist sie schnell traurig, geht schwer auf Neues zu und hängt am Altbewährten.

Carbo vegetabilis (die Holzkohle), (C 6 oder C 30)
Im Liegen entsteht ein Völlegefühl, dazu Atemnot mit Brennen im Magen, so daß sich die Frau aufrichten muß. Durch Aufstoßen wird es ihr leichter, weil dies sie entlastet. Der Hunger nach Frischluft ist sehr groß. Nach dem Essen kommt es zur Magenübersäuerung, und sie hat das Gefühl, als würde ihr Oberbauch platzen.

Mercurius solubilis (C 6 oder C 30)
Auch hier wird die Schwangere durch ein verschlechtertes Befinden in der Nacht gequält. Hinzu kommen Zahnfleischbluten, gesteigerter Speichelfluß und metallischer Mundgeschmack. Diese Frau sollte die Entfernung ihrer Amalgamzahnfüllungen planen, dies aber erst *nach* der Schwangerschaft *und* Stillzeit!

Drohende Fehlgeburt

Auch heute noch gibt es bei diesem Befund außer Bettruhe keine schulmedizinische Therapie. Bis zur 12. Woche entwickelt sich der Fötus, alle Organe differenzieren sich. Störungen in dieser Zeit sind wie eine Notbremse der Natur, da bis zu 50% der Fehlgeburten durch genetische Störungen begründet sind. Für die Schwangere ist jede Fehlgeburt seelisch sehr belastend, ganz besonders, wenn sie erst nach der 12. Woche stattfindet. Dann hat sich bereits viel in ihrem Leben verändert, so daß ihre Erwartungen als werdende Mutter entsprechend groß sind. Sie spürt so z.B. ab der 18.-20. Schwangerschaftswoche die Bewegungen ihres Kindes.

Ab der 28. Woche beginnt laut Definition die drohende Frühgeburt, da das Kind nun über 800 g schwer ist und mit intensivmedizinischen Methoden überleben kann. Die ehrgeizige medizinische Entwicklung hat diese Grenze heute bereits auf die 25. Woche senken können, und es ist zu erwarten, daß die Möglichkeiten einer immer früheren Kindesversorgung außerhalb des Mutterbauches noch vielfältiger werden. Die ethische Grenze jedoch wird nicht nur hier immer häufiger überschritten!

Eine drohende Frühgeburt (ab 28. Woche) entsteht entweder aus einer Öffnung des (schwachen) Muttermundes oder/und infolge vorzeitiger Wehen.

Die Muttermundschwäche erfordert *strikte Bettruhe*, um die Schwerkraftwirkung zu verringern. Hilfreich kann eine Pessareinlage sein: Dabei wird ein Ring in die Scheide eingeführt, der Gebärmutterhals von diesem Ring eingeschlossen und gehalten. Im Grenzfall wird eine sog. *Cerclage* gelegt: Unter Vollnarkose wird der Muttermund mit einem Band zugeschnürt. Dieser Faden kann jedoch bei anhaltendem Druck ausreißen und dabei den Muttermund verletzen.

Bei vorzeitigen Wehen „verordnet" die Schulmedizin – neben Bettruhe – die Wehenhemmung mit Medikamenten mittels einer Infusion. Diese Arzneien treiben allerdings das Herz an, so daß dieses wiederum arzneilich durch sogenannte ß-Blocker gebremst werden muß. Vielfach wird heute die Wehenhemmung bevorzugt mit Magnesium-Infusionen durchgeführt.

Vorzeitige Wehen sind der typische Ausdruck hochgradiger vegetativer Labilität. Jede vegetativ stabilisierende Maßnahme kann dementsprechend auch vorzeitige Wehen beruhigen. In erster Linie müssen die auslösenden Ursachen berücksichtigt und beruhigt werden. Dann gilt es, die Störfaktoren des täglichen Lebens zu prüfen und auszuschalten wie Schlafmangel, Überarbeitung, Fehlernährung, Kaffeekonsum und anderes! Therapeutisch müssen die im Kapitel über Magnesium

(S. 102 ff.) beschriebenen qualitativen Konsequenzen gezogen werden. Es reicht allerdings nicht, allein das Element zu verabreichen.

Aus homöopathischer Sicht wird, zwecks erfolgreichen Behandlung, die Störung einer Schwangerschaft beurteilt:

a) nach dem Zeitpunkt ihres Auftretens (Schwangerschaftswoche, Schwangerschaftsmonat),

b) nach der auslösenden Ursache (z.B. Ärger, Schreck, Kälte etc.)

c) nach den Symptomen, durch die sich die Störung zuerst zu erkennen gibt,

1. durch Krämpfe, Wehen, Schmerzen
2. durch Blutungen (helle, dunkle)
3. durch andere Symptome.

zu a) drohende Fehlgeburt abhängig vom Zeitpunkt:

Die folgenden Arzneien kommen nicht allein wegen der jeweiligen Zeitabschnitte zum Einsatz. Vielmehr sind diese Zeitangaben weitere wichtige Hinweise für das Gesamtbild einer Arznei. (Die Zahlen in den Klammern geben eine Wertigkeit bezüglich der Intensität und Häufigkeit, mithin der Bedeutung dieses Symptoms für die jeweilige Arznei an. Eine Drei ist das Maximum.)

In den ersten 3 Monaten:
Apis (2), Caulophyllum (1), Cimicifuga (1), Ipecacuanha (2) Kalium carb. (3), Nux vomica (2), Pulsatilla (3) Sabina (3), Secale (2), Viburnum opulus (2)

Im 4.-6. Monat:
Arsen (2), Lac Caninum (2), Mercurius solubilis (1), Sepia (3)

Im 7. Monat:
Ruta (2), Sepia (3)

Im 8.-9. Monat:
Pulsatilla (3)

Im 10. Monat:
Pulsatilla (2), Opium (1)

zu b) drohende Frühgeburt abhängig von den auslösenden Faktoren:

Liegt eine eindeutige wehen- oder blutungauslösende Ursache vor, so sind die nachfolgend aufgeführten Hinweise sehr wichtig und können allein schon aus diesem Grunde zur Arzneiverordnung führen. Am günstigsten: 1 x C 30 und 1 Tag lang in Wasser geben. Bei Besserung der Beschwerden sofort mit der Arzneigabe aufhören.

Folge von körperlicher Überanstrengung (Umzug, Wanderung, Heben von schweren Lasten, Sport):
Rhus toxicodendron (mit nächtlicher Unruhe, Steifheitsgefühl am Morgen, Besserung durch Bewegung und Wärme. Auch Fieber, Immunschwäche und Lippenherpes können sich einstellen).

Folge von schlechten Nachrichten oder Gefühlserregung:
Gelsemium sempervirens (dumpf, müde, mit schweren Kopfschmerzen, drückend und mit Sehbeeinträchtigung; Lahmheitsgefühl in den Beinen, trübes Aussehen, Rückenschmerzen bei Wehen).

Folge von Kummer oder Streit (z.B. ein Todesfall):
Ignatia amara (viel Weinen, Schluchzen und Verkrampfungen, schlaflos, erregt und appetitlos).

Folge von Ärger bzw. von Empörung und Entrüstung:
Staphisagria (Gedemütigtsein mit hoher innerer Erregung und Schlaflosigkeit, äußerlich jedoch lieb, nett und funktionierend).

Folge von Streit mit Wutanfall:
Chamomilla matrikaria (erregt, sensibel, schmerzüberempfindlich, launisch, faucht und flucht Helfende an).

Folge von Durchnässung (Regen, Bad, Feuchte):
Dulcamara (allgemein überempfindlich gegen geringste Kälte, begleitende Katarrhe von Nase, Bronchien und/oder Blase, egozentrischer Mensch).

Folge von zuviel Sonnenbestrahlung:
Natrium carbonicum (sehr empfindliche, fröstelige Frauen, leicht verspannt, Magenbeschwerden, mag keinen Streit. Im stillen haßt sie, wenn sie gegen jemanden nicht bestehen kann).

Folge von Verletzung (z.B. Fahrradsturz, Autounfall):
Arnica montana (die ganze Frau ist angegriffen und verletzt)
Bellis perennis (stumpfe oder scharfe Quetschung – z.B. durch einen Sicherheitsgurt – lediglich des Bauches bzw. der Gebärmutter).

Folge von Schreck, Schock, Panik:
Aconitum napellus (aus heiterem Himmel bricht über diese Frau ein Ereignis herein, das sie zutiefst erschreckt. Noch viele Tage bzw. Nächte danach kann das Erschrecken urplötzlich und die ganze Person durchdringend, erneut auftreten. – Wenn Acon hier nicht weiterhilft, ist Opium potenziert zu verabreichen.

Folge von Furcht mit Todesangst:
Coffea tosta oder **cruda** (ein fortwährender Zustand hochgradiger Erregtheit, verbunden mit gesteigerter Sinnesempfindlichkeit und mit Schlafstörungen).

Zu c.

Zuerst treten auf c.1) (Krämpfe, Wehen, Schmerzen und vorzeitige Wehen)

Viburnum opulus
Unvermittelt auftretende Bauchkrämpfe, die, vom Rücken ausgehend, bis weit in die Beine ausstrahlen. Auch andere Muskulatur kann krampfen. Gefühl eines zusammengeschnürten Magens, kann auch in der Herzgegend auftreten. Diese Frau kann nicht auf der linken Seite liegen und ist in geschlossenen Räumen sehr nervös.

Belladonna
Plötzlich auftretende Wehen mit heftigem Abwärtsdrängen der Gebärmutter; krampfartig-zusammenziehender Charakter der Schmerzen, alles wird überempfindlich wie auch die Stimmung; bei Berührungen ist die Frau ärgerlich gereizt. Der hoch-

rote Kopf mit berstenden Begleitkopfschmerzen kann ein weiterer wichtiger Hinweis auf Belladonna sein.

Chamomilla
Die Chamomilla-Frau ist launisch, zanksüchtig, wütend und schmerzintolerant. Sie steigert sich in ihre Beschwerden hinein und übertreibt diese sichtbar, insbesondere kurz nach dem Schlafengehen. Kann mit nichts längere Zeit zufriedengestellt werden.

Cuprum metallicum
Bei den sehr schweren Wehen wird die Frau erschreckend blaß und kalt und zieht im Krampf die Extremitäten an sich heran. Hier liegt eine (sich entwickelnde) Notlage vor! Nur bei ernsten Krampfzuständen.

Caulophyllum
Wie eine Kombination aus Belladonna (die plötzlich einsetzenden sehr krampfigen Wehen, die aber kurz, umherziehend und schwächend sind) und Cuprum (Blässe, Krampfintensität und Durst). Zu *Caulophyllum* passen anschließend einsetzende dunkle Blutungen. Es werden nadelstichartige, aufsteigende Schmerzen in der Scheide angegeben.

Colocynthis
Die Wehen kommen periodisch-wellenförmig (z.B. alle 5 Minuten) und haben Kolikcharakter. Es kann hier eine mehr rechtsseitige Betonung vorliegen und eine Harnleiterkolik bei Stauungsniere beteiligt sein. Die Frau preßt ihre Faust oder den Un-

terarm in die rechte Flanke und knickt zu dieser Seite ein. Eine Wärmflasche lindert ihre Beschwerden. Ärger und Kälte können die Beschwerden ebenfalls auslösen.

Cimicifuga

Bei der Patientin fällt zuerst ihre Nervosität, Unruhe und Geschwätzigkeit auf sowie die merkwürdig ausstrahlenden Wehenschmerzen: quer über den Bauch, in die Leiste oder in die Hüfte. Bei eingehender Beschäftigung mit dieser Schwangeren sind ihre anhaltenden Probleme wie Übelkeit, Schlaflosigkeit oder vom Nacken ausgehende, migräneartige Beschwerden auffällig, die sich über den gesamten bisherigen Schwangerschaftsverlauf erstrecken. Hinter diesen Beschwerden verbirgt sich eine Art „Katastrophenangst" im Blick auf die Geburt. Die werdende Mutter ist geplagt von Vorstellungen, daß etwas schiefgehen wird.

Nux vomica

Nux vomica muß in unserer heutigen streßgeplagten Zeit besonders beachtet werden: Diese Frau wird im Laufe ihrer Schwangerschaft zunehmend frostiger, reizbarer, empfindlicher für Zug und wärmebedürftiger. In Ruhe- und Entspannungsphasen meldet sich jedoch der „Bauch" mit Kontraktionen (Muskulatur zieht sich zusammen), und es drückt ständig auf die Blase oder den Darm. Auf der Toilette ist sie jedoch enttäuscht wegen des dürftigen Ergebnisses. Die im Krankenhaus durchgeführte Wehenhemmung verträgt sie schlecht. Zur Linderung kann sie Nux vomica LM VI mehrmals täglich versuchen.

Sepia

Heftige anfallsweise Kontraktionen, die vom Kreuz- bzw. Steißbein ausgehen. Die Schwangere beschreibt ein Gefühl, „als wolle alles unten herausfallen". Sie unternimmt einfach zu viel, ist zu aktiv, hat dann aber in dieser Zeit erstaunlich wenig Beschwerden – sofern sie sich nicht zuhause aufhält.

Pulsatilla

Bekommt immer in der Nacht ihre Probleme, besonders beim Alleinsein! Die Ängstlichkeit, Weinerlichkeit und hilflose Abhängigkeit dieser Schwangeren, verbunden mit Durstlosigkeit und dem Verlangen nach Süßem, lassen die Puls.-Frau sichtbar werden. Die Wehen sind immer wieder anders, ziehen mal hierhin, mal dorthin, eben ganz die typische Puls.-Frau, solange sie nicht Trost und Beachtung bekommt.

Zu c.2) (Blutungen als beginnende Schwangerschaftsstörung, drohender Abort)

Erigeron canadensis

Das kanadische Berufskraut wurde von nordamerikanischen Homöopathen aus dem Erfahrungsschatz der Indianer übernommen, die es als blutstillendes Mittel verwendeten.
Bei der Schwangeren tritt eine tröpfelnde Schmierblutung (von heller Rotfärbung) auf, die sich bei geringster körperlicher Bewegung verstärkt. Nur während der Bettruhe bleibt sie symptomfrei. Es kommt zu Mit-Reizungen der Harnwege, der Harnröhrenmündung und (oder) von Darm und After. Die Vormittagsstun-

den sind besonders ungünstig, und regnerisches Wetter vertieft ihre verzagte seelische Stimmung.

Ustilago maydis
Der Maisbrand; ein Pilz, der schmarotzend auf dem Mais lebt, aber nicht mit dem Mutterkornpilz verwandt ist.
Die Blutungen sind nun chronischer Art, und Gerinnsel dunkleren Blutes kommen hinzu. Der Uterus scheint zu schwach zu sein, denn geringfügige Anlässe, unabhängig von körperlichen Bewegungen, verschärfen die Bedrohung. Nach jeder ärztlichen Untersuchung, nach Geschlechtsverkehr, bei jeder Berührung des Muttermundes kommmt es sofort zu anhaltenden Blutungen. Die Stimmung ist niedergeschlagen, es tritt eine allgemeine Schwäche hervor, und ein Blutandrang zur Gebärmutter führt bei der Schwangeren zu Senkungsempfindungen.

Sabina (Sadebaum)
Wichtigstes Mittel für die Begleitung einer früh beendeten Schwangerschaft. Blutungen in die Gebärmutterhöhle werden als kompakte dunkle Klumpen („wie Leberstücke") mit einer flüssig-hellroten Blutung ausgeschieden. Die Frau spürt, daß sie „etwas" in der Gebärmutter hat. Ein bogenförmiger Schmerz vom Rücken (Lende) zur Leiste oder zum Schambein unterstreicht diese Arzneiwahl. Bewegung verschlimmert die Blutung, bessert aber besonders im Freien die psychische Befindlichkeit.

Secale cornutum (Mutterkornpilz)
Auffällig ist der generelle Zustand der Erschlaffung. Die betreffende Frau sieht müde und blaß aus, die Augen liegen tief und sind dunkel umrändert. Eine wässerige, dunkle bisweilen übelriechende Blutung tritt auf („wie Tinte"), begleitet von heftigem Senkungsschmerz der Gebärmutter. Es sind vorwiegend hagere, schmale Frauen betroffen, die schnell nacheinander schwanger wurden und von Schwäche und Erschöpfung bedroht sind.

Ambra grisea (Duftstoff des Wals)
Für leicht erregbare, nervöse Frauen, die durch unerwarteten Besuch oder andere zwischenmenschliche Kontakte in Krisen kommen, so daß sie Schlaflosigkeit beklagen und es zu Blutungen kommt. Die Schwangere reagiert sehr empfindlich auf ungewollte Nähe anderer Menschen, kann nur in absoluter Ruhe und Stille Stuhlgang lassen und entwickelt daher leicht Verstopfung. Bei jedem Stuhlabgang in der Schwangerschaft kommt es zu etwas Blutabgang aus der Scheide.

Zu c.3) (durch andere Symptome angezeigte Schwangerschaftsstörung)

Nux moschata
Die Muskatnuß ist uns als Küchengewürz gut bekannt. Die Dosis-Steigerung macht sie jedoch zur Droge, die für eine Schwangerschaft gefährlich ist.
Ab Beginn der Schwangerschaft geht es der Frau *anhaltend* schlecht. Trockenheit aller Schleimhäute (besonders unangenehm im Mund und Darm), Verstopfung und heftige

Blähungen durch geringste Speisen-
aufnahmen, quälende Schlafsucht
(„tagsüber wie im Traum") und Ohn-
machtsanfälle im Freien oder beim
Blutabnehmen verweisen deutlich
auf dieses wertvolle Arzneimittel. Sie
sucht überall nur die Wärme und
geht Wind und Zugluft aus dem
Weg. Es verwundert nicht, daß sie
ihre Schwangerschaft genau beobachtet und durch geringe Gemütsbe-
lastungen rasch Angst vor einer
Fehlgeburt bekommt. Unregelmäßige Wehen und anhaltend dunkles
blutiges Schmieren aus der Scheide
weisen auf die gefährdete Schwangerschaft hin.

Crocus sativus (Safran)

Dieses Liliengewächs blüht im
Herbst auf der spanischen Hocheben-
ne. Ein an sich trister Steinacker wird
dann über Nacht zu einem lilafarbe-
nen Blütenwunder. Die Arznei besteht aus den gezupften gelben
Staubfäden, die in einer Menge von
20g tödlich ist; unter 20g bewirkt sie
einen Abort!
So plötzlich die Blüte, so heftig der
Symptomwechsel im Arzneiprü-
fungsbild: hysterisches Umschlagen
von durch Kleinigkeiten ausgelöster
Wut und Zorn zu aufgedrehter Hei-
terkeit, in der sich die Frau kindisch
verhält oder am liebsten jeden küs-
sen möchte. Die übertriebene Empfindlichkeit steigert sich in Vorstellungen von fühlbaren Kindesbewegun-
gen bereits vor der 16. Woche
hinein, obwohl diese nur selten
schon zu dieser Zeit gespürt werden
können. Danach sind die Aktivitäten
des Kindes wieder zu heftig und Anlaß von Erregungszuständen mit

Uteruskrämpfen, Muskelzuckungen
oder prickelnden Empfindungen in
verschiedenen Körperteilen.
Wenn Blutungen auftreten, so sind
diese charakteristischerweise dunkel bis schwarz, feinklumpig-sträh-
nig-fädig mit abstoßendem Geruch.
Diese Blutungen verstärken sich
durch geringe Bewegung, die labile
Stimmung der Frau bessert sich
aber nur im Freien. Dann muß sie
häufig tief Luft holen oder gäh-
nen.

Das Eisenproblem

Neben Magnesium ist die Verordnung von Eisentabletten heute die
häufigste Medikamentenverordnung
in der Schwangerschaft. In den meisten Fällen wird bei einem sinken-
den Hämoglobinwert (abgekürzt:
Hb; wird festgestellt durch eine Blut-
untersuchung. Hämoglobin ist der
Blutfarbstoff) unter 12 mg% stereo-
typ das entsprechende Rezept aus-
gestellt, wobei wenig Wert auf die
Verfassung der Frau gelegt wird.
Den Ärzten sind bedrohliche Studien
bekannt, wonach bei Hämoglobin-
werten unter 10 mg% das ungebore-
ne Kind Entwicklungsschäden erleiden kann. Der rote Blutfarbstoff ist
der Träger des eingeatmeten Luft-
sauerstoffs und befördert diesen zu
den „Endverbrauchern", den Zellen.
Ein Eisenmangel führt zur Anämie
(Mangel an dem Sauerstoffträger
Hämoglobin). Es scheint jedoch wenig bekannt zu sein, daß ein Absinken des Hb-Wertes (häufig im letzten Schwangerschaftsdrittel) bis an
die 10 mg% normal sein kann und

keine besonderen Maßnahmen erfordern braucht.

Zunächst muß berücksichtigt werden, daß dieser Wert eine Konzentration in einer Flüssigkeit, im Blut beschreibt. Das Blutvolumen steigt jedoch mit Dauer der Schwangerschaft, so daß ein Absinken in Grenzen normal und vorgetäuscht sein kann. Es gibt hier eine Ergänzungsuntersuchung, die den sogenannten *Hämatokritwert* (HKT) festhält, der in einfacher Weise das Verhältnis der festen zu den flüssigen Blutbestandteilen angibt (Normalwert für den HKT: 0,46-0,36 (bzw. 46%-36%). Sinkt der HKT gar unter 0,36, was in der Regel in der 2. Schwangerschaftshälfte zu beobachten ist, so ist ein Hb-Abfall in Grenzen normal. Hilfreich kann hierbei die Prüfung des „Eisenspeichers" im Körper zu Beginn der Schwangerschaft sein, der sogenannte *Ferritin-Wert*. Liegt dieser im Normbereich, so ist zunächst weniger Sorge angebracht.

Entscheidend ist die Beschwerdensituation der Frau bzw. die Symptome, die anzeigen, ob eine Schwäche im Eisenhaushalt vorliegt: Deutliches Hinweiszeichen dafür ist Kurzatmigkeit bei körperlicher Belastung bis hin zu Atemnot als Folge von Sauerstoffmangel. Beim Treppensteigen, beim Wechsel vom Liegen zum Stehen kommt es zu Schwindel mit Herzklopfen und Ohrensausen. Es stellen sich leichtes Erröten bei geringfügigen Erregungszuständen, kalte Hände und Füße während einer Ruhephase, schnelles Frieren und ein erhöhter Lufthunger bei gleichzeitigem Wärmeverlangen ein. Die Schleimhäute

(im Mund, in den Augenlidern) sind sichtbar blaß. Bei länger anhaltendem Eisenmangel werden die Haare stumpf, brüchig und fallen aus, die Nägel splittern. An den Mundwinkeln kommt es zu Einrissen. Infekte häufen sich, die Psyche wird immer labiler und die Konzentrationsfähigkeit läßt nach.

Hierzu sollte es gar nicht erst kommen! Eine Schwangere sollte wissen, daß eine ausgeglichene Ernährung neben anderen günstigen Lebensbedingungen zu ihrem Wohlbefinden beiträgt. Speisengelüste in der Schwangerschaft sind ernst zu nehmen und auf ihre Ursachen hin zu überprüfen und auszugleichen. Bezüglich der Eisenversorgung ist nicht zwingenderweise Fleischkonsum notwendig, wenn Vegetarismus bevorzugt wird. Es wird zwar das Eisen besser aus dem tierischen Eiweiß aufgenommen, jedoch kann vegetarische Kost ebenso genügen. Hier ist es nützlich, die besonders eisenhaltigen Lebensmittel zu kennen, dazu zählen: Sojabohnen, Eigelb, Nüsse (insbesondere Mandeln und Haselnüsse), Rosinen, Karotten, rote Beete, Sellerie und krause Petersilie.

Ebenso wichtig bei labiler Versorgungslage ist das Wissen um die Resorptionsbehinderung (Aufnahme im Darm) durch größere Mengen Schwarztee, durch Puddingpulver und Instantsuppen, durch Oxalate wie im Rhabarber sowie durch Phosphate (wie sie z.B. in Limonadengetränken, Kakao, Schokoladen, Schmierkäsen und vielen anderen Quellen moderner denaturierter Nahrung vorkommen). Obstverzehr

(Vitamin C) dagegen unterstützt die Eisenaufnahme über den Darm.

Die Schwangere ist gut beraten, wenn sie eine vollwertige vegetarische Mischkost mit Eiern und Milchprodukten bevorzugt und *ihr Befinden* zum Maßstab aller Dinge macht. Bevor sie sich entschließt, eine reine Eisenbehandlung über Tabletten durchzuführen, sollten zuvor alle natürlichen Korrekturmöglichkeiten durchdacht werden. Verlassen Sie sich also mehr auf Ihre Intuition als auf Laborwerte. Abgesehen davon muß nämlich auch die schädliche Wirkung eines Eisenüberschusses in Rechnung gestellt werden.

Zunächst sollte der Tabletteneinnahme in der Schwangerschaft grundsätzlich *immer* mit größter Zurückhaltung begegnet werden. Aus dem Wissen um das homöopathische Arzneibild *Ferrum metallicum* muß die Tendenz zur Blutüberfüllung von Organen bedacht werden. Das Ferrum-Arzneibild gibt viele Hinweise von konkreter Blutungsgefahr. Homöopathen werden bei der Diagnose „Anämie" (= Blutarmut) immer das gesamte, individuell verschiedene Zustandsbild der Schwangeren prüfen, um ihr mit Einzelarzneigaben entsprechend ihrer Symptome zu einer harmonischen Schwangerschaft mit Lebensfreude, Hoffnung und Wohlbefinden zu verhelfen, die Anämie wird dabei gleich mitbehoben. Ein Effekt, den stofflich relevante Eisen-Arzneimengen allein sicherlich nur schwerlich leisten. Wenn jedoch bereits Eisentabletten eingenommen wurden und Beschwerden ausgelöst haben, dann – so hatte Hahnemann schon er-

kannt – ist eine kurze Nachbehandlung mit Pulsatilla-Potenzen angezeigt (z.B. an einem Tag C 30 in Wasser verrühren oder drei Tage lang 2x5 Globuli Pulsatilla C 6).

Muskelkrämpfe

Über Muskelkrämpfe wird häufig in der fortgeschrittenen Schwangerschaft geklagt. In charakteristischer Weise erwacht die Schwangere mit extrem schmerzhaften Wadenkrämpfen plötzlich aus dem Schlaf. Schulmedizinisch sind dann Magnesiumtabletten obligat, die auch in der Regel vorübergehend helfen. Alternativ können betroffene Frauen auch wieder Mandeln zu sich nehmen; darüber hinaus sollten die qualitativen Magnesium-Aspekte (vgl. S. 61, 76, 106 ff.) im Lebensstil berücksichtigt werden.

Homöopathen verfolgen das Ziel, jede stofflich-materielle Arzneigabe in der Schwangerschaft zu vermeiden. Die Contergankrise machte nur allzu deutlich, daß in diesem Zusammenhang größte Zurückhaltung notwendig ist. Denn: Was wissen wir schon heute über die Auswirkungen langfristiger Magnesiumgaben? Auffällig für Homöopathen ist die Beobachtung, daß Säuglinge in heutiger Zeit kaum mehr an einer Pylorusstenose (Krampf des Magenpförtners) erkranken, dafür jetzt aber bevorzugt unter der sog. *Cardiainsuffizienz* leiden. Hierbei erschlafft der Mageneingangsbereich, Magensäure fließt rückwärts in die Speiseröhre, und das Kind quengelt, schreit viel und schläft nicht. Die Mütter verzweifeln und die Kinderärzte nicht minder aufgrund der Therapieresistenz (nichts hilft richtig) dieses Syndroms. Homöopathisch hilft erstaunlich häufig *Magnesium carbonicum*. Es stellt sich daher die Frage, ob dem Kinde möglicherweise durch lange, dauerhafte Magnesiumgaben Überempfindlichkeiten beigebracht wurden. Bis dieser Sachverhalt geklärt ist (was Jahre dauern kann), empfiehlt sich der vorsorgliche Verzicht auf Magnesium-Tabletten in Dauereinnahme, wann immer dies nur möglich ist.

Homöopathische Lösung der Muskelkrämpfe

Cuprum aceticum
D 4 Tabletten; eine Tablette sofort im Mund zergehen lassen, wenn der scharfe Muskelkrampfschmerz einsetzt. Wiederholt einnehmen.

Magnesium carbonicum
Die Lebensumstände sind sorgenvoll, mangelndes Glücksgefühl in der Schwangerschaft, „saure" Gemütsstimmung und Schlafstörungen mit blitzartigen Krämpfen in verschiedenen Muskeln verweisen auf diese Arznei.

Sepia
Nächtliche Wadenkrämpfe während des Schlafes; tagsüber leidet die Schwangere unter dem Gefühl von schweren Beinen.

Viburnum opulus
Vorzeitige Krampfwehen treten kombiniert mit Muskelkrämpfen bevorzugt in den Waden auf.

Calcium carbonicum
Hauptsächlich Krämpfe in den Fußsohlen oder der Zehen. Die Schwangere klagt über Verstopfung und allgemeine Mattigkeit. Die Beschwerden treten oft nach körperlichen Belastungen auf.

Hamamelis
Die Krämpfe in den Beinmuskeln stehen im Zusammenhang mit Krampfadern, die gestaut sind und von einem berstend-schmerzenden Gefühl begleitet werden.

Stimmungsveränderungen

Die Schwangerschaft findet ihren Höhepunkt und ihr natürliches Ende in der Geburt. Krankhafte Störungen des Geburtsablaufes haben ihre Vorzeichen, zeigen sich in der Regel bereits während der Schwangerschaft und dort zuerst in psychischen Veränderungen. Gelingt es dagegen, psychische Konflikte in der Schwangerschaft zu lösen, vermeidet man strikt jede schulmedizinische Arzneiintervention in der Schwangerschaft, und kann eine Frau ihre Schwangerschaft in Harmonie mit sich und ihrer Umwelt genießen, so bin ich überzeugt, daß krankhafte Störungen bzw. Zwischenfälle bei der Geburt reduziert werden können.

Mit dieser Einstellung, einer geduldigen Zurückhaltung bei der Geburt und mit der sanften harmonisierenden Hilfe durch die Homöopathie halte ich die Hausgeburt auch heute noch für vertretbar und empfehlenswert. Weil auch jede Störung irgendwann ihren Anfang nimmt, nehme ich jede anhaltende Mißstimmung in der Schwangerschaft zum Anlaß, homöopathisch gezielt zu verordnen. Schwermut in der Schwangerschaft sollte umgehend gelöst werden. Bei Stimmungsschwankungen kommt häufig die folgende kleine Auswahl von Homöopathika in Frage (Dosierung am günstigsten in LM XVIII-Potenzen mit aufmerksamer Beobachtung der dadurch ausgelösten Reaktionen).

Aurum

Gold, das schwere Edelmetall, ist notwendig, wenn keine Lebensfreude aufkommt. Die Frau ist schwermütig und spielt sehnsüchtig mit Todesgedanken. Zwar spricht sie nicht darüber, aber es fällt auf, wie ernst sie ist. Sie lacht nicht, zeigt starre Mimik, schläft schlecht und findet schwer ins Bett. Sie zieht sich gern zurück, um im Schein einer Lampe zu grübeln. Gewissensbisse plagen sie, ob sie auch alles richtig macht.

Cimicifuga

Der psychische Konflikt besteht hier in einer Art Katastrophenangst; eine Gewißheit, daß sie, die Schwangere, aus dieser Schwangerschaft krank hervorgehen oder zu Tode kommen wird. Dieses Thema kann sich in Traumbildern von Geburtskatastrophen äußern. Sie spricht nicht über diese Angst, auffällig sind aber ihre anhaltenden Frühschwangerschaftsbeschwerden über die 12. Woche

hinaus (Übelkeit, Erbrechen), zu denen auch Schlafstörungen oder neuromuskuläre Syndrome (z.B. Halswirbelsäulenbeschwerden) gehören. In Kontakten mit anderen wirkt sie oft theatralisch-überdreht mit Rededrang. Wehen ziehen schmerzhaft quer über den Bauch oder strahlen weit nach oben oder in die Leisten und Hüften.

Natrium muriaticum

Das Kochsalz, ein körpereigenes Element und bevorzugt außerhalb der Zellen anzutreffen, ist für den Blutdruck und das Fließen der Blutsäule verantwortlich. Leben ist dynamisch, ein andauerndes Fließen und Salz, als kristallines Element symbolisiert das Gegenteil davon, die Austrocknung und Erstarrung. Die Schwangere, die potenziertes Natrium muriaticum benötigt, leidet unter der Angst und Sorge, den zukünftigen Aufgaben, die das Leben an sie stellen wird, emotional nicht gewachsen zu sein. Beruflich ist sie eher mit geistig-intellektuellen Themen beschäftigt, körperliche Entbehrung verträgt sie gut (fasten bessert!), nur gefühlsmäßig leidet sie unter einer Art „ganzheitlicher Trockenheit". Traurigkeit und Verzweiflung erfassen sie immer wieder, begleitet von Schwindel, Herzklopfen und unfreiwilligem nächtlichen Harnabgang. Migräneartige Kopfschmerzen, Heuschnupfen oder Herpes auf den Lippen kommen an heißen Sommertagen oder bei Konflikten mit Mann und Familie noch hinzu. Ihre innere Spannung und Not führen zu Blutdruckkrisen mit Gefahren für sich und das Kind.

Helonias dioica
Die falsche Einhornwurzel, ein Liliengewächs aus Nordamerika, von den Indianern als Tonikum verwendet.
Die Frau ist gereizt, müde und niedergeschlagen. Sie will allein sein, meidet Gespräche und erträgt keinen Widerspruch. Die Familie erträgt sie schlecht, da sie fortwährend unzufrieden und deshalb nörgelig ist. Nur geistige Ablenkung vermag sie in einen erträglichen Zustand zu versetzen. Sie leidet unter Rückenschmerzen, die zur Niere (bevorzugt nach rechts) ziehen. Der Urin enthält Eiweiß, und die Harnwege können gereizt sein. Senkungsbeschwerden mit dem Gefühl des Wundseins in der Gebärmutter ergänzen das Helonias-Bild in Ähnlichkeit.

Lachesis muta (die Buschmeisterschlange)
Die Schwangerschaft verschlechtert insgesamt den Zustand der Lachesis-Frau. Hämorrhoiden und Krampfadern schwellen berstend an, Haarausfall kann paradoxerweise auftreten, der Blutdruck steigt an; sie leidet unter teilweise unerträglichen Druck- und Spannungsgefühlen. Vor ihrer Schwangerschaft ging es ihr erst wieder besser, wenn ihre Menses einsetzte, doch nun löst sich dieser Zustand nicht mehr. Morgens beim Erwachen ist sie traurig und verzweifelt. Schon geringfügige Anläße lassen sie gegenüber ihrer Umgebung argwöhnisch und aufbrausend werden. Schnell wird ihr alles zu eng und einschnürend. Sie sucht die Kühle und frische Luft.

Der 10. Schwangerschaftsmonat

Der zehnte Schwangerschaftsmonat ist ein Monat der Unruhe. Die Schwangere hat, begleitet von Wehen, vier Wochen vor der Geburt die Senkung ihres Kindes bzw. ein Tiefertreten erfahren. Nun wartet sie auf die Geburt. Die Nächte sind häufig durch eine erschwerte Atmung, durch Magenbeschwerden oder durch Wärmeunverträglichkeit gestört. Zudem kreisen ihre Gedanken mehr oder weniger häufig um das kommende Ereignis. Tagsüber sind alle Arbeiten anstrengend. Neben Kurzatmigkeit behindern sie die Stauungen, der häufige Harndrang (Druckphänomene durch den Kindskopf) und die Lage des Kindes im Bauchraum bzw. in der Gebärmutter.

Laut Gesetz beginnt der Mutterschutz sechs Wochen vor der Geburt, die Schwangere ist dann arbeitsunfähig. Der Geburtstermin ist meistens ein rechnerisch festgelegtes Datum, das sich nach dem ersten Tag der letzten Periode (plus 7 Tage, minus 3 Monate) bei 28-tägigem Zyklus berechnet. Die Schwangerschaftsdauer ist relativ konstant mit 266 Tagen, nur die Befruchtung ist ungewiß. So wird beobachtet, daß nur 5-10% der Kinder am errechneten Tag geboren werden. Die übrigen Geburtstermine verteilen sich auf plus/minus drei Wochen vom errechneten Datum aus.

Die Schwangere im 10. Monat wird in Terminnähe immer unruhiger. Die Verwandtschaft fragt ständig nach, die Betreuer führen stur die Berechnung des Geburtstermins weiter und sprechen von drohender Übertragung (= Überschreitung des Geburtstermins), wenn die 40. Woche überschritten wird. Die Schwangere wird in immer engeren und kürzeren Zeiträumen einbestellt und mit CTG-Untersuchungen und Blutproben überwacht. Fruchtwasserbeurteilungen (Amnioskopie) kommen in unangenehmer Weise und weitgehend überflüssig noch hinzu, zumal dabei die Gefahr einer Verletzung der Fruchtblase besteht. Hier offenbaren sich Terminirrtümer. Definitionsgemäß spricht man von Übertragung ab dem 10. Tag nach dem errechneten Termin. Unangenehme Konsequenzen können folgen (z.B. Wehenbelastungstest, der oft zur erzwungenen Geburtseinleitung ausufert), um eine echte biologische Übertragung auszuschließen. Diese ist jedoch sehr selten, zu selten!

In dieser Phase wird *Pulsatilla* helfen, wie man anhand der Symptome der betroffenen Frau schnell sehen wird: das ständige Hin und Her, die Verunsicherung, die unregelmäßigen Wehen, die mal hierhin und mal dorthin ziehen und besonders gern auf den Magen drücken und Erbrechen auslösen. Ihre unruhigen Nächte, die nachts wechselnden Positionen und die labile Gemütslage, die Wärmeintoleranz und Stauungen, alles weist auf Pulsatilla hin, die in ihrem Arzneibild primäre und auch sekundäre Wehenschwäche aufweist. Anwendung dieses Homöopa-

thikums: Für 1-2 Tage in C 6 oder C 30 und in Wasser aufgelöst und verrührt. Der Erfolg dieser Maßnahme muß natürlich verfolgt werden.

Ich bin jedoch gegen eine routinemäßige, sozusagen vorsorgliche (prophylaktische) Gabe dieser oder jeder anderen Arznei, aus welchen Gründen auch immer (z.B. zur Geburtserleichterung). *Ohne Symptome und ohne Krankheitsanlaß sollte keine Arznei, auch keine homöopathische, verabreicht werden.* Im 10. Monat nach der Berechnung ist fast jede zweite Schwangere pulsatillaähnlich. Zu leicht kann aus dieser Ähnlichkeitsbeziehung eine Arzneiprüfung der Schwangeren werden, wenn sie tagelang diese Arznei potenziert einnimmt. Dieser Erregungszustand droht dann im Verlaufe der Geburt zu früh in eine Erschöpfung (Wehenschwäche) oder Atonie (mangelhaftes Zusammenziehen der Gebärmutter unter und nach der Geburt) mit Blutungsgefahr überzugehen. Umgekehrt läßt sich Pulsatilla häufig bei Störungen des 10. Monats gezielt und kontrolliert zum Vorteil der Frau einsetzen.

Zur allgemeinen Geburtsvorbereitung eignen sich besser Beruhigungs-, Entspannungs- und meditative Verfahren. Aus dem pflanzlichen Bereich können hier Tees aus Frauenmantel oder Himbeerblättern empfohlen werden. Viele nützliche Tips bieten hier die Hebammen wie z. B. in dem Buch "Die Hebammen-Sprechstunde" von Ingeborg Stadelmann, Kempten im Eigenverlag.

XII. Die Geburt

Geburten finden heutzutage in Deutschland zu 98% außerhalb von Zuhause und in erster Linie in der Klinik statt. Als Grund hierfür wird das Maß an Sicherheit angeführt, das die Frau dort vorfindet. Die technische und personelle Ausstattung garantiere eine Überwachung in jeder Geburtsphase. Sehr häufig ist auch eine Kinderklinik angeschlossen, so daß eine unmittelbare Betreuung durch einen spezialisierten Kinderarzt erfolgen kann. Damit wird offenbar der Überzeugung Rechnung getragen, daß die Geburt ein unberechenbares Ereignis zu sein scheint und sich folglich ausnahmslos jede Frau überwachen lassen sollte. Anschließend sorgt die Klinik für Mutter und Kind wie in einem Servicebetrieb für Unterkunft, Versorgung und Beratung im und am Wochenbett. – Schwangerschaft, Geburt und Wochenbett sind aber keine Krankheitszeiten, und die Versorgung von Gesunden in Krankenhäusern ist an und für sich unsinnig und kostspielig. Der Verdacht liegt nahe, daß damit aus eigentlich Gesunden Kranke gemacht werden, um zu verhindern, daß das eintritt, wovor man Angst hat. Dabei können 4/5 aller Gebärenden „normal" entbinden.

Ein Krankenhaus bringt für den sensiblen Vorgang der Geburt viele Probleme mit sich: Zunächst liegt die Betreuung der Frau, oft abhängig von der jeweiligen Schicht, in wechselnden Händen. Es sei denn, die Schwangere bringt Hebamme und Arzt in die Klinik (Beleghaus) mit. Geburtshilfliche Einrichtungen stehen zudem in der Regel unter einer männlichen Leitung, die zu geburtshilflichem Schematismus neigt. In verabredeter Weise werden dann das Aufnahmegespräch und die Untersuchung geführt, private Kleider abgelegt und die weißen Klinikhemden angelegt, verschiedentlich noch eine Rasur der Schamhaare, Darmeinlauf und Reinigungsbad durchgeführt. Eine (CTG-) Herzton- und Wehenschreibung des Kindes (mit Ultraschall) über 15-30 Minuten schließen sich an und werden immer wieder und anhaltend fortgesetzt. Die Beweglichkeit der Frau leidet darunter, da sie dafür im Bett bleiben muß.

In Einzelfällen könnte eine bewegliche kindliche Herztonprüfung erfolgen, die *Telemetrie*. Dafür muß aber die Fruchtblase geöffnet werden, um eine Spiralsonde in die Kopfhaut des Kindes einzudrehen. Eine künstliche

Blasenöffnung allein zu diesem Zweck ist aber wegen der damit verbundenen Gefahren für Mutter und Kind abzulehnen und diese telemetrische Herztonüberwachung des Kindes daher nur nach einem spontanen Blasensprung zulässig. Die Fruchtblase wirkt sich unter den Wehen elastisch weitend und dehnend auf den Muttermund aus. Die Schmerzen sind in diesem Fall für die Frau erträglicher, als wenn der feste Kopf des Kindes diese Arbeit leistet. Dem Kind geht es in der geschlossenen Fruchtblase ebenfalls am besten. Nach jeder Blasenöffnung droht dagegen eine aufsteigende Infektion für das Kind.

Auch die Schwangere wird im wohlig warmen Badewasser mit ihren Wehen am besten zurechtkommen, da sie hier die beste Entspannung findet. Sie darf das Kind ohne weiteres in der Badewanne bekommen (Unterwassergeburt). Es gibt genügend Erfahrungen, die zeigen, daß hieraus keinerlei Gefahren für Mutter oder Kind entstehen. Die Hebamme wird nach der Geburt des Kindes an der pulsierenden Nabelschnur feststellen, daß das Kind weiter versorgt wird. Das Neugeborene unterläßt unter Wasser die Lungenatmung (Reflex). Es kann dann sanft und ohne Hektik mit dem Mund über die Wasseroberfläche gebracht werden und wird häufig ohne einen Schrei zu atmen beginnen. Es ist dies die sanfteste aller Geburtsformen.

Außerhalb der Badewanne sollte es der Frau überlassen bleiben, in welcher Bewegung oder Lage sie sich am wohlsten fühlt. Die Hebammen halten einige Hilfsmittel bereit, um einerseits die Beschwerden zu erleichtern und andererseits, unter Ausnutzung der natürlichen Schwerkraft, für Druck nach unten zu sorgen (Petzy-Ball, Gebärhocker, Seil von der Decke usw.)

Die unsinnigste Gebärstellung ist die Rückenlage. Hier geht es lediglich um den bequemen Blick und Zugriff auf die Schwangere durch Außenstehende sowie um die CTG-Registrierung. Dabei kann die Frau selbst in der Klinik vor dem Bett oder auf dem Bett hocken oder in den Vierfüßlerstand gehen. Ein Gebärhocker unterstützt die Hockposition. Der damit verbundene schlechte Zugang für das Hilfspersonal verhindert, daß der Schwangeren ein Dammschnitt (*Episiotomie*) beigebracht wird; und das ist gut so, denn der Scheideneingang darf einreißen. Ein Riß heilt ebenso gut oder schlecht wie ein Schnitt, wird aber für die Betroffene leichter zu verarbeiten sein! Bei einer sanften Geburt wird allerdings auch diese Verletzung selten eintreten.

Nun kommt der sensibelste Vorgang der gesamten Geburt: War es bis hierhin in heutiger Zeit bereits schwer genug, der Frau eine *aktive* Rolle zu ermöglichen, d.h., allein mit den Wehen fertig zu werden und ohne Schmerz- oder Beruhigungsmittel den gesamten Geburtsvorgang bewußt zu erleben, so wird sie nur allzu oft nach der Entbindung ihres Kindes in ganz besonderer Weise fremdbestimmt.

Dabei ist an sich von der Natur aus alles sehr sinnvoll eingerichtet:

Mit Durchtritt des Kindes wurde der Schleim aus dem Brustkorb gepreßt, so daß ein anschließendes Absaugen zumeist unnötig ist. Das Kind sollte zudem *vor* der Mutter abgelegt werden. Nach kurzem Verschnaufen der beiden erfolgt dann die Kontaktaufnahme zwischen Mutter und Kind; es ist dies die u.a. von Konrad Lorenz beschriebene, für das ganze Leben tragende Prägungsphase. Für den außenstehenden Beobachter ist dieser Moment sehr ergreifend, wenn die Mutter Kontakt zu ihrem Kind aufnimmt. Zunächst streicht sie ganz zart, sozusagen mit „spitzem" Finger, über Gesicht und Körper des Kindes, und plötzlich durchfährt es sie. Dann umfaßt sie ihr Baby fest mit beiden Händen und schmiegt es an ihren Körper, direkt auf ihre nackte warme Brust. Das Muttersein beginnt, und sie nimmt *aktiv* das Kind an sich! – In der Rückenlage hingegen ist die Mutter zur Passivität verurteilt: Man *reicht* ihr das Kind! Welch ein elementarer Unterschied, hierin genauso elementar wie der Unterschied zwischen der Homöopathie (Hilfe zur Selbsthilfe) und der Schulmedizin heutigen Datums (Symptomunterdrückung, die Passivität fördernde Hilfestellung). Hier werden also Weichen für das Leben gestellt. Daher sollte sich jede Schwangere vorher prüfen, welchen Weg sie bevorzugt. Eine Hebamme wird sie mit Sicherheit finden, die ihr als wichtigste Verbündete in ihrem Sinne zur Seite stehen wird!

Der *aktive* Weg, einmal eingeschlagen, kann sich durchsetzen. Die Mutter sollte ihr Kind nun *eine* *Stunde* lang nicht mehr loslassen. Direkt am Körper bleibt es temperaturstabil und kann sich in aller Ruhe – wie die Mutter – an den neuen Lebenszustand gewöhnen. Zwanglos entwickelt es Schmatz- und Saugbewegungen und wird mit ungewöhnlicher Saugkraft zum ersten Male an der Brust trinken. Der erste Stillvorgang leitet die Milchbildung ein und ist für Mutter und Kind außerordentlich bedeutsam: Das Kind erfährt eine wichtige Nahrungsversorgung, die sofort den neuen Lebensbedingungen angepaßt ist (Darmmilieuinduzierung, Vitamin-K-Aufnahme usw.), während bei der Mutter der Saugreiz zu einem reflexartigen Zusammenziehen der Gebärmutter führt, so daß die Nachgeburt gelöst und geboren werden kann. Während dieser ganzen Zeitspanne braucht das Kind *nicht* von der Nabelschnur getrennt werden. Erst anschließend kann das Kind begutachtet und angezogen werden. Ein Bad ist jetzt unnötig und störend. Das Kind sollte die sog. „Käseschmiere" als wichtigen Hautschutz behalten dürfen. Während der ersten Stunde nach der Geburt sollten die Eltern mit ihrem Kind in einem abgedunkelten und reizabgeschirmten Raum für sich bleiben können (weiteres dazu in Kap. XIV); die Hebamme begleitet und beobachtet die Folgezeit (z.B. auf eine eventuelle Nachblutung!).

Besondere geburtshilfliche Situationen wie ein vorzeitiges Abgehen des Fruchtwassers, kindliche (Hinweise im CTG) oder mütterliche Notlagen (z.B. Präklampsie) verlangen ein anderes Vorgehen und Begleiten. Wenn eine Gefahr ganz offensichtlich ist, wird die Überwachung und der ganze klinische Apparat sinnvoll zum Einsatz kommen. Dennoch gibt es weiter Spielräume, in denen der Frau eine aktivere Rolle zugemutet werden kann. Der Gebrauch von wehenfördernden Mitteln (Oxytocin, Prostaglandine) ist entschieden zu hoch und wesentlich an der Häufung von operativen Geburten (Saugglocke, Zange, Kaiserschnitt) und Nachblutungen (Atonie) beteiligt. Unter homöopathischer Begleitung (und weiteren Methoden wie z.b. der Akupunktur) wird es zunehmend gelingen, auf wehenfördernde und schmerzausschaltende Arzneien und Maßnahmen zu verzichten. Der Gewinn liegt – wie oben beschrieben – auf der Hand, *man muß ihn nur wollen!*

Mit dem Arzneibild von **Kalium carbonicum** soll im folgenden auf mögliche Störungen im Zusammenhang mit der Fruchtblasenbildung und auf die Notwendigkeit des Risses (Ruptur) dieser Membran (Blasensprung) aufmerksam gemacht werden.

Kalium carbonicum (Pottasche, Gewächslaugensalz)

Dies ist eine wasseranziehende und -bindende Substanz. In ähnlicher Funktion sind mit Kalium bei Pflanze, Tier und Mensch Gewebeaufquellungen verbunden, die einen Spannungszustand erhalten, solange „Leben" in diesen Strukturen ist. Beim Menschen kommt Kalium zu 95% als intrazelluläres (in der Zelle sich befindendes) Element vor. In der Evolution wurde als Voraussetzung für die Lebensentstehung ein Raum wie die Zelle notwendig, aus

der das von seinem Atomgewicht her schwerere Natrium entfernt und in der Kalium verdichtet wurde.

Das Prinzip der Grenzschicht, der Membran, wird im Arzneibild von Calcium carbonicum beschrieben. Zum tieferen Verständnis von Kalium carbonicum hilft die Betrachtung seiner eingeschlossenen und zurückgehaltenen, Innenleben erhaltenden, intrazellulären Funktion. Wenn wir eine Schnitt- oder Rißverletzung haben, kommt es zur Zerstörung von Zellen sowie zu einer örtlichen Freisetzung von Kalium. Dieses reizt die sensiblen Nervenfasern und vermittelt den *Wundschmerz*, der solange anhält, bis das gesamte freigesetzte Kalium wieder in die Zelle zurückgeführt worden ist. Es verwundert deshalb nicht, daß bei Arzneiprüfungen mit Kalium carbonicum eine Frau Träume hat wie die folgenden:

– daß sie sich in einem Gefängnis befindet und nicht weiß, wie sie dort herauskommen soll,

– sie träumt von einem Raum, in dem es keine Fenster gibt. Sie ist von der Außenwelt abgeschnitten und kann niemanden benachrichtigen oder vergleichbare Träume, in denen das Eingesperrtsein thematisiert wird.

Gefühle und Schmerzen werden von Kalium-carbonicum-Patientinnen vor der Umwelt zurückgehalten, geradezu versteckt und verborgen. Sie können nicht mitteilen, was sie im „Innersten" bewegt und belastet. Ihre Krankheiten entwickeln sich mit ansteigender innerer Spannung, die bis zur Verzweiflung geht (träumt, daß sie um Hilfe ruft und niemand sie hört). Dann ärgert sie sich über

sich selbst und wird mit sich ungeduldig, weil sie keine Lösung findet. Sie weint aus scheinbar fehlendem Anlaß, ist reizbar, macht aber niemandem konkrete Vorhaltungen. Auffällige Symptome für Kalium carbonicum sind deshalb:
– Patientin mag nicht berührt werden
– sie versucht, sich zu kontrollieren, und erschrickt leicht bereits bei geringfügigen Anlässen und Berührungen
– ist sehr empfindlich für Unerwartetes, lebt „routiniert"
– sie sucht Halt, Stützung und Gesellschaft
– fürchtet das Alleinsein und drohende Krankheit
– ist schlaflos in der zweiten Nachthälfte (von 2.00 bis 5.00 Uhr)
– bei Schwäche: Schwitzen durch geringste Anlässe
– Kälte und Luftzug verschlimmern immer
– Rückenschmerzen in der unteren Lendenwirbelsäule (ein Gefühl als drohe sie abzubrechen).

Nach der Vereinigung von Ei und Samen kommt es zu einer Raumneubildung, der Fruchtblase. Diese „Riesenzelle" ist die kaliumreichste des Menschen. Der anfängliche Wachstumsprozeß erfordert deshalb bei Störungen (drohende Fehlgeburt) sehr häufig Kalium carbonicum in dynamisierter Form, so z.B. bei folgenden Symptomen:
– Schmerzen vom Rücken, die von der Lendenwirbelsäule auf der Rückseite in die Oberschenkel ausstrahlen, anschließende Schmierblutung
– Zeichen von Muskel- und generell von Haltungsschwäche (Verlangen nach Stützung)

– Abneigung bereits gegen geringfügige Kälte.

Die Frau äußert nichts Konkretes über die inneren Gründe der Störung. In der Zeit der Schwangerschaft erscheint sie pflichtbewußt zu allen Untersuchungsterminen und verläßt sich auf die sie unterstützenden Personen. Wenn sie Beschwerden hat (immer wieder mit dem Rücken, dem Magen oder der Blase), sucht und befolgt sie jede therapeutische Anordnung, auch wenn diese keinerlei Erfolg haben. „Stell' dich nicht so an" oder „Das mußt du durchstehen" fordert sie von sich selbst.

Für die Schwangerschaftsbegleiter kommt der Bruch der Fruchtblase, der Blasensprung mit Abgang des Fruchtwassers, völlig unerwartet und unerklärlich wie auch so vieles andere bei der Kalium carb.-Frau. Mit angestrengter Selbstkontrolle geht sie durch die Geburt, sie reißt sich zusammen. Das kann so intensiv geschehen, daß sie wegen des nicht tiefertretenden Kopfes des Kindes in lange Geburtsverläufe, bis hin zum Kaiserschnitt, geraten kann. Ihre Wehen sind zunächst scharf und quälend, der Rücken schmerzt heftigst und muß fortwährend massiert werden. Dann kommt die Wehenschwäche.

Nach der Geburt hat sie den Verlust von Fruchtwasser *und* der Frucht – im Kalium-Sinne – zu verkraften. Sie ist ausgelaugt, muskelschwach, kann sich kaum auf den Beinen halten, ist um die Augen aufgedunsen und schwitzt zu leicht. Ihre Stimmung ist niedergeschlagen, ernst und weinerlich. Mit viel Mühe versucht sie, die Verletzung zu überwinden und den Damm, die Fassade, die „Zellwand", eben ihre Fassung wieder aufzubauen. Nach der Geburt bildet sie eine neue „Fruchtblase", das familiäre Heim, das nun zum Inhalt ihres Lebens wird. Mit bekannter Routine organisiert sie die Versorgung der Kinder, um dann erneut zu erkranken, wenn diese Frucht ein zweites Mal die „Zelle" verläßt, d.h. zu Beginn der Wechseljahre.

Die flügge gewordenen Kinder lassen die Mutter in Kummer zurück. Sie findet an nichts mehr Gefallen, fühlt sich von allen verlassen und weiß nicht, wie sie jemals aus dieser Not herauskommen soll. Das wiederum macht sie ungeduldig und gereizt. Angst und Hitze steigen aus dem Magen hoch, wenn sie allein ist; eine Angst vor dem Tode. Sie will es zwar anders, aber kann nicht. So wendet sie sich in ihrer Not mit körperlichen Leiden an ihren Arzt. Die Gebärmutter ist knotig und vergrößert. Eine Woche vor der Periode ist sie noch gereizter. Dann stürzt eine überstarke Periodenblutung aus ihr heraus und laugt sie aus. Vor und nach dieser Blutung schmiert es anhaltend blutig. Der blutungsfreie Zeitraum wird immer kürzer, so daß man ihr schließlich die Gebärmutter ausschabt (*Abrasio*) und später entfernt (*Hysterektomie*).

Von der zunehmenden, seelischen Qual in ihr erfährt nur ein intensiv zuhörender, vertrauter Mensch. Dabei kommen ihr wieder die Tränen, und sie hinterläßt einen tief berührten Zuhörer. Der Grund ihres tiefen Kummers erscheint nicht lösbar, so daß man sich unwohl fühlt, dieses überhaupt erfragt zu haben. Man kann ihr nur helfen, indem man sie für neue Aufgaben motiviert, damit sie durch eine neue Routine endlich wieder ihr Gleichgewicht findet.

Mit dem Alter wird die Kalium carb.-Frau dogmatisch starrer, unduldsamer und energischer mit dem Herunterspielen von Problemen. Die körperlichen Störungen treten dann intensiver hervor und weisen auf die Kaliumverbindungen hin.

Der Blasensprung

Häufig platzt die Fruchtblase, bevor die Wehen einsetzen. Dann befindet sich die Frau bereits unter der Geburt, da nun ein direkter Weg zum Kind freigelegt ist. Damit drohen aufsteigende Infektionen in die offene Fruchtblase, weshalb ein Wehenbeginn innerhalb von 24 Stunden wünschenswert ist. Mit dem Blasensprung sollte die Gebärende die Hebamme verständigen, damit diese prüft, wie es dem Kind nun geht. Sie wird nachschauen, mit welchem Teil es in den Geburtsweg eingetreten ist und wie fest sein meist vorangehender Kopf im kleinen Becken steckt, um das Ausmaß weiterer körperlicher Bewegung zu besprechen oder gar Bettruhe zu verordnen.

In vielen Geburtsabteilungen werden nach 12 Stunden vorsorglich Antibiotika gegeben, um eine Entzündung des Gebärmutterinhaltes aufzuhalten. Antibiotika sind jedoch problematische Arzneien und sollten möglichst vermieden werden. Am günstigsten ist es, wenn zeitig spontane Wehen entstehen. Die Schwangere hat zu diesem Zeitpunkt nur selten ein Krankheitsgefühl und daher ebenso selten Symptome, die zur homöopathischen Mittelwahl führen könnten.

Das Ereignis des Fruchtblasensprungs ist an sich etwas Besonderes, denn es ist unnatürlich und unverständlich, daß so früh dem Kind der Schutz der Blasenhaut genommen wird. Außerdem muß später die Schwangere viel mehr Schmerzen ertragen, da der relativ feste Kindskopf wesentlich unsanfter die Muttermundsaufdehnung bewirkt als das nachgiebig-elastische Frucht-Wasser-Polster. Nach langen Überlegungen und Verlaufsbeobachtungen erwies sich hierfür *Kalium carbonicum* als am effektivsten. Mit dem Fruchtblasensprung geben wir 1x C 30, 3 Globuli, erfolgt nach einer Stunde keine Reaktion (Ziehen im Bauch, Druckgefühl nach unten oder ähnliches), wird eine einmalige C 200-Gabe (2 Globuli) auf die Zunge verabreicht. Nach weiteren 2-3 Stunden sollte die Hebamme die Situation überprüfen. Im Erfolgsfalle ist bei Wehenbeginn zunächst keine weitere Arzneigabe notwendig; im anderen Falle, wenn also kein Effekt festzustellen ist, beginnen wir mit der Verabreichung von *Caulophyllum D 4*, eine Tablette alle 30 Minuten; nach vier Stunden D 6 und zwar jede Stunde 1 Tablette.

Zwölf Stunden nach dem Blasensprung sollte eine Besprechung mit der Hebamme über die Lage und das weitere Vorgehen erfolgen. In meiner bisherigen, gut 15jährigen geburtshilflichen Erfahrung habe ich sehr viel Respekt vor dem vorzeitigen Blasensprung entwickelt. Wenn innerhalb von 24 Stunden keine Wehen auftreten, muß die Schwangere unbedingt zur Überwachung in ein Krankenhaus!

Wehen und Schmerzen

Mittels homöopathischer Arzneien gelingt es recht gut, Schmerzen erträglich zu machen. Die Wehen werden dann geburtswirksamer und der gesamte Geburtsverlauf insgesamt beschleunigt. Es spricht zwar nichts gegen ein schulmedizinisches Schmerzmittel, wenn dies notwendig wird. Die homöopathische Arznei wirkt aber vorteilhafter, weil Geist und Gemüt klarer werden und die Frau insgesamt harmonischer. Ihre Energie wird dann allein ausreichen, die Wehenkraft zu erhalten.

Jede künstliche Wehenanregung riskiert Gefahren, die in einem Umschlagen in das Gegenteil des eigentlich Bezweckten, nämlich in „der Wehenlosigkeit und Gebärmuttererschöpfung" liegen. Hieraus entwickeln sich die lebensgefährlichen atonischen Blutungen nach der Geburt, was natürlich unbedingt zu vermeiden ist. Dieses katastrophale Ereignis habe ich bei über 300 Hausgeburten kein einziges Mal erlebt. In den Geburtsabteilungen der heutigen Krankenhäuser zählen atonische Blutungen dagegen zu häufigen Ereignissen; ein hausgemachtes und in vielen Fällen selbstverschuldetes Problem.

Nun zu den wichtigeren Homöopathika:

Belladonna (die Tollkirsche)
treibt das Herz an und verengt die
kleinen arteriellen Gefäße in der Peripherie.

Zentraler Anwendungsbereich: die
Kongestion (Blutüberfüllung bei Ent-
zündungsreizen, der Aufstau). Es
sind dies die klassischen Zeichen
der Entzündung: Hitze, Röte,
Schwellung und pulsierender bis
brennender Schmerz, die für Belladonna typisch sind.

Ausdruck: In der Erregungsphase
unter der Geburt wildes, „tierisches"
Verhalten mit heißem roten Gesicht,
diffusem Schwitzen, allgemeiner
Überempfindlichkeit und heftigen
Gemütswallungen. Bei plötzlichem
Wechsel in der Wehenpause Däm-
merzustand, nur halb wach, Augen
verdreht, die Schwangere wirkt wie
im Delirium. In der Schwächephase
kaum ansprechbar, eventuell beschäftigt mit Phantasien (sieht Tiere,
Hundeangst).

Symptome: – Erregung und
Schwäche wechseln abrupt
– Hypersensitivität aller Sinnesorga-
ne
– Trockenheit und Schmerzhaftigkeit
der betroffenen Schleimhäute
– Durstlosigkeit
– sucht die Wärme bis zum Kinn, der
Kopf sollte eher kühl bleiben

Modalität:
< Luftzug, Lärm, Berührung, Er-
schütterung
> Abdunkelung, Reizabschirmung

Anwendung: Häufig in der fortgeschrittenen Eröffnungsphase der
Geburt, wenn straffes Gewebe am
Damm und ein straffer Muttermund
zum Hindernis werden. Dieses finden wir oft bei älteren Erstgebären-
den oder bei Sportlerinnen, deren
Wehenkraft sich energievoll dagegen entwickelt. Dabei können heftigste Schmerzen und Notlagen für das
Kind entstehen.
Potenz: C 30, 200

Caulophyllum thalictroides
Die Frauenwurzel der Indianer, der
blaue Hahnenfuß (obgleich er zur
Familie der Berberidaceen gehört).
Zentraler Anwendungsbereich: Eine
Art von Gequältsein mit Schwäche,
ein inneres Zittern vor Schwäche!
Ausdruck: Die Frau ist blaß, nervös
und unruhig, weil die Wehen scharf
und heftigst auf sie einstürmen.

Symptome: – Die Wehen sind zu
kurz, zu schmerzhaft und zu rasch
erschöpfend! Weiterhin können es
ineffektive, d.h., im Bauch umherzie-
hende Wehen sein
– nadelstichartiger Schmerz in der
Cervix (im Gebärmutterhals)
– nach der heftigen Erregung dunkle
passive Blutung

Modalitäten:
< in der Nacht
< besonders nach zu frühem Frucht-
wasserabgang

Anwendung:
1. Bei oben beschriebener anfalls-
weiser Wehenqualität (in hohen Potenzen: C 6, 30, 200).
2. Wehenanregung nach Fruchtwas-
serabgang, wenn keine Wehen vor-

handen sind. Caul.-D 4 Tabletten z.B. stündlich geben, nach 6 Stunden auf D 6 erhöhen, stündliche Gabe. Bei Erfolglosigkeit nach 12 Stunden aufhören.

3. Bei Erschöpfungszuständen unter der Geburt, damit es weitergeht: in allen Potenzen je nach Ähnlichkeitsbeziehungen.

Chamomilla matricaria (echte Kamille aus der Familie der Korbblütler)

Der Name *Chamomilla* kommt aus dem Griechischen (chamai = niedrig, melon = Apfel), weil der Blütenkopf nach dem Verlust der Blütenblätter wie ein niedrig wachsender Apfel aussieht und auch etwas danach riecht. Der intensive Geruch hält Parasiten fern; in der Medizin findet die Pflanze breite Verwendung. Sie wird örtlich angewendet wegen ihrer desinfizierenden, antibakteriellen Wirkung. Allerdings fördert sie das Pilzwachstum, daher eignet sich heutzutage *Calendula* (Ringelblume), ebenfalls ein Korbblütler, besser zur örtlichen Anwendung. *Matricaria* kommt aus dem Lateinischen (mater = (Gebär)Mutter), womit die organische Beziehung herausragend bezeichnet ist.

Zentraler Anwendungsbereich:
Hysterie, hypersensibel und überreizt

Ausdruck:
Weil auch nur der geringste Schmerz im Bauchraum der Frau unerträglich ist, gebärdet sie sich extrem heftig, zornig und hysterisch. Sie will beständig eine Änderung ihrer Situation, ein übellauniges Hin

und Her. Beteiligte empfinden sie in *dieser* Situation als äußerst unangenehmen Menschen.

Symptome:
– Abneigung, angesehen zu werden; reagiert abweisend
– steigert sich in die Schmerzen hinein bis zur Unerträglichkeit
– Folge von zorniger Gemütserregung: eine Wange rot, eine blaß

Modalitäten:
< vor und bei der Periode
< Hitze, warme Räume, warmes Essen
< Berührung und ansehen
< Liegen im Bett
> umhergehen/bewegen!

Anwendung:
Früh unter der Geburt, wenn die ersten Wehen schon Betäubung verlangen. Drohende Fehlgeburt, Wehen durch Zorn!
Potenz: C 30, C 200

Gelsemium sempervirens
Der gelbe Jasmin, eine dornenlose, strychninhaltige Schlingpflanze aus Nordamerika.

Zentraler Anwendungsbereich:
Übererregung durch Erwartungsspannung

Ausdruck:
Nette, aber unsichere Frau, die sich nicht traut, ihre Meinung zu sagen. Sie versucht sympathisch zu wirken, weil sie soviel Unterstützung und Vertrauen sucht und braucht. Durch unbedachte Äußerungen oder nicht erklärte Handlungen des Arztes oder der Hebamme wird sie verunsi-

chert, verkrampft und ungeschickt in ihren Bewegungen. Bei Erschöpfung ermüden die Augen und Oberlider, und sie bekommt einen Gesichtsausdruck, als wäre sie berauscht.

Symptome:
– Zittern der Extremitäten bei Erregung
– Verschlucken, Versprechen, Koordinationsstörung

Modalitäten:
> Ablenkung, Zuwendung, Wärme, Beruhigung
< schlechte Nachrichten

Anwendung:
Durch die fremdartige Kliniksituation erregt und verkrampft sich die Frau, und der Muttermund und die Geburt bleibt bei halberöffnetem, straffen Muttermund stehen. Dann folgt die Erschöpfung mit lähmender Schwäche.
Potenz: C 6, C 30

Aconitum napellus (Eisen- oder Sturmhut)
Sehr giftiges Hahnenfußgewächs!

Zentraler Anwendungsbereich:
Plötzliche Angst und Panik

Ausdruck:
Erregt, unruhig mit Angst und Trockenheit, sie verhält sich unlogisch und ist von Schreck gezeichnet, Herzklopfen, ängstliches Atmen, leichte Zyanose (Blaufärbung) der Lippen.

Symptome:
– Folge von Schreck, plötzlicher Abkühlung
– alles ist plötzlich und heftig
– Angst zu sterben

Modalitäten:
< im warmen Raum, vor Mitternacht
< von Kälte
> im Freien

Anwendung:
Während des Geburtsverlaufs kann es jederzeit unerklärlich und plötzlich zu Ruhelosigkeit und Todesangst kommen. Diese Erscheinungen sind häufig mit Lagestörungen des Kindes im mütterlichen Becken verbunden; es ist so, als spürte die Mutter intensiv, daß das Kind aus dieser Lage nicht geboren werden kann. Direkt nach der Geburt ist *Aconit* das erste Mittel für das „schockierte Neugeborene", das plötzlich in die Kälte kommt und auf seinem Weg noch unter Todes- bzw. unter Erstickungsangst litt. Es hilft, das Kind rasch und in Gemütsruhe zum Stillen an die mütterliche Brust zu bringen, was für Mutter und Kind sehr bedeutsam ist.
Potenz: C 30

Coffea (die Kaffeebohne, roh oder geröstet)
Die Frucht eines klimatisch sehr sensiblen Baumes.

Zentraler Anwendungsbereich:
Sinnesübererregung

Ausdruck:
Hitzig erregtes, rotes Gesicht, lebhaft und hellwach. Unerträgliche Schmerzen bis zum wahnsinnig werden. Euphorie und Ekstase.

Symptome:
– Folge von Freude, von ekstatischen Erlebnissen
– Schlaflos durch Gedankenandrang

137

– konstruktive Ruhelosigkeit
– Harndrang

Modalitäten:
> Wärme, Ruhe und Schlaf

Anwendung:
Für die *letzten* Wehen, wenn der kindliche Kopf die Weichteile der Mutter maximal anspannt. Die Mutter ist ekstatisch erregt, und wegen Angst (Todesangst) und Schmerzunverträglichkeit hält sie inne; der Geburtsvorgang stagniert!
Ebenso bei Schlaflosigkeit und unerträglichen Nachwehen direkt nach der euphorischen Phase nach der Geburt, evtl. auch für das schlaflose Neugeborene.
Potenz: C 30

Cimicifuga racemosa
Das Wanzenkraut, Familie der Hahnenfußgewächse, Arznei der nordamerikanischen Indianer.

Zentraler Anwendungsbereich:
Angst mit prophetischer Gewißheit, die sie zu verdrängen sucht.

Ausdruck:
Nervös, erregt, geschwätzig, immer wieder von Anfällen von Frösteligkeit erfaßt; dann ruhelos und ängstlich, traurig gedrückt.

Symptome:
– langgezogene Wehen mit Ausstrahlungen quer über den Bauch, einseitig hochziehend oder in den Leisten und Hüften
– hysterisch exaltierte Symptome
– geräuschempfindlich während der Wehen

Modalitäten:
> Wärmeanwendung, durch Druck
> durch Essen

Anwendung:
Bei krampfhaftem Dauerverschluß des Muttermunds (Cervixdystokie) mit unergiebiger, exaltierter Vorwehenphase. Die Schwangere hat Angst, es passiere etwas Schlimmes unter der Geburt. Sobald die Wehen kraftvoller werden, steigert sich ihre Angst, und sie will die Geburt abbrechen. „Ich schaffe es nicht" oder „Ich kann es nicht ertragen" ist dann zu hören. Tatsächlich können die Wehen plötzlich aufhören, und sie bekommt andere körperliche oder seelische Beschwerden.
Potenz: C 30 und höher.

Es können unter der Geburt ebenso die großen homöopathischen Arzneien angezeigt sein, wenn die Symptome deutlich deren Ähnlichkeitsbeziehung demonstrieren. Deshalb hier noch drei entsprechende Hinweise:

Lycopodium
Für die ehrgeizige Frau, die die Ereignisse zu vernunftorientiert behandelt, zu Trockenheit neigt, im Geburtsverlauf stockt und maßlos enttäuscht ist über ihr eigenes Versagen.

Sepia
Sensibel, kälteempfindlich, nadelstichartige Schmerzen im Gebärmutterhals, Krampfwehen; sie fühlt sich am wohlsten im heißen Bad. Ausgeprägte Pigmentierungen im Gesicht (Chloasma), Kreislaufschwäche beim Aufrichten.

Natrium muriaticum
Kontaktscheue Frau, die sich an die Hebamme klammert und sie nicht

mehr losläßt. Jede fremde Person behindert die weitere Entwicklung. Sie kann sehr schwer Gefühle zeigen, alles ist gleich peinlich! Vorsichtig und rücksichtsvoll im Ausdruck.

Blutungen

Sie sind unter der Geburt homöopathisch beeinflußbar. Da dieses Symptom bei stärkerem Ausmaß aber immer eine Notlage anzeigt, sind – neben der dann einzuleitenden schulmedizinischen Behandlung – sofort rasch und gezielt homöopathische Einzelmittel in Hochpotenz (C 200 oder höher) zu geben, was oft ausreicht. Es sind vordringlich drei Mittel bereitzuhalten, mit denen aber nicht *alle* Blutungen zu lösen sind.

Phosphor
Für helle Blutungen in Intervallen, mit oder zwischen den Wehen in unterbrochenem Schwall; die Frau gibt oft eine brennende oder hitzige Empfindung zwischen den Schulter-

blättern oder die Wirbelsäule aufsteigend an. Vor der Geburt gab es Blutungshinweise diskreter Art wie z.b. Nasenbluten oder blutiger Nasenschleim. Die Frau ist leicht erregbar und zeigt ein hektisch gerötetes Gesicht.

Ipecacuanha
Für stark fließende Blutungen (wie aus einem geöffneten Wasserhahn), insbesondere nach der Kindesgeburt. Rasch gibt die Frau Atembeklemmung und *Brustenge* an. Sie versucht tief Luft zu holen, ist sehr blaß und klagt über aufkommende *Übelkeit*. Durch die rechtzeitige Verabreichung von Ipec. bzw. als Sofortmaßnahme gegeben, kann der Blutfluß zum Stillstand kommen.

Sabina
Entscheidendes Symptom sind die leberähnlichen dunklen Blutklumpen, die mit einem hellen Blutschwall ausgestoßen werden. Hier liegt meist ein Ausstoßungsversuch von Eihäuten oder Plazentaresten vor.

XIII. Das Wochenbett

Die erste Woche nach der Geburt ist für Mutter und Kind gleichermaßen aufregend. Beide müssen die Anstrengungen und Blessuren überwinden. Das Kind schläft zunächst in unregelmäßigen Intervallen, entwickelt eine natürliche Gelbsucht (durch Veränderungen im Blut im Rahmen seiner Anpassung an die Luftatmung) und verliert vorübergehend an Gewicht. Das Baby trinkt schwächer und kürzer an der Brust als gleich nach der Geburt. Ist das Kind unruhig, wird es oft zu lange angelegt, so daß die Brustwarzen schnell und leicht wund werden. Häufiges Anlegen an die Brust ist anfangs aber sinnvoll, denn das Kind bekommt wichtige Vormilchstufen, und der Mutter hilft es bei der Ausscheidung des Wochenflusses und der Gebärmutterrückbildung. Bekommt das Kind Tee, so wird es an der Brust trinkfauler. Empörend ist die unüberlegte Zufütterung von Kuhmilchersatznahrung, was heute noch beständig in den Kinderzimmern der Wöchnerinstationen vorkommt. Mit dem Stillen ist es dann nämlich bald zuende.

Mechanische Hindernisse sind meistens mit Kunsthilfen (Milchpumpe, Brusthütchen etc.) überbrückbar.

Wenn das Baby zuviel schreit, sucht es in der Regel die Mutter. Der direkte Hautkontakt wirkt wie ein Beruhigungsmittel. Das Saugen an der Brust ist ohne Zweifel anstrengend. Die Brustmilchernährung ist jedoch für das Kind unentbehrlich als perfekter Nestschutz im ersten Lebenshalbjahr. In dieser ganzen Zeit benötigt es *keinerlei andere Nahrungszufuhr* – jede Flaschennahrung bedeutet den Anfang vom Stillende!

Mutter und Kind gehören also in dieser Zeit zusammen. In der Klinik gefährdet die Möglichkeit des Abstillens diese so wichtige Beziehung; es ist ja so bequem, das Baby im Kinderzimmer abzugeben. Dort drohen jedoch Ansteckungsgefahren, da die im Krankenhaus zwingend erforderlichen Hygienemaßnahmen zur Selektion unangenehmer und gefährlicher Krankenhauskeime geführt haben. Überlastete Säuglingsschwestern geben auch gern mal die „Flasche", um schreiende Kinder zufriedenzustellen. Häufig verteilen sie auch die Proben und Geschenkpackungen der Ersatzmilchfirmen; eine leichtfertige Verführung mit gefährlichen Folgen!

Die Wöchnerin sollte zwar nur für

das Kind da sein und von jeder anderen Arbeit befreit sein, dennoch ist sie keine Kranke und braucht nicht in einer passiven Rolle gehalten werden. Daher ist eine ambulante Entbindung mit häuslichem Wochenbett und Haushaltshilfe vorzuziehen. Nach der ersten Geburt ist alles neu und ungewohnt, die Hebamme ist hier als vertrauensvolle Beraterin völlig ausreichend. Viele Berater verunsichern nur – mit unmittelbarer Störwirkung auf den Milchfluß. Während der ganzen ersten Woche sollte die Frau deshalb von *jedem* Besuch, außer von ihrem eigenen Mann und ihren Kindern, verschont werden. Danach hat sich in der Regel alles eingespielt, und sie kann allmählich in ihre Welt zurückkehren.

Krankheitsentwicklungen im Wochenbett sind unter homöopathischen Gesichtspunkten vor diesem Hintergrund zu betrachten: als Folge von Ärger, Verunsicherung und Überarbeitung, als Flüssigkeitsverlust (Milch, Blut), Kummer und unterdrückter Erregung. Eine homöopathische Begleitung hat immer zum Ziel, die *Stillbeziehung* aufrechtzuerhalten. Die stillende Mutter und ihr Kind müssen absolute Priorität haben.

Die Wöchnerin benötigt in der Regel keinerlei Arzneien. In erster Linie ist die aktive versorgende Rolle der Mutter anzustreben, zumal dies eine ungestörte Gebärmutterrückbildung garantiert. Im folgenden nun zu den in diesem Zusammenhang wichtigen Homöopathika:

Calcium carbonicum *hutti*
Kalzium ist ein körpereigenes Element, das der Stützung und Stabilisierung im Knochenskelett (zusammen mit Phosphor als Apatit) dient, den Zähnen, in der Zellmembran (zur Trennung von Innen und Außen) und im Blut vorkommt (z.B. Blutgerinnungsfaktor IV) und auf vielfältige Weise Lebensvorgänge abbremst. Zuviel Kalzium führt zur Verkalkung, zu wenig zur Übererregung und Erweichung fester Strukturen.

Hahnemann führte in die Therapie den Kalk der Austernschale, ein biologisches Komplexpräparat, als Ausgangssubstanz ein, die aufgrund ihrer Ähnlichkeit mit den Besonderheiten der Auster entsprechend zur Anwendung kommt. Die Auster ist ein extremitätenloses, stationär lebendes Wesen, das sich deshalb gut im Freien züchten läßt. Beim Betrachten erweckt sie den Eindruck, daß sich bei ihr alles nur um das Essen dreht: bei Flut Schale auf, bei Ebbe wieder zu. Kopf und Beine scheinen nicht vorgesehen zu sein. Eine dicke, äußerlich häßliche Schale schützt einen weichen Kern. Der Innenrand der Schale glänzt vielfarbig durch Perlmuttbeschichtung, die in besonderen Fällen zur Perlenbildung führt.

Die dem Austernkalk ähnliche Frau ist bewegungsarm und neigt leicht zu Übergewicht, da sie gern und gut ißt. In ihrer Kost ist sie dabei nicht sehr anspruchsvoll: Einfache Hausmannskost wie Nudeln mit Soße oder Kartoffeln mit Quark oder Eiern genügen ihr. Sehr häufig verlangt sie nach Süßem, Milch dagegen mag sie überhaupt nicht. Wegen ihrer Bewegungsarmut – an Leistungssport war sie nie interessiert –

leidet sie oft unter Verstopfung, vor allem auf Reisen. Früher war sie ein „Pummelchen" und, abgesehen von einigen Trotzphasen, ein unproblematisches Kind. Ihr Fleiß und ihre Zuverlässigkeit öffneten ihr schon immer die Herzen der Umgebung. Nun setzt sie sich voll und ganz in der Familie ein. Sie neigt dazu, sich um alles zu kümmern, alle zu bemuttern; Heim, Hof und Herd gestaltet sie mit Umsicht und Herzlichkeit. Alle sollen sich wohlfühlen, warm und geheizt soll es sein, und an Festtagen ist sie voll und ganz gefordert. So entstehen ihre Erkrankungen aus Überbelastungen und Überanstrengung sowie aus der Enttäuschung, wenn man ihren Einsatz nicht schätzt. Ihre ganze Sorge gilt dem Wohl der Angehörigen. Wenn sie das Haus verlassen haben, findet sie erst in den Schlaf, wenn auch der letzte wieder in den Schutz der heimischen „Schale" zurückgekehrt ist.

Der Grundausdruck ihrer Seelenlast ist eine *furchtsame Besorgnis* um andere und bisweilen auch um sich selbst, die sich in Angst vor Unfällen und Infektionskrankheiten ausdrückt. Auffällig ist immer ihre große Angst in der Höhe, besonders nach der Schwangerschaft, nachdem sie erstmals „daniedergekommen" und, wie die Auster, so richtig irdisch geworden ist. Der Schutz der Schale ist notwendig, um sich zu trauen, auf neue Dinge zuzugehen. Entsprechend zeigt sie Sorge und Angst um die Zukunft. Wenn sie nach der Geburt schwach bleibt, bei Anstrengungen leicht ins Schwitzen kommt (Oberkörper) und dadurch wiederholt uterine (Gebärmutter) Blutun-

gen auftreten und die Milch oft zu dünn und zu wenig nahrhaft ist, dann wird Calc. potenziert erforderlich. Der Säugling nimmt sich „radikal", was er braucht, und die Wachstumsdynamik und Skelettentwicklung führen zu einem entsprechend hohen Kalziumbedarf (Rachitisproblem). Bei einem geschwächten Allgemeinzustand neigt die Mutter sehr zu Erkältungen mit lymphatischen Anschwellungen. Wärme bessert immer, nur zu große Sommerhitze kann stören. Die Periode ist zu stark und kommt zu früh wieder. Zwischenblutungen sind möglich, und bisweilen machen sich Brustspannungen schon vor der Periode bemerkbar (praemenstruelles Syndrom). Häufig ist eine Neigung zur Myomentwicklung zu beobachten. Wegen ihres Körpergewichts und den vielen Sorgen neigt sie langfristig zur Instabilität ihrer Knochen (Osteoporose).

Im folgenden nun zu den Homöopathika, die bei den verschiedenen Beschwerden im Wochenbett zum Einsatz kommen können.

Geburtsfolgen

Arnica montana (Berwohlverleih, Korbblütler [Compositae])

Für die Folgen von Überanstrengung, Blutungen bei Quetschung und Faserriß. Für die „traumatische" Geburt, besonders nach Zangen- oder Saugglockenhilfe, und zwar für Mutter und Kind!

Potenz: C 30 und einen Tag lang in Wasser verkleppert.

Rhus toxicodendron (Giftsumach aus Nordamerika)

Durch die Überanstrengung ihrer gesamten Muskulatur bei der Geburt kommt die Mutter nachts nicht zur Ruhe. Muskelkater und Gelenke schmerzen, sie ist ruhelos und muß sich nachts bewegen. Aus Erschöpfung bekommt sie fieberhafte Probleme mit Herpesbläschen auf den Lippen. Wärme hilft ihr immer.

Bei Verletzungen (jeweils Potenz C 30)
– Dammriß mit großem Bluterguß: **Bellis perennis**
– Dammschnitt, der schmerzt und nicht heilt: **Staphisagria**
– Kaiserschnitt, der nicht heilt: **Staphisagria**
– Gebärmutterschmerzen nach äußerem Druck während der Geburt (sog. Kristeller-Handgriff des Geburtshelfers): **Bellis perennis**
Steißbeinschmerzen: **Hypericum**

Blasenstörung (jeweils Potenz C 30)
– Schmerzen beim Wasserlassen nach Katheterisierung: **Staphisagria**
– Harnverhalten nach der Geburt: akut: **Aconitum,** später: **Opium**
– Keine Kontrolle über die Blase: akut: **Hysoscyamus**, chronisch: **Causticum**

Darm-/Verdauungsstörung (jeweils Potenz C 30)
Verstopfung nach Kaiserschnitt, nach Schmerzmittelgebrauch, nach „Rückenmarksbetäubung" (Periduralanästhesie): **Nux vomica**

Schwäche im Wochenbett

Sie ist zunächst das Ergebnis des Blut- und Kräfteverlustes und wird durch die nun anstehenden Belastungen der Kindesversorgung noch vertieft. Hier stehen wiederum verschiedene Arzneien zur Auswahl.

China officinalis (Rinde des Chinabaumes)

Zentraler Anwendungsbereich:
Flüssigkeitsverluste

Ausdruck:
Blaß, schwach, zurückgezogen und kälteempfindlich, mag keine oberflächlichen Kontakte.

Symptome:
– tagsüber schläfrig, nachts schlaflos wegen Gedankenandrang, Planen von Aktivitäten
– aufgeblähter Bauch, Blähungsabgang bessert *nicht!*
– verlangt Süßes und Saures
– hochgradig berührungsempfindlich

Modalitäten:
< Berührung, Luftzug;
> Ruhe und Wärme

Anwendung:
Nach heftigen atonischen Blutungen unter der Geburt (auch später noch). (Das Folgemittel kann dann häufig **Natrium muriaticum** sein.)
Potenz: C 30

Ferrum metallicum (metallisches Eisen)

Zentraler Anwendungsbereich:
Blutverluste

Ausdruck:
Trotz aller Schwäche beeindruckt diese Frau immer wieder durch ihr scheinbar blühendes Aussehen mit roten Backen und leichter Erregbarkeit; ärgert sich leicht, wenn sie wegen ihrer Schwäche in ihren Aktivitäten behindert wird (Krankheit des Willens). Für Menschen, die ge-

wohnt sind zuzupacken, ohne lange zu diskutieren. Vom Typ her eher kräftig, dicklich, grob und bäuerlich.

Symptome:
– geräuschempfindlich
– Verlangen nach Butter und Brot
– Erbrechen ohne Übelkeit

Modalitäten:
> Bewegung;
< Kälte

Anwendung:
Müdigkeit, Schwäche und/nach Blutungen – auch nach Eisengaben in der Schwangerschaft. Für Frauen, die es gewohnt waren, schnell und kompromißlos Entscheidungen zu treffen. Wochenfluß (*Lochien*) bläßlich-wäßrig.

Acidum phosphoricum (Phosphorsäure)
Eine milde, in Limonaden belebende Säure

Zentraler Anwendungsbereich:
Erschöpfung durch geistige oder emotionale Überanstrengung, aber auch durch Brustmilchverluste

Ausdruck:
Dunkle schwärzliche Augenringe, trüber Blick, „hirnmüdes" und „leeres" Aussehen, sehr blaß und klagt über Kopfschmerz, Gleichgültigkeit.

Symptome:
– schläft wie in Narkose
– im Liegen Empfindung, daß der Kopf immer schwerer wird, hingegen die Beine immer leichter
- Verlangen nach erfrischenden Getränken, Obstsäften

Modalitäten:
> Ruhe und Liegen, Kopf ablegen;
> Wärme
< frühmorgens geistige Anstrengungen

Anwendung:
Durch Stillaktivität ermattet, z.b. beim Versorgen von Zwillingen

Helonias dioica (falsche Einhornwurzel aus Nordamerika, Liliengewächs)

Zentraler Anwendungsbereich:
Für schwache, müde, nörgelig-reizbare Frauen mit Gebärmuttersenkungsbeschwerden; mit Rückenschmerzen im Lendenbereich, die zur Niere ausstrahlen und gleichzeitiger Mitbeteiligung bzw. Reizung des Harnwegsystems. Entscheidendes Symptom ist die Besserung sämtlicher Beschwerden in Phasen, in denen die Frau abgelenkt ist bzw. sich für etwas anderes interessiert.
Potenz: C 30

Aletris farinosa (Kolikwurzel, Liliengewächs aus Nordamerika)

Zentraler Anwendungsbereich:
Keine Erholung mehr nach der Geburt! Blutarmut, Senkungsbeschwerden, Schweregefühl von anderen Körperteilen und Dauermüdigkeit führen zu dieser Arznei. Der Stuhlgang ist träge, der Darm wie gelähmt. Die Gebärmutter tritt vor aufgrund mangelnder Elastizität der Bänder.

Calcium carbonicum
Als Folgemittel nach *Rhus tox.* Allgemeine Trägheit, mangelnde Initiative,

Meiden körperlicher Anstrengungen, Kälteempfindlichkeit, Verstopfung, Verlangen nach Süßem und Abneigung gegen Milch sowie Angst vor Infektionen bei sich und dem Kind verweisen auf dieses große Arzneibild. Die Brust spannt wegen der vielen Milch, und der Wochenfluß (Lochien) nimmt nach jeder körperlichen Anstrengung zu.

Sulfur

Für die Folgen von Infekten, Blutungen und Antibiotikabehandlungen. Die betreffenden Frauen schlafen schlecht, sind egozentrisch, unordentlich und bisweilen unhygienisch. Durst, Verlangen nach Süßem, bisweilen auch nach Fettem, Hautwundheiten, Durchfälle frühmorgens und häufiger Fieberanstieg verweisen auf Sulfur.

Kalium carbonicum

Eines der häufigsten Mittel für viele Probleme nach der Geburt, die durch Fruchtwasser- (hoher Kaliumgehalt) und Fruchtabgang ein besonderes Kaliumverlustereignis darstellen.

Die Schwäche der Muskeln ist so ausgeprägt, daß die junge Mutter meint, sich kaum auf den Beinen halten zu können, ohne einzuknicken. In der unteren Wirbelsäule hat sie das Gefühl, abzubrechen. Rückenlage, Ruhe und Wärme helfen. Besonders auffällig ist die Schweißbildung bei geringsten Anstrengungen (viel schneller als bei *Calcium carb.*) mit einer extremen Empfindlichkeit für Luftzug. Bisweilen wiederkehrendes Erwachen zwi-

schen 3.00 und 5.00 Uhr. Ihre Stimmung ist weinerlich bei gleichzeitig großer Müdigkeit. Sie beklagt sich nicht, kann aber sehr nörgelig und reizbar sein und sich sehr über ihre eigene Unzulänglichkeit ärgern. Sie versucht mühselig, ihre Fassung wiederzugewinnen (bildlich gesprochen: das Kalium wieder in die Zelle zurückzuholen).

Die Nachwehen

Die Nachwehen schützen und plagen die Wöchnerin zugleich. Die Gebärmutter muß sich zusammenziehen und den ungestörten Wochenfluß erhalten. Mehrgebärende leiden häufig unter heftigsten Kontraktionen. Während des Stillens wird sich reflexartig die Gebärmutter zusammenziehen. Es kommen alle Homöopathika in Frage, die unter der Geburt zur Harmonisierung von Wehenstörungen angezeigt sind.

Belladonna (C 30)

Plötzlicher Schmerz und Nachwehen; krampfartige Schmerzen, die zum Strecken zwingen. Man sollte keinenfalls die Bauchdecke berühren! Pulsierende Schmerzen und Hitzegefühle im Kopf mit heißem roten Gesicht. Die Frau ist ärgerlich gereizt. Der Wochenfluß eher spärlich. Neigung zu Entzündungen und Fieberbereitschaft kommen hinzu.

Chamomilla (C 30)

Die Gemütslage führt am sichersten zu dieser Arznei: Heftig, zornig und launisch wirft sich die Frau im Bett umher, sie kann den Schmerz nicht aushalten und behandelt die Helfenden unwirsch.

Coffea
Nach einer euphorischen Phase folgt Überempfindlichkeit mit Schlafstörung und leichter Erregbarkeit. Wärme bessert in jeder Beziehung.

Secale cornutum
Die Kontraktionen sind quälend und langanhaltend, besonders während des Stillens. Die Bettdecke wird auf dem Bauch nicht ertragen. Bisweilen spreizt sie die Finger wie im Krampf von sich weg und verzieht das ganze Gesicht. Die Rückbildung der Gebärmutter ist unbefriedigend, der Wochenfluß zu dunkel und wäßrig, die Frau erschöpft und ausgelaugt.

Caulophyllum thalictroides
Die Nachwehen sind stürmisch, in Salven kurz und heftigst quälend. Die Frau zittert innerlich vor Schwäche.

Viburnum opulus
Krampfige Nachwehen, die weit in die Beine ausstrahlen und von Beinkrämpfen oder Magenkrämpfen begleitet sind.

Aurum metallicum
Wehen vom Belladonna-Charakter, besonders schmerzhaft in der Nacht, die die Frau zur Verzweiflung treiben. Die Schmerzen sind von zerstörendem Charakter. Die Frau ist depressiv und äußert Suizidideen (will aus dem Fenster springen) oder Verletzungsabsichten (will mit dem Kopf gegen die Wand schlagen).

Weitere Arzneien: **Kalium carb., Sep., Puls.**

Störungen des Wochenflusses, Fieber

In den ersten 3-4 Wochen nach der Geburt verkleinert sich die Gebärmutter, bis sie wieder die etwa hühnereigroße Normalform erreicht hat. Begleitet wird dieser Vorgang durch das Ausscheiden der für die Schwangerschaft aufgebauten Gebärmutterschleimhaut in Form eines Wundflusses. Dieser ist reich an Abwehrzellen (weißen Blutkörperchen), so daß die Frau frei von Scheideninfekten bleibt. Auch ein in der Schwangerschaft möglicherweise erworbener, unbehandelter Pilzinfekt wird nun überwunden. In den ersten Tagen nach der Geburt kommen häufig Eihautreste hinzu, die mit Blutklumpen ausgestoßen werden. Anfangs unterstützt die Wöchnerin diesen Vorgang durch einen ausgewogenen Wechsel zwischen Stillen, Bettruhe (mit Bauchlage), Bewegung und Rückbildungsgymnastik. Eine allmählich wieder zunehmende, ihren Kräften angemesse Körperaktivität ist nützlich. Am vorteilhaftesten ist jedoch die regelmäßige und für das Kind entscheidende Stillaktivität!

Für die Frau ist Gefahr in Verzug, wenn der Wochenfluß (Lochialfluß) stagniert und Fieber mit Schüttelfrost sowie Kopf- und Gliederschmerzen einsetzen. Die Geburtsvorgänge hinterlassen eine Schwäche, die rasch in bedrohliche Blutvergiftungen (Sepsis) ausufern kann. Dann ist rasches Handeln gefragt, wobei nicht die Fiebersenkung an erster Stelle steht, sondern die Lösung der neuen Beschwerden zum Wiedereintritt des Wochenflusses. Alle Arzneien akut in C 30-Globuli.

Arnika montana
ist nach der Geburt für alle Wundfolgen mit Blutungen die erste Wahl.

Rhus toxicodendron (Giftsumach) ist ein großes Heilmittel für die Folgen von körperlicher Überanstrengung, der Abwehrschwäche, Muskelkater und nächtliche Unruhe folgen. Die Lochien sind dünn, scharf und können, begleitet von hohem Fieber, zeitweise aussetzen oder nach erneuten körperlichen Anstrengungen wieder zurückkommen. Während des Tages geht es der Frau besser als nachts. Das Fieber wird oft von Fieberbläschen oder Herpes der Lippen begleitet.

Belladonna
ist das häufigste Mittel für die plötzlich auftretenden, heftigen und hohen Fieberzustände im Wochenbett. Das Gesicht ist dann hochrot, dampfig und heiß, berstende Kopfschmerzen begleiten eine ärgerlich reizbare Stimmung. Die Lochien werden hell und heiß, Klumpen kommen hinzu und bei schmerzender Gebärmutter läßt der Wochenfluß nach.

Pyrogenium
ist eine *Nosode*, also ein *Krankheits-produkt,* und zwar ein Fäulnisprodukt aus Ochsenfleisch. Wichtiges Symptom für diese Nosode ist ein exzessiv-heftiger Schüttelfrost mit Schlagen der Glieder und Zähne bis sie schmerzen. Die Lochien riechen faulig, sind scharf und spärlich. Dieser Zustand kann typischerweise durch eine heftige Erkältung ausgelöst werden und entspricht einer Krise zu Beginn wie bei Blutvergiftung.

Lachesis muta
wird zur führenden Arznei des Wochenbettes, wenn entzündliche und übelriechende Lochien aufhören zu fließen. Die Gebärmutter schmerzt bei Berührung, insgesamt ist die Frau sehr berührungsempfindlich, so auch an den Haarspitzen. Das begleitende Fieber ist mit kaum zu ertragenden Kopfschmerzen verbunden. Die Krise beginnt häufig während des Schlafes in der Nacht. Auffällig ist, daß sie unmöglich auf der linken Herzseite liegen kann.

Secale cornutum (sog. *Mutterkorn,* ein auf dem Roggenkorn schmarotzender Pilz)
Die Wöchnerin ist kraftlos, ausgemergelt und leidet unter Gebärmuttersenkung. Die Lochien sehen aus wie schwarze Tinte, können faulig riechen und zeitweise auch sehr spärlich fließen. Sie mag trotz der Kälte ihrer Haut nur ungern das Gewicht der Bettdecke auf ihrem Bauch ertragen. In den Füßen und Händen kribbelt es bisweilen wie von Ameisen. Jedesmal, wenn sie das Kind anlegt, zieht sich die Gebärmutter für eine unerträglich lange Zeit

schmerzhaft zusammen. Der gesamte Zeitraum der Abblutung ist sehr verlängert.

Durch verschiedene Bedingungen kann der Wochenfluß unterbrochen sein und die Frau gefährden:
a) durch Ärger: *Bryonia, Chamomilla*
b) durch Erkältung: *Aconitum, Bryonia, Pulsatilla, Sulfur*
c) durch Kummer: *Ignatia*
d) durch Zorn: *Colocynthis* (mit zum Krümmen zwingender Kolik)

Calcium carbonicum
ist häufig das Folgemittel, wenn akut Belladonna oder Rhus toxicodendron geholfen haben. Eine körperliche Anstrengung kann wiederholt und vor dem Hintergrund großer Erschöpfung zum erneuten und starken Wochenfluß führen.

Silicea
Die frostig-reservierte, sympathische Silicea-Frau mit vornehmen Zügen wird von Versagensängsten geplagt und leidet sehr unter Gebärmutterschmerzen beim Stillen. Die Lochien fließen reichlich und verstärkt nachts.

Stimmungsveränderungen im Wochenbett

Vermutlich gibt es sie, die sog. „endogene Depression", eine vererbte Neigung zur Depression. Eine solche Diagnose soll dann der Aussage dienen, daß hiervon (noch) keine Heilung möglich ist. Es kann jedoch nicht im voraus bestimmt werden,

welche Frau nun erblich bedingt psychisch erkrankt. Zunächst ist es deshalb immer gerechtfertigt, Veränderungen der Stimmung bis hin zur Wochenbettdepression in Abhängigkeit von den Vorbelastungen der Frau (Beruf, Haushalt, Familie, soziale Abhängigkeiten), vom Schwangerschafts- und ganz besonders vom Geburtsverlauf zu betrachten. Am häufigsten und an zentraler Stelle steht das Gefühl, versagt zu haben, Erwartungen nicht gerecht geworden zu sein, keine gute Mutter zu sein oder die selbstgesteckten Ziele (sanfte Geburt statt Kaiserschnitt) nicht erreicht zu haben. Eine beginnende Depression zeigt sich früh durch Schlaflosigkeit, Appetitverlust, Verstopfung und durch Unruhe, durch raschen Stimmungswechsel oder durch ein Erstarren der Gefühle.

Die homöopathische Arzneihilfe sollte frühzeitig und im Sinne der richtigen Weichenstellung erfolgen. Selbstverständlich muß die Mutter entlastet und versorgt werden. Im folgenden soll die homöopathische Hilfestellung mit einigen wenigen, aber häufig hier zur Anwendung kommenden Arzneien aufgezeigt werden:

Ignatia amara (Ignazbohne)
Eine strychninhaltige, dornenlose Kletterpflanze, die sich potenziert für Zustände seelischer Verkrampfung eignet. Es ist die führende Arznei für die Folgen eines Kummers, von dem es kein Loskommen mehr zu geben scheint. Seien es betrübliche Umstände im Geburtsverlauf oder kummervolle Ereignisse danach, die Ig-

natia-Frau scheint bei jeder Erinnerung daran zu zerbrechen. Hysterische Ausdrucksformen bestimmen das Erscheinungsbild: rascher Wechsel zwischen Lachen und Weinen, nervöse Zuckungen oder auch Innehalten und Erstarren im Kummer. „Nur nicht daran denken" wird zur wichtigsten Modalität. Sie kann aber nicht verbergen, daß der Kummer fortbesteht und äußert es auch ungewollt durch häufiges Seufzen, durch angestrengtes Luftholen, Gähnanfälle, Schluckauf oder durch das sogenannte *Globusgefühl* (Kloßgefühl im Hals, hochsteigend, zum Schlucken zwingend und beständig wiederkommend). Begleitend können die Milch oder der Wochenfluß ausbleiben und Entzündungen auftreten (Gebärmutter, Brust). Die Modalitäten dieser Erscheinungen sind häufig unverständlich bzw. widersprüchlich, so wie die ganze Frau auch. Mit Vernunft gibt es hier kein Weiterkommen. Eine besondere Empfindlichkeit für Tabakrauch kann die Ignatia-Bedürftigkeit unterstreichen.

Natrium muriaticum (Natriumchlorid, unser Speisesalz)

Wir sprechen vom „Salz des Lebens" und meinen, daß „Leben ohne Salz" undenkbar ist! „Leben" ist ständiges „in Bewegung-Sein", immerwährendes „Fließen" oder „Wandlung" bis zum Tode. Salz hält den Blutdruck und den Blutfluß durch Wasserbindung aufrecht und garantiert so das Leben. Doch zuviel Salz wirkt vernichtend. „Salz" bewegt sich zwischen „Gelöstsein" wie im Meere und Erstarrung wie im Kristall.

Dieses Bild läßt sich gut für das Verständnis des Arzneibildes *Natrium muriaticum* heranziehen: Diese Frau muß sich auf ihre Gefühle regelrecht konzentrieren. Sie neigt zur Trockenheit und Kontaktstörung. Menschliche Begegnungen sind für sie Streß, so daß sie das Alleinsein vorzieht. Sie ist besonders empfindlich für die Versorgung des Intimbereichs und strebt an, sich rasch selbst zu versorgen (z.B. nach Kaiserschnitt); sie wirkt kompliziert, überempfindlich und verkrampft. Sie verbirgt ihre Gefühle und Tränen, kann aber bei tiefer Anteilnahme sehr herzlich werden und intensiv weinen. Das Weinen hilft ihr gut, sie verweigert sich aber lange zu weinen. Sie hat wenig Eigenliebe und wenig Vertrauen in ihre Fähigkeiten als Mutter, so daß ein typisches Natrium-Thema die „Angst, die Milch reicht nicht für das Kind" ist. Schon in der Schwangerschaft hatte sie Träume, daß sie ein Kind bekommt, das sie dann verhungern läßt.

Sie versucht perfekt zu sein und erhebt gern Vorwürfe gegen ihre Helfer. Ihre Kontaktstörung kann auch Ausdruck finden in der Angst vor ansteckenden Krankheiten. Es ist ihre Lebenserfahrung, daß es ihr zum Nachteil gereicht, wenn sie sich auf etwas oder jemanden gefühlsmäßig einläßt. Sie ist in ihren Kontakten – aus Verletzungserfahrung – sehr rücksichtsvoll und vorsichtig. Nach der Geburt leidet sie zunächst unter dem Blutverlust (Folgemittel von China) und Blutmangel (Anämie). Neben Blässe und Trockenheit (rissige Lippen, rissige Nagelbasis, Verstopfung) können Immunschwäche (Herpes an den Lippen, Fieberbläschen) und Infektionen (Blasenentzündung) auftreten.

Sollte ihre Geburt mit Hilfe einer sensiblen Betreuung gut gelungen sein, ist sie drei Tage lang euphorisch, doch danach wird sie von ihrem Kind verletzt (z.B. durch Schreien). Dann wird sie wieder ernst und opfert sich nun ihrem Kinde. In der späteren Entwicklung läßt diese Mutter ihr Kind gern spüren, daß sie nur für es gelebt hat und entsprechenden Dank erwartet – sofern ihr nicht vorher *Nat. mur.* zur Harmonisierung ihrer Störung gegeben wurde.

Platinum

zeigt in seinem Symptomenbild ähnliche Besonderheiten wie der Mensch, der Platin z.B. als Schmuck bevorzugt. Die Platin-Frau ist extrem feinfühlig, insbesondere im Genitalbereich (bisweilen stört sie die Berührung der Binde, die ärztliche Untersuchung war und ist nur schwer und verletzend möglich). Sie empfindet sich als etwas anders als andere Frauen und hat Vorstellungen, von höherer Abstammung zu sein. Ihre schmale, lange Figur und ihr herbes Aussehen geben ihr etwas männliche Züge. Sie nimmt für sich eine Sonderbehandlung in Anspruch und unterstreicht ihre Besonderheiten mit äußerlichen Attributen (wie Platinschmuck oder edle feine Unterwäsche und Kleidung).

Eigentlich wollte sie gar keine Kinder, denn für ihr Empfinden ist diese Welt für Kinder zu brutal. In ihrer Vorgeschichte gibt es Ehrgeiz und Karriere oder einen Partner, der ihr ein anspruchsvolles Leben mit einem wie im einzelnen auch immer gearteten Sonderstatus ermöglicht.

Hausarbeit war nie so ihre Sache, eher pflegte sie ihr Aussehen, als sich die Hände schmutzig zu machen. Mißachtung ihrer Außergewöhnlichkeit sind für sie Auslöser von Krankheiten. Sich einzulassen auf die Wehen und sich unter der Geburt einfach gehenzulassen, wollten ihr nicht gelingen, so daß sie Betäubung und (oder) Kaiserschnitt erlebte. Danach kommt die „Rache" ihres Versagens. Die Nachwehen sind unerträglich schmerzhaft (wie gequetscht oder wie eine von einem straffen Band zugezogene Gebärmutter) und treten ganz besonders nachts auf. Ihre Stimmung wird hochlabil und wechselt rasch. Alle Geburtsbeteiligten sind schuld an der Misere, die sie empfindet. Verwandte erscheinen ihr fremd und ihr Zuhause ebenso.

Das Kind liebt sie phasenweise abgöttisch. Dann plötzlich durchfahren sie wieder Impulse, das Kind zu erdrosseln. Das eigene Kind kann ihr fremd sein, oder sie unterstellt anderen, es vertauscht zu haben. In ihren Träumen, in ihrem Benehmen oder in ihrem psychischen Wahn kann ihre (höhergestellte) Sonderrolle nochmals deutlich werden. Dann erlebt oder beschreibt sie, daß alles ganz klein um sie herum ist.

Aurum

Gold genießt hohes Ansehen und Wert. Wer Gold besitzt, hat es zu etwas gebracht! Dafür wurde viel entbehrt und hart gearbeitet. Doch will sich nun bei allem „Glück" keine

Freude einstellen, denn der Besitz von „Gold" allein macht eben nicht glücklich. Die Frau hat viel gearbeitet, in ihrem Leben viel erreicht, und nun ist endlich ihr Kind da – und sie spürt einfach kein Glücksgefühl. Im Gegenteil: Besonders nachts leidet sie unter verzweifelnd schmerzhaften Nachwehen oder unter grüblerischer Schlaflosigkeit. Die Lebensfreude will sich nicht einstellen, und sie sehnt sich nach dem Tode.

Aurum wird zu unserer wertvollsten Arznei für die „perfekten" Selbstmörder, sofern wir die Gefahr im Vorfeld erkennen. Tagsüber geht die Mutter mit Ernst und Fleiß an die neuen „Pflichten", doch in der nächtlichen Stille wachsen Verzweiflung, Enttäuschung und Leere, so daß sie mit Umsicht den Todessturz (aus dem Fenster, von der Brücke) ausführen möchte.

Bei entsprechendem Verdacht auf Aurum sind C-Potenzen wegen der „Erstverschlimmerung" zu vermeiden und LM-Potenzen (z.B. LM VI oder LM XVIII) zu bevorzugen. Eine Betreuungsperson sollte sie keine Minute aus dem Auge lassen!

Cimicifuga racemosa (Wanzenkraut aus Nordostamerika)

„Als ob eine Wolke sich über ihren Kopf senkt, sie einhüllt und ihr die Sicht vernebelt." Ihre Störungen werden von migräneartigen Kopfschmerzen begleitet, die vom Nacken über den Kopf bis in die Augenhöhlen ziehen und dort Druck von oben auf die Augen ausüben. Dieses Prüfungssymptom zu Beginn zeigt sich in ähnlicher Weise im Wochenbett als „Schwarzseherei". Sie hat prophetische Angst, verrückt zu werden oder krankhaft anders zu sein als zuvor; etwas sehr Schlimmes erwarte sie.

Geht es ihr psychisch besser, leidet sie verstärkt körperlich, bessert sich dieses wieder, verschlechtert bzw. verdunkelt sich wieder die Psyche. Depressive Phasen wechseln mit Schwatzhaftigkeit und Theatralik. Die Nachwehen haben seltsame Ausstrahlungen in die Leiste, in die Hüfte und die Oberschenkel, oder quer über den Bauch.

Belladonna

ist angezeigt, wenn die Hirnerregung (Kongestion!) steigt, sichtbar an der Blutüberfülle des Kopfes mit Hitze und Röte des Gesichts. Die Frau wird heftig, erregt und ärgerlich reizbar. Sie will sich nicht reinreden lassen und überfordert sich mit übermäßiger Arbeit. Die Nachwehen überfallen sie heftig und plötzlich, so daß sie sich mit den Händen abstützen muß. Es kommt leicht zu kurzen, aber heftigen Fieberepisoden. Frühabends ist ihre schlechteste Zeit.

Stramonium (Stechapfel)

Die Erregung und Durchblutungssteigerung des Gehirns ist hier anhaltend und intensiv, so daß größte Ähnlichkeit zum Zustand eines gewalttätigen Amokläufers besteht. Der Mensch sieht „rot – und hat Angst vor schwarz" (der Dunkelheit, der Nacht, vor schwarzen Gestalten, vor einem Dämon oder dem Teufel). Die Sinne sind hoch erregt, die entsprechenden Personen sehen wild und erschreckt aus.

Im intensiv roten Gesicht blitzen die Augen auf, wenn diese Frauen laut schreiend in Manie ausbrechen. Nachts schrecken sie auf, weil sie „eine Bestie gesehen haben". Bei Stau des Wochenflusses kann anhaltend hohes Fieber die Stram.-Ähnlichkeit hervorbringen. Es können dann sogar Zustände von Schmerzlosigkeit auftreten. Eine krankhafte Empfindlichkeit auf Wasser (weigert sich zu trinken) und Wassergeräusche (lösen Erregungs- und Angstzustände aus) bestätigt Stramonium.

Hyoscyamus niger (Schwarzes Bilsenkraut)

Gehört in die gleiche Familie der Nachtschattengewächse wie Belladonna und Stramonium. Die Frau ist blasser, ihr Fieber steigt selten über 39°C, aber eine Ähnlichkeit mit der Psychose kommt deutlich zum Ausdruck. Sie ist dann sehr erregt, spricht mit nicht anwesenden Personen, kann die Verwandten nicht wiedererkennen und *mißtraut* allen und jedem. Man wolle sie vergiften oder ihr etwas antun, so daß sie fliehen müsse. So findet man sie bisweilen im Nachthemd auf der Straße.

Die Schleimhaut des Mund- und Halsraumes ist sehr trocken, und sie verschluckt sich leicht. Die Haut ist sehr berührungsempfindlich, so daß sie sich gern freimacht. Dieser Zustand kann eine sexuelle Anspielung sein. Sie scheut sich in hoher Erregung nicht, derb sexuell zu fluchen und sich nackt zu demonstrieren. Für die Blase und den Darm fehlen ihr nach der Geburt bisweilen das

Gefühl und die Kontrolle, es können daher unfreiwillige Abgänge vorkommen. Zuckungen einzelner Muskeln und eine verzerrte Mimik können manchmal auftreten, insbesondere während des Schlafs.

Pulsatilla pratensis

Wie anfangs schon dargestellt, kann Pulsatilla-Ähnlichkeit an der Unsicherheit und Abhängigkeit bzw. Hilfebedürftigkeit der betreffenden Frau gut erkannt werden. Sie fühlt sich schutzlos und ausgeliefert und spielt ihre Helfer gegeneinander aus, um Unterstützung zu bekommen. Dabei setzt sie reichlich Tränen und wechselnde Standpunkte ein. Sie kann auch auf ihr eigenes Kind eifersüchtig werden. Nur nicht alleinsein, wenn es um verantwortliche Tätigkeiten geht. Die Wechselhaftigkeit kann für sie selbst verzweifelnd sein. Sie möchte lieber in der Klinik bleiben, als nach Hause zu gehen, weil sie Angst hat, verrückt zu werden.

Sepia officinalis

Die Schwangerschaft ist ihr trotz aller Beschwerden (Brechstörung [Hyperemesis], Muttermundschwäche [Cervixinsuffizienz] u.a.) sehr gut bekommen, weil sie hormonell ausgeglichener war. Nun ist wieder nur Leere da. Sie empfindet wenig, ist oft apathisch und bemüht sich dennoch, ihre idealistischen Vorstellungen vom Mutter-Kind-Verhältnis zu realisieren. Aber es wird immer schwerer, dies nur von Kopf und Verstand aus zu schaffen. Das Baby schränkt ihre persönliche Freiheit, die sie mit der Geburt zurückgewon-

154

nen hatte, wieder ein. Ihre Pläne gehen daher weg vom Kind, weg vom Haushalt und wieder zurück in ihren Beruf.

Sollte ihr dies verwehrt sein, entstehen körperliche Hindernisse (z.B. Ekzeme auf der Brust, im Gesicht, Herpes, Nasennebenhöhlenentzündung links, Migräne, Gebärmuttervorfall) oder negative Gedanken über das Kind verbunden mit Gleichgültigkeit und Schwermut. Sie kümmert sich verantwortlich um alles, aber sie kann ihr Kind nicht verstehen, wenn es schreit oder unruhig ist. Dieses Signal sollte erkannt werden. Gegenüber ihrem Partner kann sie gereizt sein, Abneigung kann sich bis hin zum Ekel entwickeln. Er ist an allem schuld! Auf lange Zeit ist sie für ihn sexuell verschlossen.

Veratrum album (Weißer Germer)
Paßt besonders gut zur vegetativ hochlabilen Frau, die zu niedrigem Blutdruck mit Kälte und Schwindel neigt. Sie muß sich bewegen, um nicht zu leiden. Nach der Geburt wirkt sie überdreht. Sie fängt sinnlose Handlungen an oder wiederholt stetig die gleichen Aktivitäten. In ihrem aufgedrehten Zustand küßt sie jeden, überrascht mit immer neuen Geburtsberichten und gibt an, spirituelle oder göttliche Kräfte wahrzunehmen. Händeringen, Beten, Zerschneiden, Zerreißen, Fluchen, Singen und geschwätzig Reden können sich abwechseln. Dann ist sie gleichmaßen erschöpft wie verzweifelt, sehr traurig und wünscht sich, sie hätte niemals geboren. Zuletzt sitzt sie verschlossen und vor sich hinbrütend einfach nur da.

Stillprobleme

Alle Bemühungen um eine Schwangere und Gebärende sollten zum unproblematischen Stillen hinführen. Grundsätzlich kann *jede* Frau stillen. Nur in den seltensten Fällen gibt es Hindernisse durch Störungen der Brustentwicklung. Das Stillen ist und bleibt die Idealnahrung des Kindes und führt zu innigstem Körperkontakt. Viele Unruhezustände des Neugeborenen beruhen lediglich auf mangelndem Körperkontakt. Bereiten Sie sich deshalb innerlich darauf vor, Ihr Kind möglichst häufig nackt an Ihren Körper zu schmiegen. Erleichtern Sie dem Kind das Saugen an der Brust durch Geduld und lassen Sie sich beiden ausreichend Zeit.

Der Milchbildungsimpuls entsteht durch das Anlegen und Ansaugen des Neugeborenen innerhalb der ersten Stunde nach der Geburt. Ein schonender Geburtsverlauf sollte es dem Kind ermöglichen, rasch „an die Brust zu gehen". Zunächst empfängt es verschiedene Vormilchstufen (*Kolostrum*). Am 3. oder 4. Tag erfolgt der erste heftige Milcheinschuß. Dann spannt die Brust außerordentlich, was bisweilen sehr schmerzhaft sein kann. Diese Phase kann erleichtert werden durch *Agnus castus* (Mönchspfeffer) C 30, 3 Globuli.

Den Stillrhythmus gibt das Kind vor. In den darauffolgenden Tagen können die Milchmengen noch sehr schwanken, ähnlich der Stimmung der Wöchnerin. Beim Stillen selbst wird zunächst eine zusammenziehende Wirkung auf die Gebärmutter festzustellen sein, was ebenso sinnvoll wie notwendig ist, damit sich die Gebärmutter freibluten und verkleinern kann. Homöopathika erleichtern die Beschwerden, wie im Kapitel „Wochenbett" beschrieben. Vorübergehende Milchstauungen können Fieber auslösen, das sog. *Milchfieber*. Konsequentes Anlegen an die schmerzende Brust, Quarkumschläge und Ausstreichen der Brüste sollten jedoch ein Fortschreiten der Entzündung aufhalten können. Es ist eine Katastrophe, wie leichtfertig und schnell Ärzte heutzutage einer Stillenden in einer solchen Situation Antibiotika und Abstilltabletten anbieten. Bei Problemen dieser Art sollten Sie daher unbedingt zuerst den Rat der Hebamme oder der Stillberaterin einholen. Von besonderem Vorteil ist hier auch die gezielte homöopathische Ergänzungstherapie, falls physikalische Maßnahmen allein nicht ausreichen. Hebammen arbeiten zunehmend und erfolgreich mit dieser Erweiterung ihrer Behandlungsmöglichkeiten.

Brustentzündungen müssen auf alle Fälle frühzeitig energisch behandelt werden. Bleibt man hier zu lange untätig oder wird eine solche Entzündung verschleppt, drohen Eiterungen und Abszesse. Die homöopathische Behandlung hat wiederum die individuellen Hintergründe der Krise und das individuelle Symptomenbild zu berücksichtigen.

Lac caninum (Hundemilch)
Sie eignet sich besonders für solche Beschwerden, die auf einer gestör-

ten Stillbeziehung beruhen. Verwendet wird die Milch eines säugenden Hundes (Rottweiler) bzw. ihrer Eiweißanteile nach Ausfällung mit Alkohol. Nordamerikanische Homöopathen wurden auf diese Arznei aufmerksam, da in ihrem Arzneibild Entzündungen mit weißen Schleimhautbelägen vorkommen, die hierin der Diphterie ähneln.

Die Milch ist das verbindende Element zwischen abhängigem Jungtier und beschützendem Muttertier. Entsprechend kommt Lac. can. immer dann besonders erfolgreich zur Anwendung, wenn die Mutter *oder* auch das Kind nach ihrer Trennung leiden. So kann sogar im schlimmsten Fall, dem Tod des Kindes, die dadurch ausgelöste Depression bei der Mutter und ihre erheblichen Stillbrustbeschwerden mit Stauung, Entzündung und Berührungsempfindlichkeit der Brust mit Lac. can. eindrucksvoll beeinflußt (z.B. C 200 ein einziges Mal) werden, eben weil die auslösende Ursache und das Wesen der Störung (traumatischer Milchflußstop) so sehr dem Wesen dieser Arznei entsprechen!

Bei der gestörten Stillbeziehung kommt es zu *pendelartigem* Hin- und Herziehen von Milchstauungen und Entzündungen von einer Brust zur anderen und zurück. Die Mutter leidet (häufig bereits in der Schwangerschaft) unter sehr empfindlichen Brustwarzen, so daß allein schon die Berührung von Kleidern schmerzt. Beim Treppensteigen muß(te) sie beide Brüste mit den Händen halten. Ähnliche Beschwerden bestanden auch vor der Periode, wo es zum Anschwellen beider Brüste kam, die sehr spannten. Dieser Zustand reichte bis in die Blutungszeit der Periode hinein.

Auch das Kind braucht im Trennungsfalle Lac. can., wenn es zu schweren Schlafstörungen mit fortwährendem Schreien kommt, weil es die Berührung und den Schutz der Mutter vermißt. Es ist das Mittel für fremdversorgte oder adoptierte Kinder in der ersten Phase nach der Trennung von der Mutter.

Lac. can. kann aber auch in späteren Jahren das richtige Mittel für Kinder und Erwachsene sein, wenn der Grund ihrer Erkrankung in der Trennung und Störung einer symbiotisch engen, hoch emotionalen Mutter-Kind-Beziehung liegt. Die Schwächung ihrer Lebenskraft führt dann zu Mandelentzündungen, Verdauungsstörungen, Darmerkrankungen und Depressionen. Wir begegnen dann einem Menschen, dem es grundlegend an *Urvertrauen* mangelt. Solche Menschen werden bestimmt von Selbstunsicherheit und Versagensängsten und wollen sich gern an einen schützenden Menschen oder Partner anlehnen. In ihrem Verhalten sind sie sehr kooperativ, sympathisch und eifrigst bemüht, „alles perfekt zu erledigen". Die Formen ihrer Ängste unterstreichen ihre Unselbständigkeit: so die Angst, allein zu sein, insbesondere im Dunkeln und vor Gewalt. Ihr Schlaf ist oberflächlich und durch geringe Geräusche leicht weckbar. Deutlich ist ihr Verlangen nach Nähe, Wärme und Umsorgung. Sie essen gern Fleisch und lieben das Scharfe, lehnen hingegen Fett, insbesondere Milch ab.

Der Schlüssel zum Erkennen von Lac. can.-Störungen ist oft die Angst vor Spinnen, die extrem ausgeprägt ist. Die betreffende Person kann unmöglich in einem Zimmer Ruhe finden, wenn sie eine Spinne entdeckt hat. Dieses dem Menschen so nützliche und in unseren Breiten so völlig ungefährliche Tier, das mit einem klebrigen Netz seine Beute fängt und lebendig einwickelt, berührt die tiefliegende Angst eines Lac.-can.-Menschen vor dem unfreiwillig und schutzlos Berührt- und Gefressenwerden. Ähnlich verhält es sich mit der ebenfalls häufig anzutreffenden Angst vor Schlangen und besonders vor Hunden. Der Hund leitet sich vom (domestizierten) Wolf ab. Der Wolf ist ein Herdentier und akzeptiert eine strenge Hierarchie mit dem Leitwolf an der Spitze. Ihm vertrauen sie blind, weil er der Fähigste bezüglich Nahrungsbeschaffung und Sicherheit ist. Darauf verläßt sich das Wolfsjunge ebenso wie das Neugeborene auf seine Stillmutter. Die märchenhafte Angst vor dem „bösen Wolf" beschreibt das Trauma des Bruchs des Urvertrauens, und das hilflose Junge wird zum Spielball der Naturkräfte. Dieses gilt für psychische Entwicklungsstörungen ungestillter Kinder unserer Zeit nach wie vor, auch wenn es Kunstmilch und soziale Netze gibt.

Urtica urens C 30 (Brennessel)
Bei Milchstau mit Schmerz, Schwellung und fleckförmiger zartrosa Rötung, so als wäre man in Brennessel gefallen. Kühle bessert, das Fieber ist noch gering, der Milchfluß reduziert.

Belladonna C 30
ist oft angezeigt, wenn ein rascher Fieberanstieg bis über 40°C erfolgt mit Unruhe, begleitet von klopfenden Kopfschmerzen, Wangenröte und Gereiztheit. Die typische Verschlimmerungszeit ist der Abend bis 0.00 Uhr. Bevorzugt ist die rechte Seite befallen; ein begrenzter, abstrahlend heißer, geschwollener Bezirk, der nicht berührt werden darf, knallig rot ist und mit pochender Schmerzempfindung einhergeht. Hier unbedingt den Quarkumschlag konsequent anlegen.

Bryonia (C 30)
Diese Frau hat sich über irgend etwas geärgert (Besuch, Bettnachbarin, Stationspersonal) und ist verunsichert. Die Brüste sind prall, voll und schwer wie Steine, und es kommt kaum mehr Milch. Die Oberfläche der Brusthaut kann eine flüchtige helle Rötung zeigen. Diese Frau möchte absolute Ruhe bzw. in Ruhe gelassen werden. Sie muß ihre innere Sicherheit wiedergewinnen und sich sammeln. Sie leidet allgemein unter Trockenheit, die Lippen können spröde sein, einreißen, und es fällt ihr großer Durst auf warme oder auch kalte Getränke auf. Die geringste Bewegung der steinschweren Brust ist sehr schmerzhaft. Häufig begleiten sie Gelenkschmerzen. Fieber steigt selten über 39°C an.

Phytolacca (C 30)
für entzündete Knoten in einer weichen Brust. Beim Saugen des Kindes erleidet die Mutter einen zum Rücken durchschießenden und sich bisweilen über den Körper weit ausbreitenden Schmerz. In der Achselhöhle der betroffenen Seite schwellen Lymphknoten schmerzhaft an. Der Rücken schmerzt diffus rheumatisch, besonders im Bereich des Brustkorbes. Ein allgemeiner Infekt mit Schwellung von Hals- und Rachenlymphknoten und recht hohes Fieber verweisen auf dieses Mittel. Die Stillende leidet sehr, insbesondere nachts. Dieses Mittel wird in sehr vielen Fällen mit entsprechendem Erfolg angewandt.

Schreitet die Entzündung ungehemmt weiter fort, so kann an folgende Arzneien gedacht werden:

Mercurius solubilis (Hahnemannii) (C 30)
folgt gern nach Phytolacca oder Belladonna. Das Fieber ist geringer, die Immunschwäche steht im Vordergrund und wird oft durch zusätzlichen Lippenherpes unterstrichen. Die Zunge ist angeschwollen und zeigt Zahneindrücke, ein schleimiger weiß-gelber Belag bedeckt die Zunge. Die Nacht ist weiterhin sehr unruhig, quälende klebrige Schweiße treten auf, und weder Wärme noch Kälte werden lange ertragen. Ein kranker fauliger Mundgeruch erfüllt das Krankenzimmer. Die entzündlichen Brustareale sind schmerzhaft verdickt und rotfleckig verfärbt, Berührung und Bewegung sind sehr schmerzhaft. Die Brust steht an der Schwelle zur beginnenden eitrigen Einschmelzung. Wenn sich auch durch Merkur keine Besserung der inneren Verfassung erzielen läßt, ist mit dem Schlimmsten zu rechnen. Deshalb ist es hier ganz besonders wichtig, daß die Kranke durch einen

erfahrenen Therapeuten begleitet wird.

Hepar sulfuris (C 30)

Die Kalkschwefelleber ist ein ideales Mittel zur Verhinderung oder Förderung der eitrigen Einschmelzung, je nach Zeitpunkt des Arzneieinsatzes. Der entzündete Brustbezirk schmerzt stechend und ist hochgradig berührungsempfindlich! Heiße Behandlungen (Rotlicht, Kompressen) bekommen gut. Hier müssen zur Entscheidungsförderung in kurzer Zeit hohe Potenzen in rascher Abfolge gegeben werden, um Erfolg zu erzielen (C 30/C 200/C 1000 stündlich und ansteigend innerhalb nur eines Tages). Entweder kommen die Beschwerden zum Stillstand und beruhigen sich, *oder* es reift rasch ein abgegrenzter Abszeß. Dieser kann dann anschließend mit der Gabe von *Myristica sebifera* zur Öffnung und Entleerung gebracht werden. Es kann weiter gestillt werden – wenn notwendig allein mit nur einer Brust!

Myristica sebifera

D 4 Tabletten stündlich gegeben (nachfolgend D 6), kann einen reifen Abszeß zum Spontandurchbruch führen. Der Vorteil liegt hier in der narbenfreien Abheilung im Gegensatz zum chirurgischen Eingriff (Schneiden).

Silicea (Kieselerde, in Reinform der Bergkristall)

Für die Ausheilung der entleerten Abszeßhöhle nach Spontanabfluß, aber auch nach operativer Schnittentleerung des Abszesses. Ebenso ist Silicea für Knoten geeignet, die

nach Entzündungen in der Stillbrust verbleiben. Wärme ist örtlich wie auch im allgemeinen sehr gewünscht. Die Frau friert schnell und leicht bei jedem Luftzug und Kälteeinbruch – selbst im Sommer. In ihrem Wesen wirkt sie schwach, fein und sympathisch, fast ätherisch engelhaft im Aussehen. Beim Händedruck fällt ihre kalt-feuchte, schlaffe Hand auf. Sie drängt sich nicht auf und ist so höflich, weil sie sich abhängig fühlt. Sie macht keine klaren Willensäußerungen, sondern drückt ihr Anliegen gern nett und eher indirekt aus. Ihr Kind verweigert häufig die Brust, weil die Gefühlsäußerung der Mutter erkaltet ist.

Manche Brustentzündungen haben besondere Ursachen, die zur Wahl anderer Mittel führen:

Staphisagria (C 30)

Die betroffene Brust (meist die linke) ist extrem berührungsempfindlich und anhaltend entzündlich geschwollen. Ursache ist hier eine hochgradige Erregung und Empörung der Mutter gegen eine nahestehende Person ihres gegenwärtigen Umfeldes. Eigentlich müßte sie wegen eines Ärgernisses explodieren, statt dessen findet aber nur eine anhaltende Implosion statt.

Lycopodium (C 30)

Erst hat sich die rechte Brust entzündet, nun fängt es bei der linken an. Dabei hat sich diese Frau so ehrgeizig auf das optimale Stillen vorbereitet. Sie war gewohnt, mit ihrem Intellekt Erfolg zu erleben und nun, bei ihrem persönlichen Anliegen, versagt sie. Diese Erkenntnis wiegt schwer für sie!

Phosphor (C 30)

Für alle Arten von entzündlichen Störungen der Stillbrüste, die mit heftigem, bisweilen hektischem Fieber und intensiven Schmerzen einhergehen. Die Milch fließt reichlich, und die Verluste wirken sich schwächend aus. Die Mutter schläft zu wenig, sie findet immer nur in kurzen Phasen Ruhe, ist um alles besorgt und bemüht und enkräftet zusehends ohne jegliche „innere Bremse". Sie magert ab und ernährt sich überwiegend von kalter Milch und Eis. Zeichen verstärkter Blutungsneigung (Nasenbluten, Periode) weisen auf diese Arznei hin.

Pulsatilla pratensis (C 30)

Die Stillprobleme wechseln ständig. Milchstauungen häufen sich ohne sichtbaren Anlaß. Der Milchfluß kann phasenweise reduziert sein. Besonders nach Erkältungen (auch Sulfur) kommt die Milch schwer wieder. Ihre Störungen entwickeln sich, weil sie sich so alleingelassen fühlt. Hilfreiche Zuwendung versetzt sie auffällig rasch in gute Stimmung. Ihr fällt es schwer, nach der Geburt die Klinik zu verlassen – wegen der dort erlebten Unterstützung.

Bellis perennis (C 30)

für die örtliche Quetschung oder Verletzung durch stumpfen Schlag oder Stoß mit Bluterguß. In der Stillbrust kommt es zu entzündlich schmerzhaften Knoten.

Conium maculatum (C 30)

wird nach Bellis perennis gegeben, wenn die schmerzhaften Knoten weiterhin bestehen und das Stillen behindern.

Stillprobleme ergeben sich häufig durch Anlegeprobleme aufgrund schmerzhafter Brustwarzen. Schon in der Schwangerschaft sollten deshalb die Brustwarzen durch Reibemassagen vorbereitend „abgehärtet" werden.

Des weiteren wird das Anlegen des Kindes durch *wunde Brustwarzen* und Schmerzen behindert. Zunächst hilft hier das äußerliche Verteilen der Muttermilch, die man an Ort und Stelle durch Luft und Licht eintrocknen läßt. Bei anhaltenden Empfindlichkeiten kann Kieselgel (Silicagel^R) aufgetragen werden und innerlich Silicea in tiefen Potenzen (D 6, C 6) bedacht werden (soweit das entsprechende Arzneibild feststellbar ist). Bleiben die Beschwerden dennoch hartnäckig bestehen, wird sich das Leiden in einer entsprechenden Gemütsverfassung widerspiegeln, zu der das passende Arzneimittel gefunden werden muß:

– **Chamomilla** (C 30): Folge von Wut und Zorn nach heftigem Ärger oder Beleidigung.

– **Ignatia** (C 30): Folge von Gefühlserregung bei Ehekrach, Streit, Kummer, Enttäuschung.

– **Causticum** (C 30): Folge von Gefühlskonflikt verbunden mit der zusätzlichen Einschränkung, daß die betroffene Frau niemandem wehtun kann. Ihre Verfassung wird von Mitleid geprägt und ist selbst bemitleidenswert. Der Konflikt laugt sie aus!

– **Fluoricum acidum** (C 30): Das Kind ist gierig und verletzt z.T. heftig. Die Mutter leidet unter der geringen Frustrationstoleranz ihres Kindes, das aggressive Anfälle entwickelt.

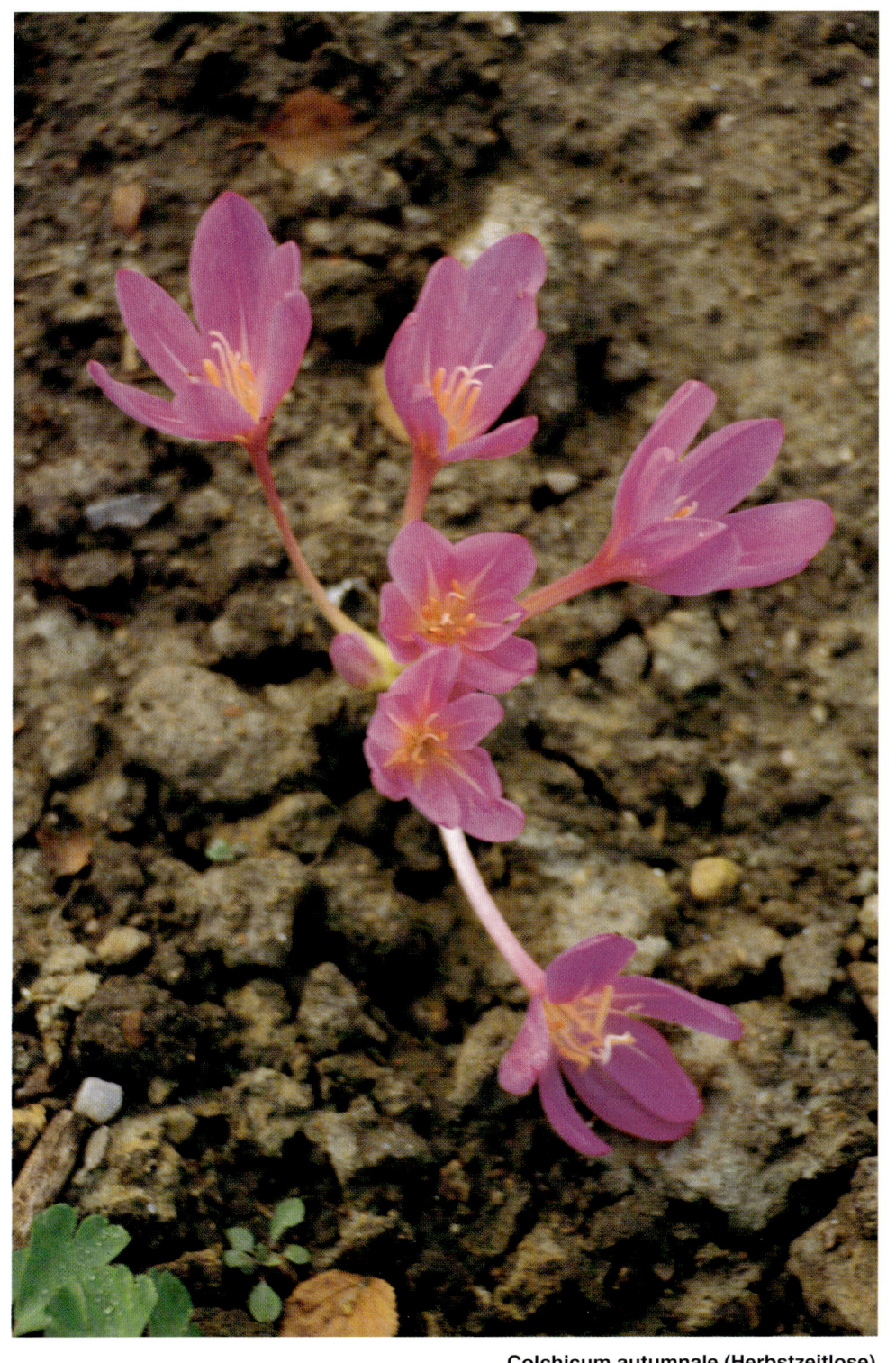

Colchicum autumnale (Herbstzeitlose)

Aconitum napellus
(Eisen- oder Sturmhut)

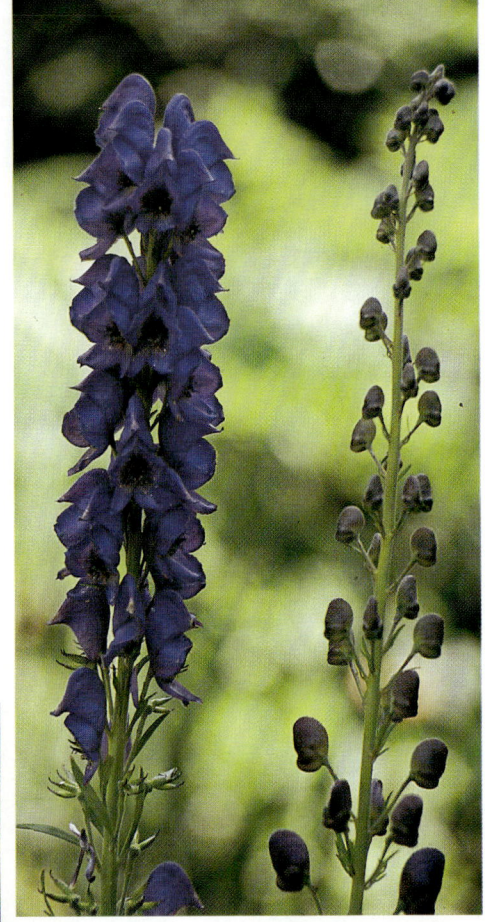

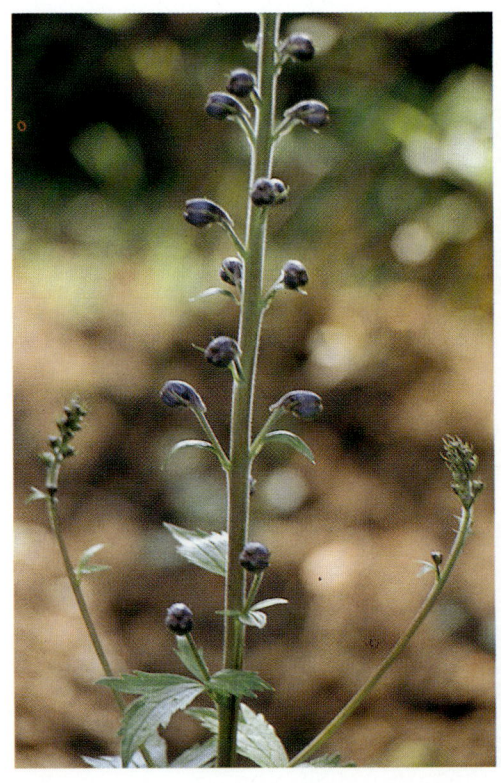

Delphinium staphisagria
(Stephanskraut)

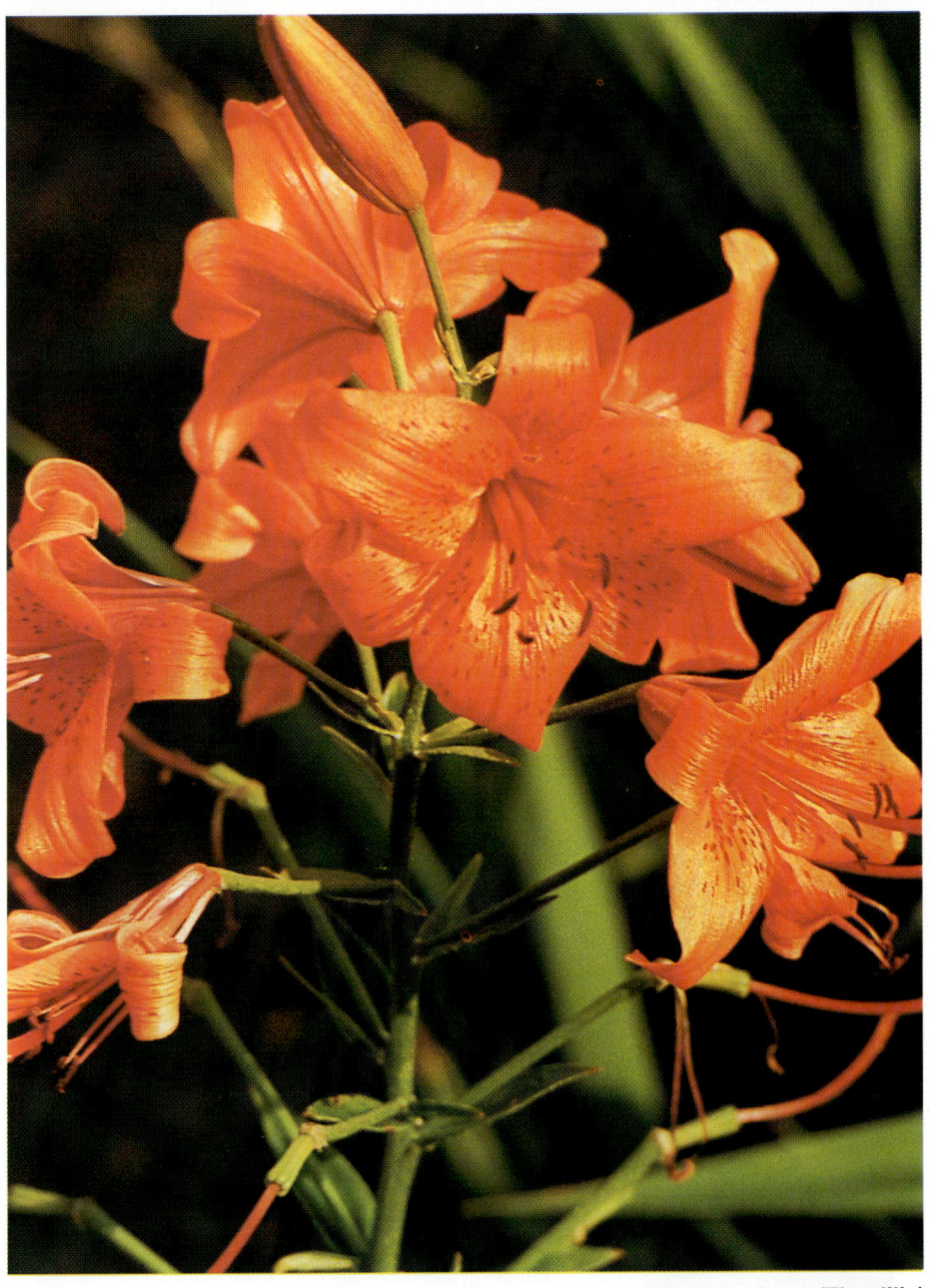

Lilium tigrinum (Tigerlilie)

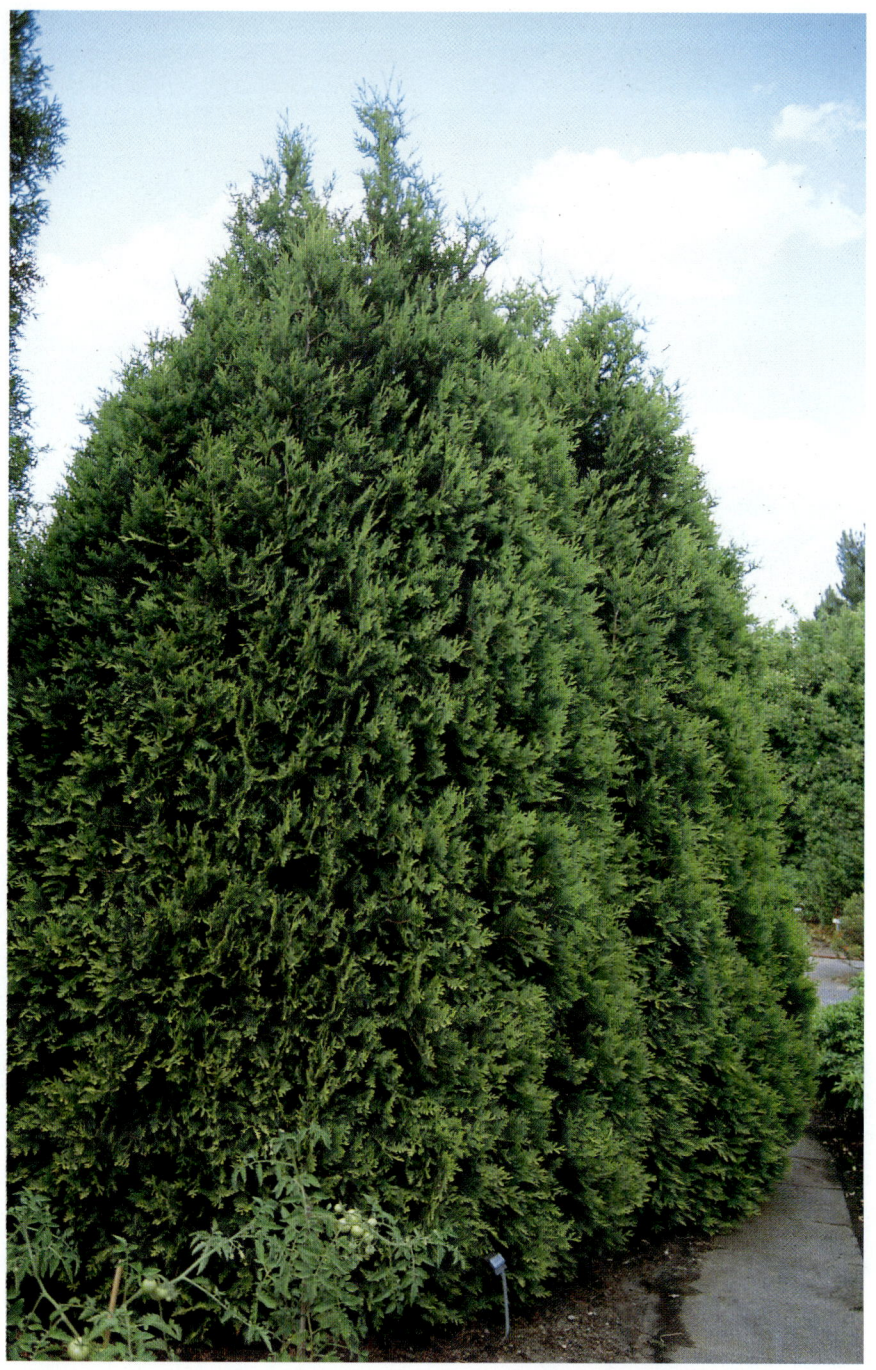

Thuja occidentalis (Lebensbaum)

– **Hamamelis** (C 6/30): Wundheit mit Venenstauungen der Brüste, äußerlich sichtbar und schmerzhaft, ebenso Hämorrhoiden und Venenstauungen, berstend schmerzhaft an den Beinen.

– **Phytolacca** (C 6/C 30): Mit Knoten und typischem Schmerz.

– **Sepia** (C 30): Die Mutter möchte eine verantwortungsvolle und gute Mutter sein; doch eigentlich sehnt sie sich mehr nach ihrer beruflichen Tätigkeit als nach Haus und Herd. Ihr Wunsch ist, beides optimal zu verbinden. Sie hat trotz besten Willens kein so stark ausgeprägtes Gefühl wie andere Mütter, andauernd beim Kind zu verweilen. Ihrem Mann wirft sie vor, daß sie nun angebunden ist. Ihm gegenüber verhält sie sich nörgelnd und abweisend.

Risse der Brustwarzen behindern das Stillen wegen der scharfen Schmerzen. Hilfreich können hier Stillhütchen sein, um den Stillwillen der Mutter aufrechtzuerhalten. Darüber hinaus ist zu denken an:

Castor equi (rudimentäre Pferdezehe) C 30
hilft bei Brustwarzen, deren Haut rissig, geschwürig und verdickt ist. Die Brustwarzen reagieren sehr empfindlich auf den Kontakt mit Kleidern, so daß die Stillende bei Bewegung beide Brüst halten muß.

Causticum (C 30)
geht einher mit einem Ekzem auf der Brust und bisweilen im Gesicht.

Graphites (C 30)
Feine Risse mit Wundsein, wenig Schmerz, wunde Stellen auch unter den Brüsten oder in den Hautfalten. Die Frau ist träge, frostig, verstopft, passiv und kann nicht schwitzen. Es läuft alles nicht so richtig, ihre Grundstimmung ist gedämpft und traurig.

Ratanhia (C 6)
Feine Risse, die extrem berührungsempfindlich sind. Öfter auch Risse am After, die bei und nach Stuhlgang anhaltend stark schmerzen. Die Brustwarzen schmerzen erheblich beim Anlegen.

Croton tiglium (Purgierbaum aus Ostindien, ein Wolfsmilchgewächs) C 6 oder C 30.
Die Brustwarze schmerzt, weil sie vom Saugen strapaziert ist. Bläschen treten auf, und nur beim Stillen durchfährt ein bohrender Schmerz die Brust.

Phellandrinum aquaticum (Wasserfenchel) (D 6 oder C 6).
Schmerzen in den Milchgängen nur beim Stillen.

Phytolacca decandra
hat eine eintrocknende Qualität auf die Stillbrust in tiefen Potenzen (D 3, D 4) und kann zur Verringerung der Milchflußmenge versucht werden. In Urtinktur kann Phytholacca zum Abstillen eingesetzt werden (3 x 20 Tropfen über 14 Tage). Zusammen mit dem Hochbinden der Brüste, Alkoholumschlägen und konsequentem Nicht-mehr-Anlegen des Kindes ist eine verträgliche Lösung dieses Problems gegeben – allerdings ist dies eine phytotherapeutische und keine homöopathische Maßnahme.

XIV. Das Neugeborene

Von Anfang an sollte dem Kind geholfen werden, Vertrauen zu dieser Welt zu finden. Die klinische Geburtshilfe perfektionierte die Sicherheit für das Kind, so daß es in keiner Phase unter Sauerstoffnot leiden muß. Entsprechend sind die Krankenhauskreissäle technisch ausgerüstet. Da die meisten Geburten und Kinder diesen Aufwand aber nicht benötigen, sollte in Zukunft wieder die ungestörte Mutter-Kind-Beziehung gefördert werden und den Neugeborenen eine angemessene Begrüßung zukommen. Dazu gehört die Verdunkelung des Geburtsraumes, denn das Kind kommt aus dem Dunkeln. Die Raumtemperatur sollte behaglich für Mutter und Kind sein, die ja entweder ganz oder teilweise unbekleidet sind, und es sollten *vorgewärmte* Handtücher und Wärmflaschen bereitliegen.

Der *Prägungsphase* (Erste Kontaktaufnahme zwischen Mutter und Kind; s. auch Kap. XII) sollte die notwendige Ruhe und Geduld eingeräumt werden. Jedes Baden des Neugeborenen ist überflüssig und fördert eher die Auskühlung. Der direkte nackte Körperkontakt wärmt am sichersten! Die üblicherweise vorhandene Käseschmiere (*Vernix caseosa*) auf der kindlichen Haut soll erhalten bleiben, denn diese schützt.

Entsprechend dem kindlichen Interesse und seiner Wachheit entsteht bald das Bedürfnis zu saugen. Dieses Verlangen zeigt das Kind mit Schmatzbewegungen seiner Lippen und Zunge an. *Das frühe Anlegen nach der Geburt ist das unbedingte und sinnvolle Startsignal für das Stillen.* Die erste Milch aus der mütterlichen Brust leitet im kindlichen Darm die Entwicklung einer ausgewogenen Darmflora ein. Dieser Vorgang ist nicht zu unterschätzen, da der kindliche Darm eine entscheidende Abwehrleistung (*Immunsystem*) erbringt. Jede Fehlbelastung (Antibiotika, Fremdnahrung) stört diesen Vorgang empfindlich und kann sich immunbehindernd auswirken. Von jetzt an bestimmt das Kind die Milchflußmenge. Grundsätzlich kann jede Frau stillen; man halte sich einmal vor Augen, daß selbst Adoptivmütter ohne Schwangerschaft durch ständiges Üben, durch das häufig angelegte Adoptivkind, einen Milchfluß hervorrufen können.

Credé-Prophylaxe

Die von dem deutschen Arzt Karl S. F. Credé entwickelte Einträufelung von verdünntem Silbernitrat in das kindliche Auge verhindert zuverlässig den Ausbruch einer Augen-Gonorrhoe (Tripperinfektion), die das Kind vom mütterlichen Geburtsweg übernommen haben kann und früher häufigste Ursache von Erblindung durch Hornhautzerstörung war. Die Tropfen brennen allerdings höllisch. Das Kind schreit auf, und nach dem Schmerz und der vorübergehenden Sehstörung schwellen die Augenlider für Tage an. Häufig „schmieren" die Augen langanhaltend (hier hilft *Natrium mur.* C 30 einmalig).

Grundsätzlich sollten diese Augentropfen vermieden werden, denn sie sind zur Begrüßung des Kindes denkbar ungeeignet. Besser ist, sich vorher zu überlegen, ob auf die Tropfen nicht verzichtet werden kann. Dazu muß geklärt werden, ob überhaupt eine Tripperinfektion bei der Mutter vorliegt. Jedoch: Selbst wenn die Mutter ohne entsprechende Beschwerden ist und sogar kein auffälliger Abstrich auf die Erreger (Gonokokken-Erreger-Suche aus der Harnröhre und dem Muttermund) vorliegt, sind diese Befunde allein nicht ausreichend, um sicher sagen zu können, daß keine Tripperinfektion bei der Mutter vorliegt. Sicherheit gibt es nur, wenn der *einzige* Geschlechtspartner keinen Ausfluß und keine Beschwerden aufweist. Gibt

es mehr als einen Geschlechtspartner, ist das Risiko unkalkulierbar und die oben beschriebene Prophylaxemaßnahme unvermeidlich. Auf die „antiken" Credé-Tropfen kann allerdings endgültig verzichtet werden. Alternativ kommen hierfür schmerzlose antibiotische Augentropfen zum Einsatz. Wichtig: Die Entscheidung für diesen Verzicht sollte *vor* der Geburt gefallen sein!

Atmungsprobleme

Aconitum napellus (C 30)

Für das Kind gleich nach der Geburt, wenn es wie im Schreck und Schock geboren wird, blau ist und unter Kälte leidet. Alles ist heftig, plötzlich und panisch.

Arnika montana (C 30)

Das Kind hat eine Schädelquetschung durch Saugglocken- oder Zangengeburt erfahren. Oder die Geburt war für das Kind sehr anstrengend und lang.

Laurocerasus (C 30)

Das Neugeborene ist blaß-blau gefleckt, zeigt eine schnappende Atmung und Muskelzucken, es hat ein starres, verzerrtes Gesicht und einen nur schwachen Herzschlag; *ernster Zustand*!

Antimonium tartaricum (C 30)

Das Kind hat Fruchtwasser in der Lunge, es brodelt dort hörbar. Das Kind ist blaß, schwach, würgend und erbricht Schleim, ist aber zu kraftlos, um abzuhusten.

Lachesis (C 30)
Das Kind ist in der letzten Geburtsphase steckengeblieben und im Kopfbereich gestaucht. Es kann zu einer Nabelschnurstrangulation gekommen sein; es droht eine Entzündung durch infiziertes Fruchtwasser (*Amnion-Infektionssyndrom*), rotblaue Verfärbung der Haut: *Ein bedrohlicher Zustand*. Das abgegangene Fruchtwasser war erbsbreiartig und übelriechend.

Opium (C 30)
Die Mutter hat unter der Geburt Opiate zur Schmerzbekämpfung bekommen, und das Kind zeigt eine erschwerte, unregelmäßige, stöhnend-schnarchende Atmung. Nach Arnika, wenn Hirnblutungen auftreten; das Gesicht ist rot und gedunsen, die Atmung schwer und arhythmisch.

Carbo vegetabilis (C 30):
Das Neugeborene liegt auf der Intensivstation und benötigt künstliche Sauerstoffbeatmung. Es ist in allen Reaktionen gedämpft und sein Bauch sehr aufgetrieben.

Cuprum metallicum (C 30):
Im Verlauf des Wochenbettes und (oder) danach wird das Kind plötzlich atemlos und blau, Hände und Füße sind kalt, der Daumen wird eingeschlagen, die Hände zu Fäusten geballt und im Krampfanfall an den Körper gezogen.

Gelbsucht (Ikterus neonatorum)

Das Kind besitzt im Mutterleib einen anderen Sauerstoffträger im Blut (Hb-F, fetales Hämoglobin) als nach der Geburt. Mit Beginn der Luftatmung vollziehen sich umfangreiche Umstellungen im Blut. Dadurch erhält die Leber als zentrales Stoffwechselorgan eine Schlüsselrolle. Sie muß Abbauprodukte des fetalen Hämoglobins (Bilirubin) ausscheidungsfähig machen. Dieses staut sich an und verteilt sich im gesamten kindlichen Körper: Das Kind wird sichtbar gelb.

Häufige Messungen der Konzentration im Blut sollen die Gefahrengrenze erkennen helfen, ob ein sog. *Kernikterus* droht: Hierbei gelangt indirektes, nicht ausscheidungsfähiges Bilirubin aus dem Blut in Gehirnzentren und schädigt diese manchmal bleibend. Die Gefahr ist besonders groß in den ersten Lebenstagen des Kindes. Danach (3.-5. Lebenstag) bildet sich eine Barriere (*Blut-Hirn-Schranke*) an der Hirnzelle zum Schutz vor einem ungehemmten Eintritt, und die Gefahr ist gebannt.

Das Gelbsucht-Thema (med. *Ikterus neonatorum*) ist für Mutter und Kind ein besonders ärgerliches und die Art seiner Behandlung ein Beispiel für die mangelnde Sensibilität und Ignoranz der klinischen Geburtshilfeeinrichtungen.

Die ernsten und gefährlichen Formen (bei Rhesus-Faktor-Blutgruppen-Unverträglichkeit) werden bereits in der Schwangerschaft erkannt und kommen wie der Kernikterus heute praktisch nicht mehr vor. Darüber hinaus ist eine milde Gelbsucht in Grenzen zunächst normal und folgenlos. Eine grundsätzlich harmlose Ausgangsituation kann aber, sozusagen hausgemacht, verschärft und damit therapiebedürftig werden, wenn das Kind unter abnormen Geburtsbedingungen, durch Arzneigabe sowie durch Gewaltanwendungen und durch schockierende Behandlung gestreßt wurde. Jeder Streß wirkt sich belastend auf der Energieseite des Kindes aus und verschärft die angespannte Leberfunktion.

Je unreifer und untergewichtiger das Neugeborene ist, desto stärker wird es durch eine frühe Gelbsucht gefährdet. Die ersten in der Regel eingeleiteten Therapiemaßnahmen bestehen aus Flüssigkeitszufuhr (mittels Infusionen, um die Blut-Bilirubin-Konzentration zu verringern) und aus der Bestrahlung mit der Blaulichtlampe (in diesem Lichtspektrum direkt auf die freie Haut aufgebracht, verändert sich der in der Haut eingelagerte Blutfarbstoff und wird ungefährlich). Beide Maßnahmen binden die Mutter mit ihrem Kind an die Klinik, behindern das Stillen, verunsichern, lösen Angst und Sorgen aus. In extremen Grenzfällen, so erfährt sie, wird ein Blutaustausch notwendig. Ab 4. und 5. Tag stabilisiert sich die Gefahrensituation, dennoch können die Blutmeßwerte weiterhin schwanken, abhängig vom Milcheinschuß und der sich nun auswirkenden gesamten Stillbehinderung.

Häufiges und konsequentes Anlegen von Anfang an und die auf ungestörtes und ausschließliches Stillen ausgerichtete Kindesversorgung minimiert das Ikterus-Problem. Das vom Kind aufgenommene Eiweiß der Muttermilch hilft bei der Biliru-

binanbindung. Das gut versorgte und ausschließlich gestillte Neugeborene ist nicht in Gefahr, wenn es gut trinkt, Kraft beim Saugen hat, in Phasen wach und reaktiv-vital ist. Ein über den fünften Tag anhaltender Ikterus (*Ikterus prolangatus*) wird bei anhaltender Vitalität des Kindes, gutem Gedeihen und intakter Stillbeziehung dann völlig bedeutungslos. Dennoch gängeln Klinik und Kinderärzte noch lange Zeit die Eltern mit Blutabnahmen und Angstmacherei und binden sie gern in passiver Abhängigkeit. Zur vorsorglichen Lösung dieses Problems sollte deshalb eine *sanfte Geburt* und *ungestörte Nachgeburtszeit* angestrebt werden.

Bei sich entwickelnder Gelbsucht sind einige homöopathische Arzneien hilfreich; hierzu zählen:

China officinalis (C 30) für die frühen ernsten Gelbsuchtentwicklungen. Das Kind ist apathisch, schläfrig, trinkfaul vor Müdigkeit, zeigt Leber-Milz-Oberbauchanschwellung und gehört in klinische Behandlung. Begleitend werden China 30, am ersten Tag 2 Globuli und in Wasser verrührt den ganzen Tag verabreicht, bei Fortschreiten der Gelbsucht die C 200 am nächsten Tag gegeben.

Sulfur (C 30) für die vitalen trinkfreudigen Säuglinge (die nach anstrengender Geburt zuerst *Aconitum C 30* bekommen hatten). Ehemalige Antibiotikagaben sind in ganz besonderer Weise ein Anlaß für Sulfur. Die Haut ist entzündlich verändert, zeigt rote Pusteln, der Nabel ist gereizt, Stühle sind durchfallartig und machen wund. Das Kind ist nachts unruhig und will ständig an die Brust.

Lycopodium (C 6/C 30)
Bei über den 5. Tag hinaus anhaltender Gelbsucht mit Verdauungsunregelmäßigkeiten, Blähungen, abendlichen Krisenzeiten (16.00-22.00 Uhr) und morgendlichen Schreiphasen (übellaunig beim Erwachen).

Sepia (C 30)
Das Kind ist matt, träge, dunkel pigmentiert und hat heftige Schreiphasen.

Die Pflege des Säuglings

Um die Versorgung des Säuglings wird viel Aufhebens gemacht. Dabei benötigt er außer Mutternähe, Brust und frischen Windeln gar nichts. Lediglich die Nabelpflege muß pedantisch mit großer Hygiene erfolgen. Der Nabel ist von der Hebamme mit einer Klemme oder einem Band verschlossen worden. Dieser Zipfel sollte nun „mumifizieren", also eintrocknen.

Feuchtigkeit erhöht die Entzündungsgefahr, vor allem im Genitalbereich. Daher muß den gefährdeten Stellen Luft zugeführt werden (evtl. *föhnen*, aber Vorsicht vor dem Urinstrahl! Abdecken des Genitals mit einer Windel, damit es nicht zu einem Stromschlag kommt). Ringelblumentee oder -essenz (*Calendula*) eignen sich für die Reinigung (immer 1%

Kochsalz zusetzen). Wenn der Nabel blutet, innerlich *Silicea* C 6 (2 x 3 Glob. über 3 Tage geben). *Auf keinen Fall sollte der Nabelstumpf geätzt werden!*

Im Windelbereich und auch am übrigen Körper sind bei intakter Haut *keinerlei* Pflegecremes, Salben oder Puder notwendig. Die Reinigung des Kindes nach Stuhl- oder Urinabgang erfolgt in einfachster Weise unter fließendem körperwarmen Wasser, indem das Baby auf einem Unterarm gehalten wird (Kopf in der Ellbeuge, ein Oberschenkel in der Hand). Über Nacht entstehende Ausschläge im Windelbereich mit wunden, offenen Stellen oder Bläschen benötigen als erste Gabe innerlich *Rhus toxicodendron* C 6 oder C 30, 2 Gaben à 3 Globuli an nur einem Tag. Zur Linderung kann Ringelblumensalbe aufgetragen werden.

Aus homöopathischer Sicht sollten alle „typischen" Baby-Cremes *nicht* verwendet werden, weil sie in der Regel Zink als Arznei enthalten. Homöopathen geben dynamisierte Arzneien innerlich und behandeln äußerlich nur lindernd mit Licht, Luft, Wasser oder Ringelblumenauszügen. Heilung soll von innen nach außen erfolgen und nicht umgekehrt (Gefahr der Unterdrückung)!

Damit die verantwortungsbewußte Mutter aktiv für das Wohl ihres Kindes sorgen kann, müssen wir uns nun noch mit den wichtigsten Maßnahmen zur Krankheitsvorbeugung auseinandersetzen, mit denen eine Mutter und ihr Säugling in der Regel durch die Schulmedizin konfrontiert werden.

Hinweise zu den üblichen krankheitsvorbeugenden Maßnahmen

Zu den Entwicklungsbedingungen im ersten Lebensjahr eines Kindes wäre allein schon ein ganzes Buch notwendig, da in dieser Zeit umfangreiche Entwicklungsschritte stattfinden; es können hier deshalb nur einige wichtige Aspekte aufgegriffen werden. In der Nähe der Mutter findet das Kind den sog. *Nestschutz*, der am wirksamsten durch die Stillbeziehung aufrechterhalten wird. Hinsichtlich aller weiteren Entwicklungen ist die erfolgreiche Stillaktivität Voraussetzung für ein gutes Gedeihen des Kindes.

Vor dem Hintergrund möglicher Erkrankungen und anderer eventueller Störungen und Beeinträchtigungen der kindlichen Entwicklung drohen nun dem Kind jedoch umfangreiche Angriffe durch die pauschalierende und schematisierende schulmedizinische Begleitung. Diese sieht vor, daß ohne Unterschied und ohne individuelle Risikoabschätzung alle Säuglinge
– Vitamin-K-Gaben nach der Geburt (bis vor kurzem mittels einer Injektion, jetzt durch Vitamin-K-Tropfen dreimal innerhalb von sechs Wochen) erhalten.
– nach der ersten Lebenswoche Vitamin D (500 IE) und Fluor erhalten. Häufig wird in Deutschland in der ersten Lebenswoche bereits eine BCG (Tuberkulose)-Impfung angeraten. Weitere Impfungen in größerem Umfang folgen, so
– ab 3. Monat (Diphterie, Tetanus,

HIB (Hämophilus Influenzae B-Bakterien), Keuchhusten, Polio (Kinderlähmung)
– ab 4. Monat: 2. Impfung der oben genannten
– ab 5. Monat: 3. Impfung der oben genannten
– ab 12.-18. Monat: 4. Impfung der oben genannten
– ab 18.-24. Monat: Masern-Mumps-Röteln-Impfung.

Hier nun sind die Eltern als die für den Schutz ihres Kindes verantwortlichen Personen gefordert. Alle hier aufgezählten Maßnahmen setzen ihr Einverständnis voraus. Sie müssen entscheiden und müssen ausreichend über das Für und Wider dieser Maßnahmen aufgeklärt werden. Mit Sicherheit ist davon auszugehen, daß jede der oben erwähnten Maßnahmen (Vit. K und D, Fluor, Impfungen) Nebenwirkungen haben und Schäden nach sich ziehen können; es gilt deshalb, Nutzen und Risiko sorgfältig gegeneinander abzuwägen. Das gelingt nur schwer, da Arzt, Gesundheitswesen bzw. Staat, Krankenkassen und pharmazeutische Industrie nur vom Nutzen sprechen und mögliche Risiken oder gar Schäden verniedlichen und vielfach ausschließen (z.B. bei Impfungen), da „noch" keine nachgewiesen werden können, wobei kein Verständnis für die komplizierten Folgewirkungen vorhanden ist.

Wer jedoch genau hinschaut, wer das Kind in all seinen Belangen (körperlich, emotional und auch geistig) ganzheitlich betrachtet, wer sich mit den Ursachen moderner chronischer Krankheiten (Allergie, Neurodermitis, Asthma, Autoimmunkrankheiten,

Immunschwäche, Krankheitsanfälligkeit, psychische Entwicklungsstörungen, Krampfanfälle, geistige Behinderung und vieles mehr) beschäftigt, der wird sich eher kritisch gegen jeden Therapieschematismus stellen, insbesondere dann, wenn es um „Vorsorge" von der eben beschriebenen Art geht.

Homöopathen suchen die *individuelle* Lösung und werden die Eltern ermutigen, *Vertrauen in die Fähigkeiten ihres Kindes* wie auch in sich selbst zu finden. Ein Verzicht auf die oben aufgezählten „Routine"-Empfehlungen sollte deshalb einhergehen mit der Besprechung und Aufklärung über mögliche Alternativen; zu diesen nun im folgenden mehr.

Das Vitamin-D-Problem

Dieses Vitamin ist *nicht* harmlos (wie etwa Vitamin C oder B), weil wir Mangel- wie auch Überschußkrankheiten kennen: Zuwenig Vitamin D führt zu Knochenerweichungen, Wachstumsstörungen (Rachitis) und Infektanfälligkeit; zuviel löst Gefäßverkalkungen, Steinbildung, Organschäden und hohen Blutdruck aus. Es ist insbesondere das erste Lebensjahr, das gut überwacht werden sollte, da der Mensch in dieser Phase wächst wie sonst nie mehr (er verdreifacht sein Körpergewicht). Stillen ist hierbei der beste Schutz für das Kind. Dabei ist großer Wert auf die ausgeglichene Ernährung der Stillenden wie auch anschließend des zugefütterten Kindes (Verzicht auf Zucker, Weißmehl und extrem konservierte Nahrungsmittel) zu legen.

Wichtig ist außerdem, daß sich Mutter und Kind täglich im Freien aufhalten, da das Vitamin-D durch UV-Licht in der Haut aktiviert wird. Besonders problematisch kann deshalb aufgrund der geringen Sonnenscheindauer in Nordeuropa der erste Winter des Säuglings werden. Um einer damit zusammenhängenden Unterversorgung vorzubeugen, genügt es erfahrungsgemäß, das Kind einmal täglich *im Freien* im Kinderwagen (in Schaffelle eingehüllt) schlafen zu lassen. Vielfach reicht es aus, wenn das unbedeckte Gesicht des Kindes in Kontakt mit dem Tageslicht kommt.

Das Kind benötigt aber nicht nur physische, sondern auch psychische „Bestrahlung". Intakte Familienverhältnisse begünstigen natürlich die Kindesentwicklung in jeglicher Hinsicht, leider muß aber festgestellt werden, daß die emotionale Zuwendung in der modernen Industriegesellschaft nicht mehr von zwangloser Selbstverständlichkeit ist. Überreizungen durch Lärm, Strahlungen vielfältiger Art (Schall, Strom, elektromagnetische Wellen) und andere allgemeine Streßfaktoren verschlechtern die kindliche Situation. Besonders ungünstig wirken sich häufige Infekte aus, so daß deren Vermeidung von großer Bedeutung ist (Hygiene, Kleidung, Ansteckungsgefahren, Impfbelastungen im 1. Lebensjahr).

Durch häufige Arztbesuche im ersten Lebensjahr (z.B. alle 6 Wochen) lassen sich Mangelsymptome frühzeitig erkennen. Ein Homöopath wird solch frühe Anzeichen erkennen und durch passende homöopathische

Arzneiverordnungen Gefahren früh abwehren können. Nur wenige der voll gestillten Kinder (1/2 Jahr lang) werden dann und nur vorübergehend Vitamin-D-Gaben benötigen. Nicht gestillte Kinder müssen besonders genau beobachtet werden und benötigen häufiger Vitamin-D-Ergänzungen im ersten Lebensjahr. Danach ist die weitere Bedürftigkeit *individuell* zu beurteilen, was grundsätzlich möglich ist und zu dem fachlichen Rüstzeug jedes Kinderarztes gehören sollte.

Fluor

Fluor wurde als Element erstmalig im 19. Jahrhundert isoliert und findet wegen seiner chemischen Aggressivität in der modernen (Kunststoff)-Industrie breite Anwendung. Das Fluor-Problem ist ein Thema der Neuzeit, mit dem die häufigste Zivilisationskrankheit, der Zahnverfall (Karies), zurückgedrängt werden soll. Allerdings ist Karies *keine* Fluor-Mangelkrankheit, sondern die Folge moderner („ungesunder") Lebens- und Ernährungsweisen (zuviel Zucker, zuviel tierisches Eiweiß/Fleisch, zuviel Antibiotika, schlechte Mundhygiene, zuwenig Kauarbeit usw.).

Wenn wir die natürlichen Bedingungen betrachten, so reichert der Mensch im Alter Fluor (als Calciumfluorid) an, während er als Kleinkind fast frei davon ist. Die Muttermilch ist ebenso frei von Fluor, selbst wenn die Mutter Fluor, z.B. Natriumfluorid, einnehmen würde. Hieraus ist zu folgern, daß das Kind natürlicherweise

vor Fluor geschützt werden soll! Wir wissen, daß der Knochen 30-40mal mehr Fluor (!) einlagert als der Zahn in seinem Schmelz und daß wir 300mal mehr Knochen- als Zahnmasse besitzen.

Fluor taugt nicht dazu, den Knochen im Alter (Osteoporose) zu schützen. Im Kindesalter hat die natürliche Elastizität des Knochens Vorrang, und die Verhärtungen durch Vitamin D und gar durch Fluor sind unphysiologisch! Fluor kann sehr schnell giftig wirken (geringe therapeutische Breite) und genau das auslösen, was es verhindern soll (Fluorose = Schwarzwerden der Zähne und Verfall!). Da die Nahrung zunehmend Fluorbeigaben enthält (Abwässer, Umweltbelastung), wir zunehmend und unkontrolliert Fluor über Zahnpasten und Mundwässer sowie über Trinkwasser, Mineralwasser und Nahrungs- und Genußmittel (besonders fluorhaltig sind: Hirse, Schwarztee, Gelatine, Joghurt, Süßwaren, z.B. Gummibären u.a.) zu uns nehmen, besteht die Gefahr einer entgleisten Fluorzufuhr! Fluor ist aber ein Enzymgift, hemmt die Blutbildung und kann den Magen schädigen, Tetanie auslösen und zu Herz- und Kreislaufversagen führen.

Auf Fluor kann *völlig* verzichtet werden. Statt dessen geht es alternativ um bewußte Ernährung, vernünftige Zahnpflege und sinnvolle Infektbewältigung (Vermeidung von Antibiotika). Wer in den Entwicklungsjahren der Kinder zu nachgiebig ist (Zulassen von Süßigkeiten täglich!), muß – neben Karies – mit weiteren Gesundheitsschäden rechnen!

Impfungen

Mit Impfungen werden dem Kind künstlich und nach einem bestimmtem Zeitplan Infektionskrankheiten aufgezwungen, damit es frühzeitig Abwehrstoffe bildet, bevor es mit diesen Krankheiten selbst in Kontakt kommt. Impfungen haben durchaus Erfolg in der Verhinderung bestimmter Krankheiten, aber ganz gewiß auch ihre Schattenseiten. Schützen können wir uns nur vor Krankheiten, gegen die es Impfungen gibt. Für alle anderen Krankheiten benötigen wir all unsere Abwehrkraft, und die muß sich erst einmal entwickeln bzw. trainiert werden.

Die Natur hilft uns dabei mit dem (Still-)*Nestschutz* im ersten Lebensjahr. Wenn wir das Kind während dieser Zeit in Ruhe lassen, wird es in den seltensten Fällen krank. Erst allmählich treten die Probleme auf: eine wunde Hautstelle, eine verstopfte oder laufende Nase, ein Husten oder Durchfall werden zumeist leicht bewältigt. Fieber wird kurz und intensiv auftreten. Im 1. oder 2. Lebensjahr erfolgt häufig das 3-Tage-Fieber mit nachfolgendem Ausschlag. In dieser Abfolge wird die natürliche stufenweise Zunahme der Aufgaben, die das Immunsystem zu bewältigen hat, sichtbar. Über Kontakte zu anderen Kindern (Geschwister, Kindergarten, Schule) häufen sich dann die Infekte, und es treten dann die bekannten Kinderkrankheiten auf. Soweit zur Entwicklung des ungeimpften Kindes. Der Schlüssel zu seiner problemlosen Immunreifung ist der sinnvolle Umgang mit

Fieber (keine fiebersenkenden Mittel, keine Wadenwickel, keine Antibiotika! Homöopathie von Anfang an, enge Zusammenarbeit und Vertrauen in die Kraft des Kindes!).

Krankheiten sind nicht nur Fluch, sondern können gerade in der Kindheit durchaus sinnvoll sein und reifungsfördernd wirken. Impfungen machen krank, und das zu einem unglaublich frühen Zeitpunkt, wenn der kindliche Organismus noch Unreife zeigt und Schädigungen wahrscheinlicher sind. Homöopathisch arbeitende Ärzte beobachten, daß durch Impfungen

– chronische Katarrhe mit Schleimhautanschwellungen, verstopfter Nase, Hörschwäche, Ohrentzündungen und Lymphanschwellungen zunehmen

– Allergien sich verschlimmern (Heuschnupfen, Asthma, Neurodermitis)

– die Infektanfälligkeit zunimmt (Immunsschwächung durch Impfungen)

– durch die Infektsteigerungen Krankheiten problematischer werden und tiefer eindringen. Dadurch häufen sich Komplikationen und Arzneianwendungen (besonders folgenschwer die Zunahme von Antibiotika)

– Wesensveränderungen eintreten (Schlafstörungen, Unruhe, impulsives aggressives Verhalten, Ängste u.a.)

– Hirnleistungsstörungen in Einzelfällen (Konzentrationsschwächen u.a.)

– Krampfanfälle und Fieberkrämpfe auftreten

– unkontrollierbare Langzeitauswirkungen festgestellt werden (bekannt insbesondere nach Pockenimpfung;

vermutlich auch nach Polio-, Masern-, Mumps- und Rötelnimpfung). Aus meiner Erfahrung im homöopathischen Begleiten von Schwangerschaft, Geburt und Kinderjahren empfehle ich:
– Laßt die Kinder in Ruhe, bis sie sprechen können (= Gehirnreife!), d.h. bis Ende des 2. Lebensjahres!
– unbedingt Stillen! (1/2 Jahr voll und dann neben Zufütterung nach Wunsch)
– „erweiterten" Nestschutz geben bis zum Eintritt in den Kindergarten Ende des 4. Lebensjahres; in der Familie belassen!
– richtige Ernährungsweise beachten (s.u.)
– sinnvoller Umgang mit Fieber (s.u.)
– dem Kind seine Eigenentwicklung im 1. Lebensjahr lassen

Wenn die eben genannten Bedingungen gewährleistet sind, ist folgendes Vorgehen vertretbar:
– frühestens mit 3 Jahren Tetanus, Diphterie und Polio-Impfung planen; nach 4–12 Wochen und 1–3 Jahren wiederholen, Impfungen einzeln und zeitversetzt geben!
– Verzicht auf die BCG (Tuberkulose)-Impfung (wenn in der Familie kein akuter Fall von Tuberkulose besteht)
– Verzicht auf HIB, da die Erkrankungswahrscheinlichkeit bei 1‰ liegt und nur bis zum 6. Lebensjahr ein Problem sein kann
– Verzicht auf Keuchhustenimpfung, da der Impfstoff problematisch ist und die Krankheit ohnehin ab zwölf Monaten (rein homöopathisch gut) lösbar ist, Mütter sollten mit ihren Säuglingen immer Abstand zu hustenden Kindern halten!

– Verzicht auf Masern-, Mumps-, Röteln-Impfung, da sie normale Kinderkrankheiten sind. Bei Mädchen kann in der Pubertät durch eine Blutabnahme der Rötelnschutz überprüft werden. Später kann eine Impfung zum Schutz vor Schwangerschaftsröteln nachgeholt werden
– Die FSME-Impfung (durch Zecken übertragene Hirn- und Hirnhautentzündung) ist entbehrlich, da diese Krankheit selbst in Risikogebieten (Süddeutschland, Kärnten) zu selten ist
– Es werden ständig weitere Impfstoffe entwickelt, die unnötige zusätzliche Belastungen bringen.
– in der infektfreien Zeit (nach dem Winter!) impfen!
Bedenken Sie: Kinder reifen mit Aufgaben und Hindernissen. Besondere Bedingungen erfordern eine besondere Behandlung, d.h. je nach individueller Lage können Abweichungen von dem oben genannten Vorgehen sinnvoll sein. Wenn Sie als Eltern vollständig auf Impfungen verzichten möchten, können Sie mit der Unterstützung der Homöopathie rechnen. Jede Impfung ist eine *Körperverletzung*, für die Sie Ihr Einverständnis geben müssen.

Fieber

Fieber ist *keine* Krankheit, sondern eine großartige Leistung des Organismus, sich aktiv gegen den Angriff fremder Erreger (Bakterien, Viren) zu wehren. Insbesondere bei Kindern ist die Fähigkeit, schnell, leicht, kurz (1-3 Tage) und hoch zu fiebern, Ausdruck einer guten Gesundheit.

Dagegen ist es auffällig und gibt zu denken, wenn Kinder nicht fiebern können. Glücklicherweise ist dies nur selten zu beobachten. Es fällt aber auf, daß diese Kinder breit durchgeimpft wurden und häufiger beim ersten Fieber fiebersenkende Arzneien (Fieberzäpfchen) oder frühzeitig Antibiotika erhielten. Bei Erwachsenen kann dieses immunologische „Training" jährlich mit den saisonalen Grippewellen durchgeführt werden. Bleibt die Fieberreaktion bei „Banalinfekten" aus, wächst die Neigung zu chronischen Verläufen. Wird kein Fieber mehr entwickelt, droht langfristig ein unkontrollierbares, autoaggressives Geschehen (Organismus wendet sich gegen sich selbst, z.B. Krebs).

Es ist eindrucksvoll, wie sich bei hohem Fieber „moderne" Krankheiten wie Neurodermitis oder Asthma bronchiale bessern. Sogar Krebserkrankungen werden durch Fieber zurückgedrängt, was heute widersinnigerweise mit der *künstlichen Fiebertherapie* nachzuahmen versucht wird. Dabei werden aber nur selten Temperaturen über 39°C erreicht. Ein alter griechischer Heiler sagte einmal: „Man gebe mir die Macht, Fieber zu erzeugen, und ich heile alle Krankheiten". Sinnvollerweise sollten wir diese urmenschliche Abwehrleistung von Anfang an mehr fördern als dämpfen!

Zum Verständnis vom Umgang mit Fieber ist der natürliche Ablauf wichtig: In der ersten Phase nach dem „Fremdkontakt" bemüht sich der Organismus um die Wärmeentwicklung durch Muskelzittern der *gesamten* (willkürlich beeinflußbaren) Muskulatur – wir empfinden Frost! Dieser Zustand erfordert einen hohen Energieaufwand, alles konzentriert sich auf diese Fähigkeit, und alles andere ruht: kein Bedürfnis nach Essen und Trinken, nach menschlicher Nähe oder Unterhaltung. Alle Körperfunktionen, Gemüt und Geist ruhen. Es finden keinerlei Ausscheidungen statt, und Trockenheit dominiert (kein Schwitzen, kein Stuhlgang, kein Reden etc.)

Im Höhepunkt steigt die Körpertemperatur über 39°C an. Die „Hitze" führt zur Beschleunigung der Durchblutung und aller Stoffwechsel- und Abwehrfunktionen. Erleichtert wird die Abwehrarbeit durch die Schwächung und Inaktivierung der Bakterien und Viren ab 38,5 °C. Die Durchblutung lebensnotwendiger Organe (Leber, Herz und Gehirn) wird dabei besonders gesteigert und die „Peripherie" (Arme, Beine) erkaltet eher. Die Fähigkeit, das Fieber zu begrenzen, wird nun bedeutungsvoll. Je jünger der Mensch, um so schneller und höher steigt die Temperatur (41°C).

In der zweiten Phase reguliert der Organismus die Temperatursenkung und ihre erneute Harmonisierung mit den Ausscheidungen. Durch die Schweißbildung und der oberflächlichen Verdunstungskälte (Konvektion) kommt es zur merklichen Temperatursenkung. Zugleich steigt die Urinbildung, und es entsteht ein großes, erschöpfungsbedingtes Ruhebedürfnis. Wir empfinden die übergroße innere Hitze und suchen sie durch verschiedene Maßnahmen zu lindern (leichte Körperbedeckung, Kühlung, Kleiderwechsel), oft kehrt nun auch das Trinkbedürfnis und die Ansprechbarkeit zurück, das Kind beruhigt sich langsam und fühlt sich zunehmend wohler.

Aus diesen beiden gegensätzlichen Phasen, zuerst hohe Erregung (Symphatikotonus), dann generelle Entspannung (Vagotonus) leiten sich zunächst die natürlichen Hilfestellungen ab:

1. Phase:
Unterstützung durch Wärmezufuhr, z.B. durch zusätzliche Decken, Wärmflasche an die Füße, Reizabschirmung und Ruhe.

2. Phase:
Lockerung der Körperbedeckung, Entfernen der Plastikwindel(!), Hautabreibung mit lauwarmer Kochsalzlösung, Förderung der Ausscheidung durch Flüssigkeitszufuhr (Fruchtsäfte, Mineralwasser, gesüßte Tees, Salziges) und Darmeinlauf (mit Gummiklistier milden Kamillentee mit 0,9% Kochsalz- und 5% Traubenzucker-Zusätzen in den Enddarm eingeben), fasten lassen, Ruhe, Abschirmung; menschliche Nähe und Zuwendung garantieren.

Was ist zu beachten:

1. Daß es individuelle Unterschiede gibt und daß man diesen Einzelbedürfnissen nicht zuwiderhandeln sollte.

2. Daß in der Frostphase Kälte vermieden wird (trotz hohen Fiebers!).

3. Möglichst keine Wadenwickel, und auf keinen Fall in der ersten Fieberphase oder an kalten Extremitäten!

4. Fasten lassen, nicht zum Essen zwingen.

5. Bettruhe einhalten, wenn die Körpertemperatur über 38°C steigt.

6. Zeit lassen für die Stabilisierung *nach* dem Fieber! Grundsätzlich noch einen fieberfreien Tag Schonung (überwiegend Bettruhe und im Haus lassen).

7. Mit Fieber niemals baden (!), nicht ins Freie und nicht in die Sonne! (Temperaturanpassung kostet Kraft).

8. Keine fiebersenkenden Arzneien geben (in den ersten drei Tagen).

9. Homöopathische Arzneien wirken harmonisierend und helfen, Entgleisungen des natürlichen Verlaufes zu regulieren. Die Arzneiwahl richtet sich nach den zu beachtenden *auffälligen, absonderlichen und ungewöhnlichen Symptomen* und Verläufen des individuell Betroffenen (siehe Hausapotheke). Bei jeder Abweichung eines natürlichen und erträglichen Fieberverlaufes ist rasch deren Einsatz angezeigt (s.u.).

Wie hoch darf das Fieber steigen?

Sicher ist ein Fieberanstieg über 41°C unnatürlich und Ausdruck einer krankhaften Verfassung, die zwischen den Fieberphasen (möglichst homöopathisch) ganzheitlich zu behandeln ist. Den Fieberanstieg zu begrenzen, ist ebenso Ausdruck von gesunder Abwehrkraft und Stabilität wie die Fähigkeit des Organismus, die Temperatur auf über 40°C zu steigern!

Daß ein Kind Fieber hat, erkennen und fühlen Eltern schnell und leicht. Ein Fieberthermometer ist an sich unnötig und lenkt nur ab von der genauen Beobachtung des Kindes.

Vielmehr ist die Verfassung des Kindes, sein Verhalten während des Fiebers ausschlaggebend. Es ist keine Seltenheit, daß allgemein stabile Kinder akut Fieber über 40°C entwickeln können, damit zur Ruhe gehen, Schlaf finden oder damit sogar phasenweise regelrecht spielen und weiterhin unauffällig trinken und ausscheiden. Hier ist keine besondere Maßnahme notwendig, außer der Beobachtung und Abschirmung des Kindes.

Der Fieberkrampf

Der Fieberkrampf ist eine an sich seltene, heute jedoch auffällig zunehmende (Impfschädigung?) Störung in der Fieberentwicklung. Er tritt bei Kleinkindern bis zum fünften Lebensjahr in der *ersten* ansteigenden Fieberphase, häufig aber auch schon bei erst gering angestiegenen Temperaturen (38°-39°C) auf. Der Fieberkrampf ist Ausdruck einer entgleisten Hirnfunktion durch örtliche Überhitzung und Durchblutungssteigerung im Gehirn. Es kommt dabei zu unkontrollierten Verkrampfungen der willkürlichen Muskulatur mit nachfolgender Schlaffheit und Benommenheit bei gleichzeitig anhaltendem und ansteigendem Fieber.

Es sieht dies alles zwar sehr aufregend aus, ist aber grundsätzlich harmlos und gutartig. Nur *selten* hält der Krampf länger als 5 Minuten und die Benommenheit länger als 30 Minuten an, so daß drastische Sofortmaßnahmen erforderlich wären (Krampfmittel und Fiebersenkung). Meistens reichen feuchte Hautabrei-

bungen (lauwarme Salzwasserlösungen) und drei homöopathische Arzneien in Folge, die für die Selbsthilfe hier als erstes empfohlen werden sollen:

1. *Belladonna* (C 30 bis zur Krampfentwicklung)
2. *Cuprum metallicum* (C 30 im Krampf)
3. *Helleborus niger* (C 30 in der Phase der Benommenheit).

Ganz wichtig wird hier die homöopathische Behandlung im Intervall nach dem ersten Fieberkrampf. Eine akute Fiebersenkung ist nur sehr selten notwendig, denn nach den oben genannten Maßnahmen stabilisiert sich meistens der Fieberzustand, und die gewöhnliche, regelrechte Krankheitsentwicklung setzt ein. Der erste Fieberkrampf beeindruckt die Eltern verständlicherweise sehr. Schnell sind Angst und Unsicherheit wieder da und führen dann zu unnötigen und fortwährenden Verabreichungen von fiebersenkenden Arzneien und Antibiotika. Statt dessen sollte dies Ereignis ausführlich mit dem Arzt oder der Ärztin besprochen werden, damit sich Ruhe und Sicherheit der Eltern erhöhen und sie im Wiederholungsfall besonnen reagieren können. Ein Fieberkrampf ist harmlos und löst *kein* chronisches Krampfleiden aus. Nur ganz selten wird sich eine Epilepsie zuerst durch Fieberkrämpfe ankündigen. Eine neurologische Untersuchung (EEG) kommt deshalb erst im Wiederholungsfall in Frage.

Bis dahin sollten grundsätzlich und von vornherein alle medizinischen Maßnahmen an dem Kind kritisch in Frage gestellt und die Reifung und Eigenentwicklung in jeder Lebensphase angemessen unterstützt werden. Ein Kind – und das gilt übrigens auch für den Erwachsenen – ist dann als geschädigt zu betrachten, wenn es nicht in der Lage ist zu fiebern!

Das Ernährungsproblem

Ernährungsfragen werden häufig wie Glaubensbekenntnisse behandelt, getreu dem bekannten Spruch eines deutschen Schriftstellers: „Sage mir, was Du ißt, und ich sage Dir, wer Du bist!" Lange Zeit wurde, wie z.b. durch die Deutsche Gesellschaft für Ernährung, die Nahrung nach biochemischen und physikalisch meß- und wägbaren Aspekten differenziert – unter gröbster Mißachtung qualitativer biologischer Bedingtheiten. Dabei geht es im wesentlichen um eine Besinnung über die beiden Begriffe *Nahrungsmittel* und *Lebensmittel*.

Unter *Nahrungsmittel* werden alle notwendigen Substanzen zusammengefaßt, die für die Existenz eines Menschen erforderlich sind, wie sie z.B. auch unter den Bedingungen einer künstlichen Ernährung zu beachten sind. Grob vereinfacht geht es um die mechanistische Sicht, was der Mensch, wie ein Motor zum Laufen Öl und Benzin, zum Leben braucht. Unberücksichtigt bleibt dabei, wie die Herstellung und Konservierung aussieht.

Bei *Lebensmitteln* stellen wir darüber hinaus die *biologische Wertigkeit* in das Zentrum der Beurteilung

unserer Ernährung. Denn was der hungrige und durstige Mensch aufnimmt, ist seit jeher Bestandteil unserer *belebten* Umwelt. Wenn wir uns dieser Ursprünge besinnen, so sah oder sieht die Ernährung folgendermaßen aus: Zunächst die Muttermilch, die dann nach sechs Monaten ergänzt wird durch Obstsäfte, Obst, Gemüse und vervollständigt durch Reis, Korn oder Kartoffeln. Bereichert wird der Geschmack durch Salz und Kräuter bzw. getrocknete Pflanzenteile als Gewürze. Durch Haustierhaltung kommen hinzu: Eier, Milch, Milchprodukte wie Sauermilch und Käse sowie, als seltene Besonderheiten zu festlichen Anlässen, Fleisch und Fleischprodukte sowie Fisch.

Das Leben in den vier Jahreszeiten zwingt zur Konservierung im Sinne einer gleichmäßigen Verteilung der notwendigen Lebensmittel über das Jahr. Hier fangen nun die gesundheitlichen Probleme unserer Ernährung an. Je nach Intensität seiner Behandlung wandelt sich das „Lebensmittel" zum „absterbenden" Nahrungsmittel, das zuletzt nur noch der chemischen Analyse standhält.

Der Mensch verfügt über Sinnesorgane, mit denen das reine Nahrungsbedürfnis moduliert wird. Wer kennt nicht die „Lust zum Essen", den guten Geruch, der den Appetit und Speichelfluß anregt, oder „das Auge ißt mit", was die optische Zubereitung und die farbliche Komposition angeht. Man trifft sich zu einem besonderen gesellschaftlichen Anlaß, zu einem besonderen (Fest-)Essen, und der Mensch erlebt „Gaumenfreuden", mit denen das feine

Zerfließen von Speis und Trank über die („Gourmet"-)Zunge gemeint sind. „Essen" ist eben – zumindest in unseren Breitengraden – mehr als die einfache Sättigung von Hunger.

„Wer schafft, braucht Kraft", und die gewinnt er aus besonders gehaltvoller Nahrung. Wer viel und überwiegend im Sitzen arbeitet, darf sich nicht mit zu schwerem Essen belasten. Ein Ausdauersportler wiederum wird wieder andere Bedürfnisse bezüglich Essen und Trinken aufweisen. Mehr oder weniger gleichgültig gegenüber den qualitativen Unterschieden unserer Nahrung verhalten sich psychisch Kranke, aber auch verzweifelte, frustrierte oder depressive Menschen.

Überhaupt stellt sich die Frage nach der Qualität unserer Ernährung in der modernen Industriegesellschaft unserer Prägung nur noch in sehr fragwürdiger Weise. Tabak-, Alkohol- und Kaffeekonsum, Streß und Schlafmangel verändern unsere natürliche Wahrnehmungsfähigkeit so stark, daß wir selbst kaum noch die Genießbarkeit und gesundheitliche Relevanz der einzelnen Produkte feststellen können. Es wird dem Konsumenten nur noch schwerlich gelingen zu prüfen, ob eine Kartoffel zu Konservierungszwecken nuklear bestrahlt wurde oder ob die genetisch manipulierte Tomate im Freiland oder im Treibhaus großgezogen wurde.

Ein besonderes Problem der heutigen Ernährung ist die Verfeinerung der Nahrung sowie der Verzehr von Süßwaren, Weißmehlprodukten oder Fertigmenüs. Darüber hinaus nehmen wir zuviel Eiweiß auf, indem wir zuviel Fleisch, Wurst, Eier und Milch zu uns nehmen; ähnliches gilt für die ungünstigen Fette (gesättigte Fettsäuren) in Wurst- und Backwaren. Diese ungesunde Ernährung in Kombination mit der nicht minder gesundheitsabträglichen, „modernen" Lebensweise (zuviel Genußmittel und Drogen, zuwenig Bewegung, zuviel psychischer Streß) bringen zwangsläufig die typischen ernährungsbedingten Krankheiten unserer Zeit hervor. Verschärft wird die gesundheitliche Gefährdung dann noch durch Schadstoffbelastungen mittels
– der gängigen Düngemethoden (bes. Nitrate)
– der modernen Schädlingsbekämpfung (Fungizide, Pestizide, chlorierte Kohlenwasserstoffe, Schwermetalle u.a.)
– vielfältiger Umweltbelastungen (über Luft-/Wasser-/Bodenkontakt und den jeweiligen aktuellen Belastungen)
– der üblichen Konservierungsmethoden (Antibiotika, Schwefel, nukleare Bestrahlung etc.)
- genetischer Manipulationen.

Wie sieht nun eine natürliche Ernährung aus?

Zunächst muß festgehalten werden, daß sich niemand den allgemeinen Schadstoffbelastungen der Luft, des Wassers und des Bodens und den damit zusammenhängenden Auswirkungen entziehen kann. Hinsichtlich des Neugeborenen bedeutet dies u.a.: Die Tatsache, daß sich beispielsweise in der Muttermilch Dioxine bzw. chlorierte Kohlenwasserstoffe anreichern und den Säugling belasten, sollte zwar zu einer politischen (Dauer-)Anklage der Verantwortlichen führen, jedoch niemals die so lebensnotwendige Stillbeziehung beenden. Denn je mehr Umweltbelastungen der Mensch zu ertragen hat, desto bedeutsamer werden seine individuellen Abwehrfähigkeiten, und die werden am besten durch das Stillen aufgebaut (Nestschutz!) Daher gilt für den Säugling:

– sechs Monate Vollstillen
– dann, mit Obstsäften den Löffel einführend, durch Obstbrei (z.B. Apfel) und gedünstetes Gemüse (z.B. Karotten) die Stillmahlzeit ergänzen und schließlich Reis, Korn oder Kartoffeln zu Bestandteilen der Basisernährung machen.
– Mit Entwicklung der Zähne soll Kauarbeit geleistet werden, d.h. der Speiseplan sollte nun durch Rohkost, feste Früchte und Vollkorn ergänzt werden.

Einige Grundsätze für die Ernährung

1. *Vegetarier* leben eindeutig gesünder und länger! Jeder Vegetarier sollte auch (seltene) Fleischmahlzeiten tolerieren, wenn ihn danach verlangt.

2. Bezüglich der Nahrungsmittelqualität immer die *Lebendigkeit* beurteilen und bevorzugen.

3. Mit den *Jahreszeiten* leben. Früchte und Obst zu den Jahreszeiten essen, in denen sie in unseren Regionen auch natürlicherweise wachsen und geerntet werden.

4. Die Nahrungsmittel der umliegenden Region bevorzugen (weite Transportwege erfordern eine entsprechende Vorbehandlung der Lebensmittel; eine Anbauprüfung der Erzeuger und eine Beurteilung des Umgangs mit dem Produkt ist bei regionalen Anbietern leichter).

5. Die Lebensmittel möglichst in ihrer ursprünglichsten Form verzehren.

6. Aus der Ernährung *kein Dogma* machen und mit Widersprüchen leben lernen.

7. Speisenbedürfnisse ernstnehmen und befriedigen, soweit sie nicht psychopathisch bedingt sind (wie z.B. das Süßverlangen bei Streß)

8. Die ganzheitliche Bedeutung von Essen und Trinken berücksichtigen, d.h. das Essen als Familientreff, als freudiges Gesellschaftsereignis, als Zeremonie, als Lohn der Arbeit, als eine biologische Regelmäßigkeit oder als Gelegenheit für Phantasie und Kreativität verstehen lernen.

9. Sich zum Essen *Zeit lassen!* (Das beginnt schon bei der Zubereitung: Langsames Garen und Frisches gründlich spülen. Die Nahrung gründlich kauen, langsames Essen, Erholungsphase nach dem Essen einplanen und auch zulassen! Hier werden schon viele Grundfehler der heutigen Ernährungweise sichtbar, entscheidend ist zumeist der *Zeitmangel*, d.h. es besteht keine Zeit zum gezielten Einkauf, Bequemlichkeit dominiert, und technische Apparaturen von zweifelhaftem Wert, man denke hier an Tiefkühlkost, Fertigmenüs und Mikrowelle, unterstützen dies. Der Unterschied zwischen Lebensmittel und Nahrungsmittel be-

steht hier zwischem *aktiv* und *zeitaufwendig* gegen *passiv* und *abhängig*.)

10. Unbedingt für *Abwechslung* im Speisenplan (entsprechend dem saisonalen und regionalen Angebot!) sorgen.

11. Das Milchproblem! Kuhmilch ist Muttermilch für *Kälber,* und entsprechend ungeeignet ist seine Zusammensetzung für den Menschen (im Vergleich zur menschlichen Muttermilch enthält die Kuhmilch zuviel Eiweiß, zuviel Salze, zuviel Phosphor und wird zu stark bearbeitet). Grundsätzlich Milch *niemals* dem Kind/Erwachsenen aufdrängen. Milch *nicht als Getränk* betrachten, niemals zum Trinken geben!

Tolerabel sind Milchbeigaben z.B. zum Müsli, zu Breien oder alle Sauermilchprodukte, da diese nie getrunken, sondern gekaut werden und durch Bakterien-Kulturen das Darmmilieu günstiger unterstützen. Milchprodukte wie Quark und Käse sind wertvolle Lebensmittel, wenn sie schonend behandelt und frisch verzehrt werden!

12. Zu einer gesunden Ernährung gehört ein den Tagesbelastungen angemessener Zeitplan der Mahlzeiten: Grundsätzlich ist anzustreben: morgens die größten und schwersten Mengen verzehren, mittags ergänzen und abends möglichst am wenigsten und am leichtesten essen (schlaffördernd). Früchte oder Nüsse sind geeignete Zwischenmahlzeiten.

13. Das ideale Getränk ist frisches Quellwasser. Dieses läßt sich heute einfach als Mineralwasser in Flaschen beziehen. Vorsicht vor Nitraten im Wasser bei der Zubereitung der Säuglingsnahrung (unter 10 mg/100 ml).

14. Zur Ernährung gehört das *Fasten* zur geeigneten Zeit. Natürlich nachts, bei Fieber und bei großen körperlichen und geistigen Leistungen. Fasten ist *keine* geeignete Methode zur Gewichtsregulation, aber sehr günstig zur Förderung der Willenskraft, zur Stoffwechselbereinigung und als unterstützende Maßnahme zur Behandlung vieler chronischer Krankheiten.

15. Ernährung ist aber nicht „alles", was den Menschen ausmacht. Wenn dieser Begriff ergänzt wird im ganzheitlichen Sinne, so bedeutet dies, daß der *ganze Körper* (Bewegungsfreude, Wärme, Lichtbestrahlung, Frischluft), das *Gemüt* (Zuwendung, Liebe, Berührung, Musik, Kunst, Ästhetik) und der *Geist* (Lesen, Schreiben, Logik, Spiel, Denken) ihre „Nahrung" benötigen und alles sich in harmonischen Verhältnissen bewegen muß. Vor diesem Hintergrund werden krankhafte Ernährungsformen in ihren Auswirkungen (Übergewicht, Rheuma, Arteriosklerose, Karies, Diabetes etc.) als Ausdruck chronischer *Disharmonie* verständlich. Dementsprechend ist die Therapie dieser Krankheiten nie einseitig durch eine bloß stoffliche Ernährungsumstellung lösbar, wenn sie auch immerhin schon ein erster Schritt zur notwendigen Änderung ist.

16. Schließlich lehrt das Leben und die Homöopathie, daß jeder Mensch

einzigartig ist. Dementprechend sind alle hier erörterten Fragen und Antworten als Richtlinien für *Individuen* zu verstehen, die entsprechend und zu Recht unterschiedliche individuelle Bedürfnisse haben, die es zu respektieren und zu berücksichtigen gilt. Entscheidend ist der Grad der Bewußtheit um die eigenen Bedürfnisse und der Grad ihrer Akzeptanz durch uns selbst.

Das Vitamin-K-Problem

berührt unsere Kinder heutzutage unmittelbar nach der Geburt. Nur selten wird diese Frage mit den angehenden Eltern vor der Geburt geklärt (Einverständnis!). In den meisten Fällen schlucken die Eltern den konstatierenden Hinweis ihrer Geburtshelfer, die Vitamin-K-Gabe sei eben notwendig. Besonders kurz um die Geburt herum wollen sich die Eltern verständlicherweise nicht mit solchen „Nebensächlichkeiten" beschäftigen und wollen mit den Beteiligten doch nur das „Beste" für ihr Kind. Dabei kann diese Maßnahme dem Neugeborenen die erste Lebenswoche (z.B. durch ansteigende Gelbsucht) „vermiesen", die Stillbeziehung empfindlich und oft anhaltend stören und den kindlichen Stoffwechsel belasten.

Die langfristigen Nachteile der Vitamin-K-Spritze sind heute noch nicht absehbar. Es gibt bereits Hinweise darauf, daß diese, gegenüber dem natürlichen Bedarf ungefähr 1000fache Überdosierung von Vitamin K, an der Entwicklung bösartiger (Leber-)Tumore beteiligt ist. Es ist bedauernswert, wie heute unsere an sich erfreulichen Erkenntnisse über Schädigungsgefahren unserer Kinder nicht dazu führen, den Anwendungskreis der Vitamin-K-Gabe allein auf die Gefährdeten zu beschränken, sondern pauschal zur Grundlage einer vorbeugenden Anwendung bei *allen* Kindern zu nehmen. Dabei könnte die Vitamin-K-Gabe durchaus auf Frühgeburten und Risikogeburten begrenzt werden.

Worum geht es beim Vitamin K?

Auf 30000 Neugeborene kommt es einmal zu Blutungen (in 50% der Fälle in das Gehirn, hiervon sind ein Viertel tödliche Verläufe!), vorzüglich in der 1. Lebenswoche und besonders innerhalb der ersten 24 Stunden (aber auch noch bis zu 6 Wochen nach der Geburt). Diese Blutungen sind auf einen Mangel und/oder eine gestörte Aufnahme von Vitamin K (= Koagulationsvitamin) zurückzuführen. In 90% dieser Fälle handelt es sich um Stillkinder. Grundsätzlich ist daran aber *nicht* die Tatsache des Stillens schuld, sondern in erster Linie eine Behinderung des Stillvorgangs von Mutter und Kind in der heutigen „modernen" Geburtshilfe – neben anderen Faktoren.

Vitamin K kommt in zwei Fraktionen im menschlichen Darm vor (K 1 sind Phytochinone aus der Nahrung [Kohl, Spinat, Broccoli, Karotten, Bohnen, Kopfsalat]; K 2 sind Menachinone von unseren Darmbakterien und aus Leber, Geflügel, Fisch und fermentierten Käsesorten [wie z.b. Gorgonzola], ist fettlöslich und benötigt zur Aufnahme die Mithilfe der Gallensekrete. Es sind also Störungen in der Vitamin-K-Versorgung möglich über die Nahrung, das Darmmilieu und über den Gallefluß bzw. die Leberfunktion. Für das Neugeborene enthält die Vormilch (*Kolostrum*) mehr Vitamin K als die reife Muttermilch, so daß Anlege- und Milchbildungsstörungen in der Reihe möglicher Ursachen noch hinzukommen.

Das Vitamin K gelangt in die kindliche Leber und aktiviert dort viele Gerinnungsfaktoren, die gegenüber dem Erwachsenen in *wesentlich niedrigerer* Konzentration die *gleiche* Aufgabe erfüllen, nämlich die Stabilisierung eines Blutgerinnungs-Gleichgewichtes zwischen den gerinnungsfördernden und gerinnungshemmenden Faktoren, indem es erstere stützt. Dieses Gleichgewicht hält sich also auf niedrigerem Niveau und ist – wie so vieles beim Neugeborenen – sehr labil. Folgende allein oder zusammen auftretende Störungen sind heute zu bedenken, wenn es darum geht, den Verzicht oder die Gabe des Vitamin K zu erwägen:

1. Sind in der Schwangerschaft Medikamente verabreicht worden?

Bezüglich des Vitamins K sind relevant:
– (alle) Antibiotika
– Acetylsalizylsäure (z.B. Aspirin[R])
– Schlafmittel (vom Barbiturattyp)
– Arzneien für bestimmte ernste Krankheiten (Epilepsie, Tuberkulose und Thrombose [Cumarine]).

2. Besteht eine ausgewogene Ernährung?

Im Blick auf das Vitamin K ist der Vegetarismus mit Gemüsevariationen sowie Joghurt mit der hochwertigen „rechts-drehenden" Milchsäure förderlich (im Verkauf oft unter dem Namen „Bio-Joghurt" erhältlich: dieser fördert ein natürliches Darmbakterienmilieu!). Die Schadstoffbelastung der Nahrung (wie auch der Brustmilch) durch Umweltbedingungen unserer Zeit hat Einfluß auf den Leberstoffwechsel, seine Enzyme und in noch ungeklärtem Maße auch auf die Vitamin-K-abhängige Gerinnung.

3. Wie war die Geburt?

Je sanfter die Geburt verläuft, desto weniger wird das Kind traumatisiert sein, desto weniger werden überhaupt äußere Maßnahmen und Eingriffe notwendig, desto geringer ist Blutungsgefahr und damit auch die Notwendigkeit für Vitamin-K-Gaben. Jeder Streß, jeder übersteigende Energieverlust „geht beim Kind auf die Leber".

Daher ist stets das gesamte Ausmaß der Belastungen zu prüfen, denen das Kind ausgesetzt war. Heftige Quetschungen und Verletzungen (Saugglocke, Zange) erfordern homöopathisch zuerst *Aconitum* C 30 und dann *Arnika* C 30, denn reaktiv auf diese Verletzungen kommt es leicht zu Anschwellungen und Stoffwechselbeeinträchtigungen. So kann der Gallefluß beim Neugeborenen derart beeinträchtigt sein, daß die Vitamin-K-Resorption, neben der streßbedingten Leberbelastung, behindert ist.

Bei der Kaiserschnittgeburt liegen besondere Bedingungen für Mutter und Kind vor. Durch die Narkosemittel wird der kindliche Stoffwechsel besonders belastet und der Stillbeginn erheblich verzögert. Hieraus ergibt sich eine besondere Gefahrensituation, so daß höchstes Ziel sein müßte, Geburten durch Kaiserschnitt ganz generell so niedrig wie möglich zu halten.

Die Qualität einer Entbindungsabteilung kann ganz gut an der Häufigkeit der dort praktizierten Kaiserschnitte abgeschätzt werden: unter 10% ist wünschenswert und gut! Über 15-20% heute üblich und zu hoch, über 20% indiskutabel! *Allein durch intensive Zuwendung, menschliche Nähe unter der Geburt, ließe sich die Kaiserschnittzahl auf unter 10% senken!* Der Umgang mit der Schwangeren, das Eingehen auf ihre Wünsche und Nöte entscheidet also über vieles, hilft Gefahren abzuwenden und die in den meisten Fällen überflüssige Vitamin-K-Gabe zu vermeiden.

4. Wie wurde mit dem Stillen umgegangen?

Bezüglich des Vitamin K (aber auch generell) ist die *1. Stunde* nach der Geburt entscheidend. Denn jede Störung der Prägungsphase und des ersten Stillversuchs hat nicht nur tage- und wochenlange, sondern *lebenslange* Konsequenzen. Zum einen geht es um die kindliche Psyche (Urvertrauen!), zum anderen um die Stillbeziehung (Nestschutz, Mutter-Kind-Vertrauen). Lernt das Kind nicht gleich am Anfang ungestört die Brust zu fassen, sind Störungen vorprogrammiert. Daß dann zu wenig oder ungenügend Vitamin K über die Vormilchstufen beim Kind ankommt, ist der stofflich-materielle Ausdruck eines Versagens der Geburtseinrichtung und des Geburtsteams.

Es muß einmal so drastisch gesagt werden. Mit der Vitamin-K-Gabe wird die Mutter beunruhigt und von Geburt an wieder verunsichert. Die (deutschen) Kliniken sehen so selbstherrlich über die Grundbedürfnisse von Mutter und Kind hinweg, obwohl dies doch in den meisten Fällen (80% der Geburten) gar nicht nötig wäre! Dieses Vorgehen begründet sich u.a. aus der Geschichte der deutschen Medizin, insbesonderer ihrer Krankenhäuser. Die hierarchische Struktur und die überwiegend männliche Besetzung der Führungspositionen schafft viele Probleme in der Geburtshilfe. So ist auch das Vitamin-K-Problem ein überwiegend zeitbedingtes, hausgemachtes und letzlich Ergebnis einer gestörten Geburtshilfe, einer Fehlernährung und überzogenen Arzneitherapie.

5. Wie wurde mit dem Neugeborenen umgegangen?

In vielen Fällen wird heute bei Verdacht auf Infektion oder bei Erhöhungen (oft routinemäßig gemessen) von Entzündungszeichen im Blut eine Antibiotikabehandlung durchgeführt. Die damit einhergehende Darmmilieustörung behindert die immunologische Entwicklung des Kindes und kann einen Vitamin-K-Mangel verschärfen.

Welche Alternativen gibt es?

– Vermeiden jeglicher Arzneien – aber auch von Alkohol, Nikotin und

Kaffee – in der Schwangerschaft und unter bzw. nach der Geburt.
– Vertrauensvolle Geburtsatmosphäre und Geburt ohne Medikamente, soweit dies möglich ist.
– Sensible Betreuung von Mutter und Kind in der 1. Stunde nach der Geburt und das Kind in dieser Zeitphase ohne Unterbrechung bei der Mutter belassen; erster Stillkontakt.
– *Aconit* C 30, *Arnica* C 30 bei entsprechender Traumatisierung am 1. Lebenstag (s.o.).
– *Millefolium* C 30 oder C 200 einmalig nach der 1. Lebenswoche; kann bei jedem Verdacht auf Gerinnungsschwäche (Blutspuren im Stuhl!) wiederholt werden.

– Für die Schwangere in den letzten 4 Wochen *Acidophilus Jura* (2xtlg. 1 Teelöffel und 6 Wochen nach der Geburt täglich 1 Teelöffel).
– Für das Kind 6 Wochen lang 1/2 Teelöffel Karottensaft täglich, über Pipette in den Mund einflößen (obgleich umstritten!).
– Die orale Gabe von Vitamin-K-Tropfen (z.B. Konakion [R]) wird nur noch in Risikofällen erforderlich sein (bei Frühgeburten, Kaiserschnitt und Vakuum-/Zangengeburten unter Mißachtung der anderen oben genannten Bedingungen) und sollte nur im Zweifelsfall gegeben werden.

XV. Das erste Halbjahr nach der Geburt

Diese Zeit ist bestimmt von den Schwierigkeiten, mit den neuen familiären Lebensumständen fertig zu werden. Nach der Geburt des ersten Kindes ist eine Dreierbeziehung entstanden, die in häufig zu beobachtende Rollenkonflikte führt. Die Mutter bemüht sich zunächst um Sicherheit mit dem ungewohnten Stillrhythmus. Sie muß die Warnungen der Medien und medizinischen Berater verkraften, wonach überall Gefahren drohen, Krankheiten dem Kind schaden können und Hygiene eingehalten werden soll. Das Baby sieht so klein und zerbrechlich aus. Sie muß lernen, mit dem Schreien des Kindes fertig zu werden. Die Nächte werden häufig zum größten Problem, da sie zu oft unterbrochen und damit die Erholungsphase zu kurz wird. Sie versucht, ihren gesamten 24-Stunden-Rhythmus auf das Kind einzustellen. Die übrigen Aufgaben in Haushalt und Essenszubereitungen erscheinen oft wie ein hoher, kaum bezwingbarer Berg. An ehemalige berufliche Aufgaben kann sie überhaupt nicht denken. Schnell ist alles zuviel. Körperliche und nervliche Kräfte nehmen ab, erholen sich zu schwer, und die damit einhergehenden Erschöpfungszustände führen zu krankhaften Veränderungen. Ein charakteristisches Symptom stellt sich ein: Das intensive Verlangen nach Süßigkeiten, in dem sich die Sehnsucht nach Aufmerksamkeit, Unterstützung und Geliebtwerden ausdrückt.

Der Lebenspartner oder Ehemann hat als stiller Teilnehmer und Beobachter, je nachdem, wie nah und beteiligt er an den neuen Vorgängen ist, die Veränderungen bei seiner Frau verfolgt. Nach dem ergreifenden Höhepunkt der Geburt (sofern er anwesend war) gerät er nun leicht in den Hintergrund: erst das Kind und dann der Mann. Seine sexuellen Bedürfnisse sind aber nach wie vor vorhanden, und Frustration stellt sich ein.

Die Stillzeit wird dadurch eine Bewährungszeit für die Tragfähigkeit der Beziehung. Gereizte Stimmung, gegenseitige Vorwürfe und Streit belasten sehr. Das Kind drängt sich wie ein Keil zwischen die Zweisamkeit und will von dieser zehren. Glücklicherweise lächelt es bereits mit sechs Wochen als Reaktion auf Zuwendung und Ansprache, so daß der Vater seine Rolle annehmen kann.

Das Kind steht in enger symbiotischer Beziehung zur Mutter und reagiert zunächst mehr, als daß es agiert. Es spiegelt in seinem Verhalten und seinen Beschwerden die Nöte der Mutter und die Belastungen der häuslichen Atmosphäre wider. In den ersten drei Monaten „spricht" es überwiegend mit den Verdauungsorganen: Die Nahrungsaufnahme, die Verdauung und die Ausscheidung reagieren normal oder gestört wie ein Stimmungsbarometer. Besonders bekannt und gefürchtet sind die Blähungskoliken: Luftentwicklung im Darm mit Bauchkrämpfen. Natürlich kennt jede Stillfrau die anfänglich Blähungen auslösenden Lebensmittel wie Hülsenfrüchte, Zwiebeln, Knoblauch und Kohl. Es wird aber immer zu bedenken sein, daß die gesamte Verfassung der Frau und ihrer Ehe oder Partnerschaft entscheidender sind.

Unerfreulich, da in der Regel unnötig, sind die künstlich ausgelösten Störungen des kindlichen Wohlbefindens. Hierzu zählen die Impfungen (Tuberkulose-BCG häufig in der 1. Lebenswoche, andere im 4. Monat), die künstlich krank machen und das Wohlbefinden des Kindes beeinträchtigen. Nach meinen eigenen Erfahrungen ist wahrscheinlich der hohe Magnesium-Konsum während der Schwangerschaft für so manche Magen-Darmstörung des Kindes (besonders Übersäuerungsreaktionen des Magens) verantwortlich. Auch die routinemäßige Verordnung von Vitamin K, D und von Fluor verursachen häufig unerfreuliche Veränderungen beim Kind. Ein Auslaßversuch (man läßt probeweise das verdächtigte Medikament weg) schafft Klarheit, noch besser ist der Verzicht unter Berücksichtigung der Alternativen.

Die homöopathische Behandlung des Stillkindes wurde bereits von Hahnemann über die Behandlung der Stillmutter bzw. Amme durchgeführt. Das Unwohlsein des Kindes wird also am aussichtsreichsten über die Mutter gelöst, deren Sorgen, Nöte und Symptome somit ausschlaggebend für die Arzneiwahl werden. Blähungskoliken bei Kindern erfordern Homöopathika, die in ihrem Arzneibild Trockenheit als eine Folge von Ärger oder Verdruß aufweisen (*Belladonna*, *Bryonia*, *Colocynthis*, *Chamomilla*, *Lycopodium*, *Nux vomica*, *Magnesium*-Verbindungen und viele mehr). Das Kind wächst anfänglich mit unglaublicher Dynamik und zeigt rasch seine eigene Persönlichkeit, seine individuellen Besonderheiten und Symptome, die die homöopathische Arzneiwahl für das Kind dann absichern.

Körperlich sind für die Mutter die Folgen der Geburt zu überwinden. Nach Entfernung der Fäden aus der Naht von Dammriß, Dammschnitt oder Bauchdecke (Kaiserschnitt) am 7. Tag wirken Sitzbäder in lauwarmem Wasser (mit 1% Kochsalz und Calendula[tee]zusätzen) lindernd; Vollbäder sollten vermieden werden, solange der Wochenfluß läuft. Der Wochenfluß selbst ist als potentiell entzündlicher Stoff anzusehen, mit dem die Stillbrust nicht in Kontakt kommen soll. Der Wochenfluß wird nach 3-6 Wochen aufhören. In der gesamten Zeit und bis zu einem

Vierteljahr nach der Geburt sollte – bei Hebammen oder Physiotherapeuten oder auch selbständig nach Anleitung – eine besondere Rückbildungsgymnastik durchgeführt werden, damit sich das für die Geburt aufgelockerte Gewebe wieder strafft. Insbesondere der Beckenboden wird durch die Geburt so stark belastet, daß daraus resultierenden Senkungsbeschwerden und Blasenstörungen durch aktive Übungen vorgebeugt werden kann.

Das Stillen sorgt für eine Unterdrückung des Eisprungs und ein Ausbleiben der Periode und schützt vor erneuter Schwangerschaft, sofern ausschließlich durch Stillen ernährt wird; mindestens 6-8 mal in 24 Stunden (d.h. alle 3-4 Stunden mindestens 10 Minunten lang) sollte das Kind angelegt werden. Dieser Rhythmus wird in der Regel für ein Vierteljahr beibehalten werden. Wenn dann das Kind beginnt, durchzuschlafen und Stillpausen von acht Stunden auftreten, setzt der Eisprung wieder ein und eine erneute Schwangerschaft wird möglich. Eine erste schwache Blutung kann eintreten und in unregelmäßigen Abständen wiederkehren. Mit der Zufütterung des Kindes im 6. Monat stellt sich der regelmäßige Zyklus wieder ein. Über Verhütungsmaßnahmen sollte daher im 4. Monat nach der Geburt gesprochen werden.

Eine stillende Frau hat einen hohen Energiebedarf. Bereits im Ruhezustand hat sie einen Energieverbrauch, der dem eines 8 Stunden normal körperlich arbeitenden Menschen gleicht. Es verwundert daher nicht, daß übermäßige Gewichtsabnahme, Auszehrung und besonders Schilddrüsenerkrankungen (Überfunktion) drohen. Nicht selten wird auch das Gegenteil, also eine Gewichtszunahme nach der Geburt gegenüber dem Ausgangsgewicht vor der Schwangerschaft zu beobachten sein. Diese ist oft Folge einer übermäßigen seelischen Entgleisung mit Fehlernährung, hohem Süß- oder Fettkonsum oder hormoneller Disharmonie mit Schilddrüsenunterfunktion. Hormonell (Prolactin) bedingt ist der charakteristische diffuse und wieder aufhörende Haarausfall.

China officinalis

Ein wichtiges Homöopathikum in dieser Zeit ist *China officinalis* (abgekürzt: *China*), das wir hier genauer betrachten wollen, weil es ein sehr häufig zu wählendes Mittel im ersten Halbjahr nach der Geburt (und auch danach) ist.

Das zentrale Thema von China ist die Auslösung einer chronischen Erkrankung nach dem Verlust von Körperflüssigkeit. Einer Frau drohen diese Erkrankungen in zweifacher Weise: akut während und nach der Geburt durch Blutungen und chronisch durch die Abgabe der Brustmilch. Die zu China auffällig ähnlichen Symptome sind:
– Tagesmüdigkeit und Schwäche
– nächtliche Schlafstörungen, verbunden mit hoher planerischer Aktivität
– hochgradige Kälte- und Feuchtigkeitsempfindlichkeit
– hochgradige generelle Berührungsempfindlichkeit (physisch und psychisch), sogar die Haarspitzen können berührungsempfindlich sein

Die China-Frau mag keine oberflächlichen Kontakte, neigt zum Introvertiertsein

– fester Druck bessert generell (bei Beschwerden bessert feste Massage; bereit für ernste intensive Gespräche)

– Appetitstörungen tagsüber, bisweilen Heißhunger nachts; tagsüber nach wenigen Bissen satt, Völlegefühl im gesamten Bauch, das durch Luftabgang nicht gebessert wird

– Verlangen nach Süßigkeiten, nach kalten Getränken, nach scharf gewürzten Speisen

– Abneigung von Brot, Milch, Fleisch und Fett

– Unverträglichkeit von Obst (Durchfälle)

– periodisches (alle 2, 3 oder 7 Tage) Auftreten der Beschwerden.

Bevorzugt kommt es in der Stillzeit zu Nerven- und Kopfschmerzen (Neuralgien. Gefühl, das Gehirn „sei lose"; Druck bessert), zu Schwindel, zu Kreislaufstörungen tagsüber, zu Schlafstörungen, Magenbeschwerden (Kaltes bessert), Verdauungsstörungen (durch Obst, Völlegefühl) und Rückenschmerzen (Ort und Seiten wechseln).

Diese charakteristischen Symptome lassen uns an China denken, wenn sie so unerträglich werden, daß eine Hilfestellung notwendig wird. Der sichere Einsatz von China als *das ähnlichste Mittel* (Simillimum) gelingt, wenn die besonderen Bedingungen der betreffenden Person „China im ganzen" ähnlich sind.

Arzneilich verwendet wird die Rinde des Chinabaumes, der in mittleren Höhenlagen (1000-1500 m) in den Tropen Südamerikas wächst.

Der einzelstehende Baum erreicht eine alles überragende Höhe von bis zu 25 Metern. Sein Stamm kann 3 Meter dick werden. Seine Rinde enthält die Alkaloide, die gegen die Erreger der Malaria (heute noch) wirksam sind. Bereits die Inkas verwendeten die Rinde als Arznei. Es waren die europäischen Kolonialisten, die in ihrem Eroberungsrausch die alten Kulturen zerstörten, Ureinwohner zu Sklaven erniedrigten und Kulturgüter raubten – so auch die so wirksame und daher wirtschaftlich interessante Chinarinde. Die Arznei wurde im Westen Europas als „Cinchona succirubra", als das Pulver der Comtesse populär. Eine spanische Gräfin wurde in Südamerika durch die Chinarinde von Malaria geheilt, so daß sie unfreiwillig zum Promotor für Name und Vertrieb des Produktes wurde.

„Succirubra" heißt roter Saft, der nach Ablösen der Rinde vom Baum hervortritt. Daß ein Baum nach dem Entrinden abstirbt, begrenzt die Ausbeutung der Droge, unterstreicht aber die *Radikalität*, die sich mit der Arzneidroge *China* verbindet. Historisch war die Chinarinde die erste offizielle Arzneidroge Hahnemanns, mit der die Homöopathie öffentlich vorgestellt und etabliert wurde. Die Auseinandersetzungen und Positionen zwischen den Fachleuten und Anwendern der etablierten Medizin und der Homöopathie sind vergleichbar rigoros und entwürdigend.

Mit *China* verbindet sich die Geschichte von Unterdrückung, Versklavung, Entrechtung und Radikalität sowohl auf der Seite der Täter als auch auf der der Opfer. Nahezu symbolisch begleitet die Malaria die Völker der Armut, Unterdrückung und Versklavung, aber auch des Traditionalismus. Die wohlhabenden, unterdrückenden Völker verfügen aber über die wirksamen Arzneien, um sich bei ihrem Tun zu schützen. Durch Malariaprophylaxe wohlhabender Touristen in Drittweltländer wachsen Resistenzen gegen bezahlbare Antimalariamittel, so daß die Aussichten der Einheimischen, ihre eigenen wirksamen und erschwinglichen Malaria-Gegenmittel zu erhalten, immer mehr zurückgehen. In den Arzneiprüfungen mit China kommt die Last für den Verursacher zum Ausdruck:

Einbildung, daß er ein Verbrechen begangen hat, daß er an etwas schuld ist, daß er verfolgt wird.

Aber auch die Gegenseite der Abhängigen:

Einbildung, daß er sich mißbraucht fühlt, daß er in seiner Arbeit gestört und geärgert wird, daß er biologisch minderwertig ist.

Der Prozeß des „Ausblutens" durch eine Geburt oder durch das Stillen wird vergleichbar dem Ausbluten des Baumes nach seiner Entrindung, im übertragenen Sinne auch der wirtschaftlichen Ausblutung von wehrlosen Kulturvölkern, wenn China das passende Mittel zur Heilung sein soll.

Im Hinblick auf das Mutter-Kind-Verhältnis begegnen wir auf der einen Seite der Mutter, die Sklavin ihres Kindes oder einer gesellschaftlichen Haltung wird: „Du hast einfach zu stillen! Es liegt an dir, ob aus dem Kind was wird. Du mußt immerfort da sein, bei jedem Schrei des Kindes reagieren, dein Leben dreht sich von nun ab nur noch um das Kind." Sie fühlt sich überwacht von den fordernden Eltern, Schwiegereltern, den Freundinnen, der Gesellschaft oder irgendeiner Institution. In ihrer Aufopferung schläft sie kaum oder nur unterbrochen, gerät vegetativ durcheinander und entwickelt ein Verlangen nach Süßem. Ihr Verantwortungsgefühl ist unbegrenzt und wird ständig überfordert. Der Ehemann oder Lebenspartner beklagt die Berührungsempfindlichkeit seiner Frau, die früh jedes sexuelle Vorspiel ablehnt. Die Frau schließt sich ein und kann sich nicht klar verständlich machen. Sie drückt nunmehr indirekt ihren Unmut durch Nörgelei und Tadeln aus und (oder) entwickelt körperliche Leiden. Bezeichnenderweise bläht sich der Bauch „malariaähnlich" auf und wird zum Zentrum der Beschwerden, wenn die China-Pathologie sich entwickelt: ein andauerndes Völlegefühl, das auch nach Luftabgang *nicht* besser wird.

Auf der anderen Seite sehen wir das Kind als China-Gegenseite: Gleich nach der Geburt befindet es sich im Krankenhaus des Wohlstandslandes, in dem die Mutter wie eine entrechtete Persönlichkeit behandelt wird, wo es zwangsbehandelt wird: gemessen und gewogen, mit ätzenden Augentropfen und gelbsuchtverschlimmernden Vitamin-K-Tropfen (früher Injektionen) traktiert, dem ärztlichen „Inspektor" vorgestellt, eventuell auf ärztliche Anordnung hin weiterbehandelt oder von der Mutter wegverlegt, in Kleider gehüllt und – je nach Einstellung der

Begleiter der Mutter – ihr wieder zugeführt. Früh kommt es zu Gelbsuchtproblemen, die im bewährtesten Sinne China potenziert erfordern, wenn Müdigkeit, Trinkfaulheit und ein aufgetriebener Bauch vorliegen. Die in der Schwangerschaft möglicherweise erworbenen Probleme des Kindes bei Blutgruppenunverträglichkeiten zwischen ihm und seiner Mutter sind heute glücklicherweise selten geworden (durch Blutuntersuchungen auf Antikörper während der Schwangerschaft, durch die Rhesusfaktor-Erkennung und Antikörperverabreichung), ähnelten aber dem China-Arzneibild und der Malaria mit Blutarmut und Leber-Milzanschwellungen.

In den ersten Lebenswochen leidet das Kind sofort (Durchfälle und Bauchkrämpfe), wenn die Mutter frisches Obst ißt. So werden ihr die Freuden an den „Vitaminen" verdorben. Ißt die Mutter Süßigkeiten, entwickelt das Kind Blähungen, Koliken und andere Störungen.

Durch die Nachgiebigkeit und Grenzenlosigkeit der Mutter wächst über Monate die Anspruchshaltung des Kindes. Das sich Abwenden von der Außenwelt, das sich Konzentrieren auf innerpsychische und innerphysische Vorgänge (Introversion) der Mutter überträgt sich auf das empfindlich mitreagierende Kind. Die Stillbrust wird zum Beruhigungsmittel ersten Ranges, die Frustrationstoleranz des Kindes ist sehr gering. Die Umstellung der Nahrung im 6. Monat erweist sich als sehr problematisch: Das Kind will die Brust nicht aufgeben. Schon bei Geringfü-

gigkeiten greift es sofort nach der Mutter, verweigert bei Fieber die Flasche oder jede Ersatznahrung und hält die erschöpfte Mutter weiter eng an sich gebunden. Noch im zweiten Lebensjahr fällt das Kind mit seinem tyrannischen Verhalten gegenüber seiner Mutter auf, das sich von keiner anderen Person beruhigen läßt. Auf Kuhmilch bekommt es Durchfälle, bei Versorgung durch Fremde kann es krank werden.

Der Heilungsprozeß einer China-ähnlichen Entwicklung führt zur Auflösung *totaler* Abhängigkeiten hin zu lebensnotwendigen Abgrenzungen. Das „Geben" und „Nehmen" muß in eine biologisch harmonische Gegenseitigkeit kommen, die in der sensiblen Zeit nach der Geburt von dem Selbstbewußtsein der Mutter wie auch von den Anforderungen der Sozialgemeinschaft beeinflußt und geprägt wird. Zur Überwindung von „Unterdrückung" und „Sklaventum" im Mutter-Kind-Verhältnis als krankheitsauslösende Ursache verhilft China officinalis potenziert.

Schwächezustände und psychische Störungen in der Stillzeit

Neben *China officinalis* kommen homöopathisch hier insbesondere die Calcium- und Phosphorverbindungen in Frage, die auf die substantiellen Bedürfnisse des wachsenden Kindes hinweisen.

Calcium carbonicum
Als Folge von Überanstrengung wirkt die Frau übermäßig besorgt um

das Wohl ihres Kindes und der Angehörigen, Angst zu verarmen, mag
keine Schulden eingehen, Angst in
der Höhe (für sich und das Kind).
Übergewichtig, leidet unter Verstopfung, wärmebedürftig – und nicht
gravierend krank! Verlangen nach
Süßem und Eiern, Abneigung gegen
Milch.

Kalium phosphoricum
Frauen sind ausgelaugt, schwach
und kälteempfindlich wie Kalium,
nervös, leicht beeindruckbar und
sensibel wie Phosphor. Ihre Nerven
sind überstrapaziert, das Süßverlangen sehr hoch. Diese Frauen erkennen nicht, wie sehr sie die Kinderver-
sorgung und Haushalt erschöpfen.
Sie scheinen unbegrenzt belastbar.
Nachts schreckliche Alpträume von
Grausamkeiten und Gewalttätigkei-
ten, von Abstürzen, Mord und von
Totengesichtern, die sie anstarren.
Nervöse Unruhe abends, nach kurzem Schlaf schreckhaftes Erwachen. Unkontrollierbare Eßstörung,
Beschwerden verschlimmern sich
während der Menses.

Phosphor
Überaktive, spontane Frauen, die
zuviele Nebentätigkeiten übernommen haben. Sie vergeuden ihre
Energie in guter Absicht in alle Richtungen, kurzer Schlaf erholt sie, insgesamt schlafen sie entschieden zu
wenig, verlieren kritisch Gewicht und
fallen durch ungeordnete Periodenblutungen auf. Verlangen nach Eis,
eiskalten Getränken, insbesondere
Milch, nach Fisch und würzigen
Speisen. Sie erregen sich leicht und
erröten schnell, Nasenbluten kann

auftreten. Fiebrige Zustände mit Entzündlichkeiten der Brust kommen
hinzu.

Haarausfall in der Stillzeit

Dies ist während der Stillzeit ein normaler Vorgang und hormonell bedingt (Prolaktin). Erfahrungsgemäß
gleichen sich die Haarverluste nach
Beendigung des Stillens wieder aus.
Ein über das Vertretbare hinausge-
hender Haarausfall kann durch die
harmonisierende Wirkung homöopathischer Arzneien aufgehalten werden. Die Arzneiwahl richtet sich allerdings nach dem Gesamtbild der
Patientin mit all ihren Empfindlichkeiten, die uns in die sichere Nähe einer der folgenden, häufigen und
großen Arzneibilder bringt.

Calcium carbonicum
Eine träge, schwerfällige und ständig
Krankheit fürchtende, besorgte Frau,
die Verstopfungsprobleme hat, Wärme sucht, häufig nach Süßem verlangt und Milch ablehnt.

Lycopodium clavatum
Eine trockene, ungeduldige und von
Blähungen geplagte Frau, die morgens sehr gereizt ist. Vieles an ihr ist
so „grau" geworden.

Natrium muriaticum
Eine sich aufopfernde Frau, die
Schuldgefühle bei sich und anderen
auslöst, mit Neigung zur Introversion
bei gleichzeitig hoher Verletzlichkeit.

Nitricum acidum
Eine ewig frierende und immer nur

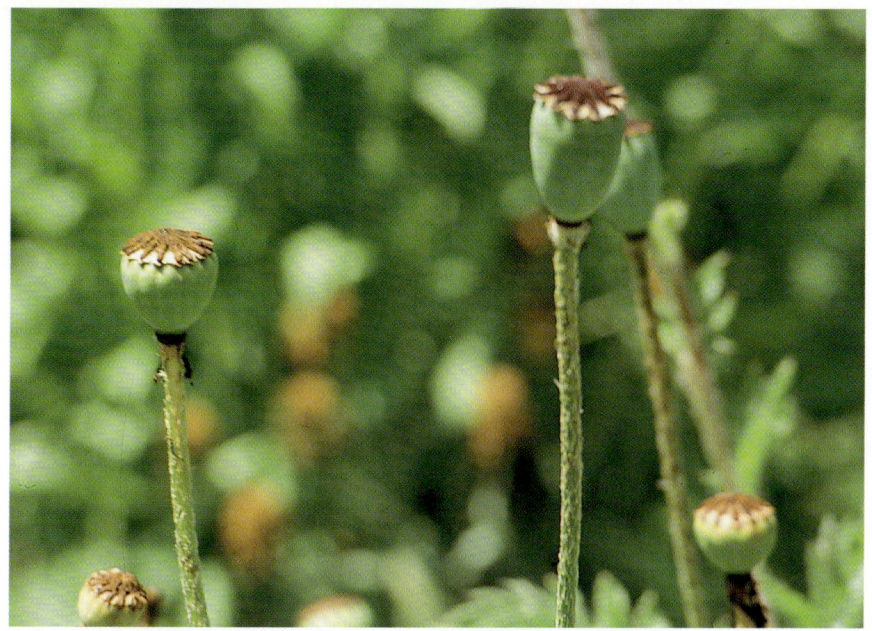

„Opium " (hier Papaver-Variante – Der Saft der Kapsel des Schlafmohns, lat. papaver somniferum)

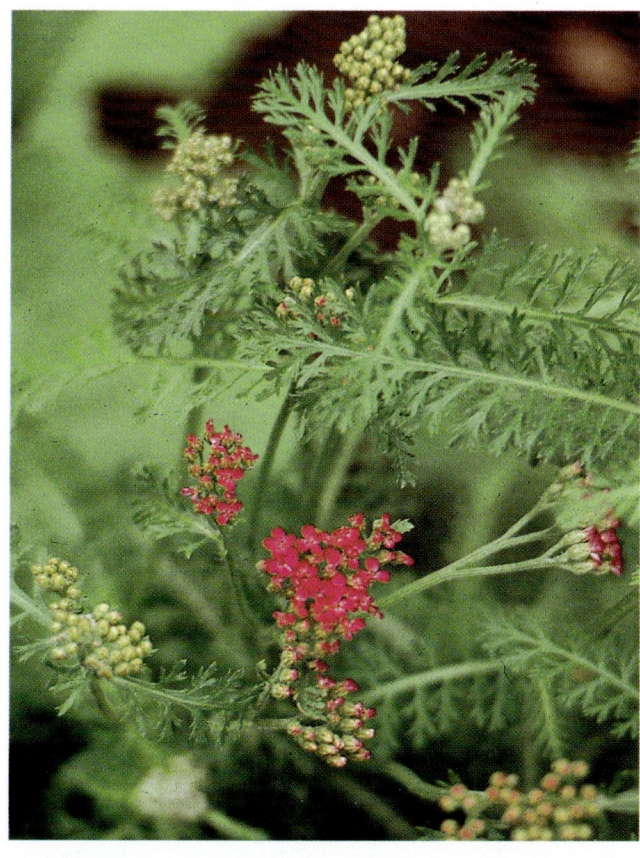

Achillea millefolium
(Schafgarbe)

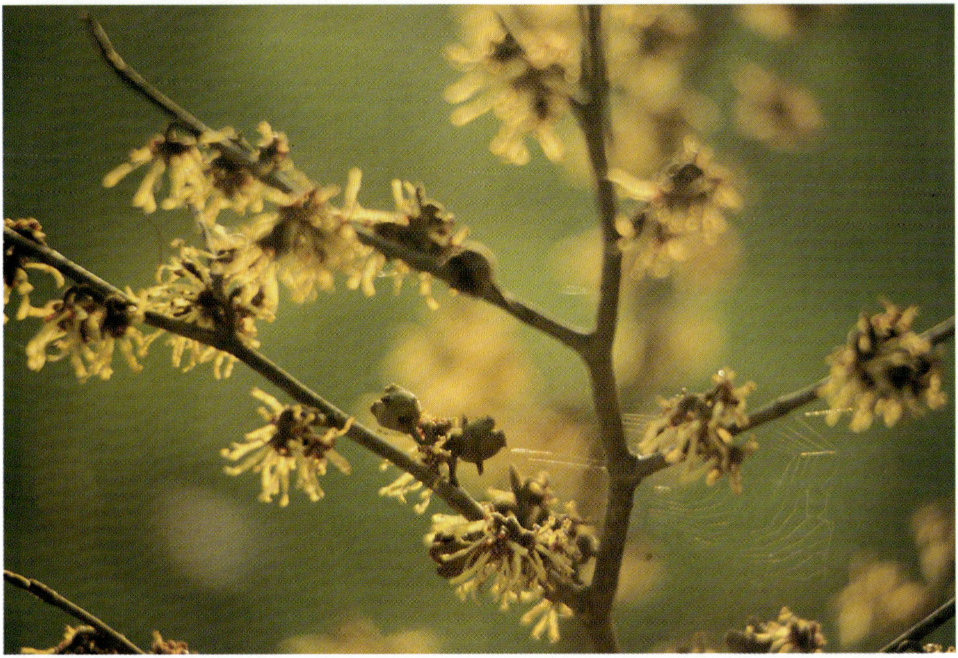

Hamamelis virginica (Zaubernuß)

Datura stramonium (Stechapfel)

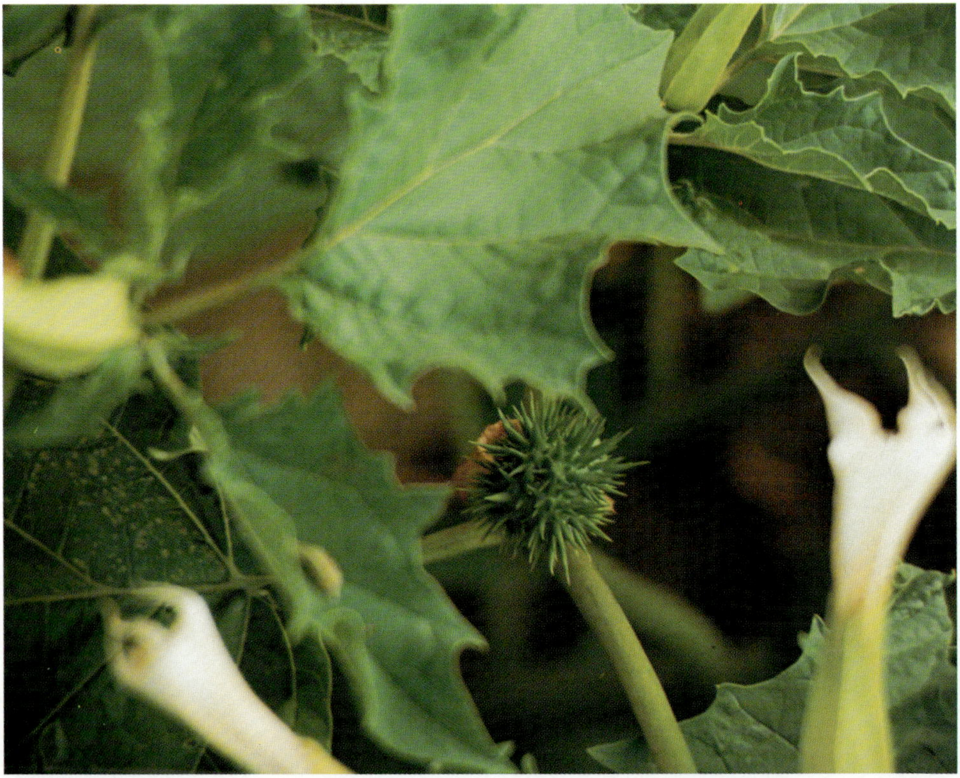

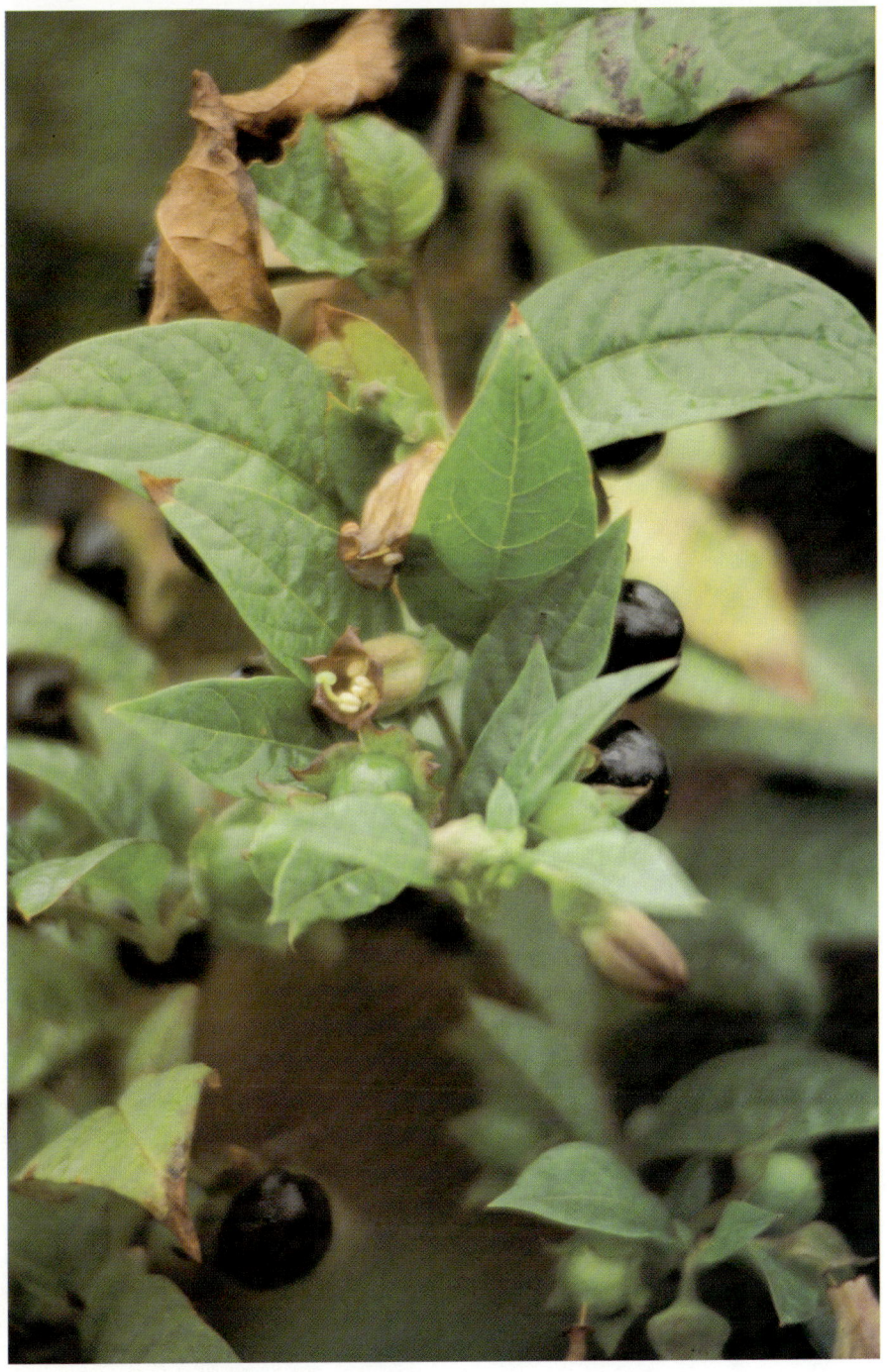

Atropa belladonna (Tollkirsche)

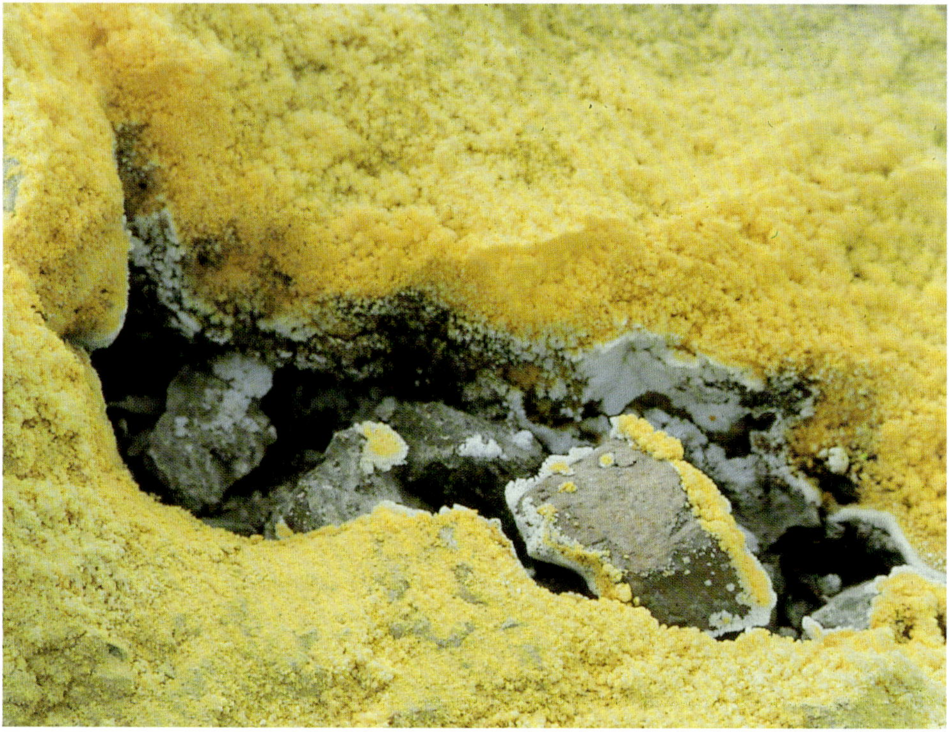

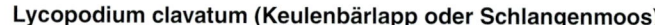

Sulfur (Schwefel des Vulkanes)

Lycopodium clavatum (Keulenbärlapp oder Schlangenmoos)

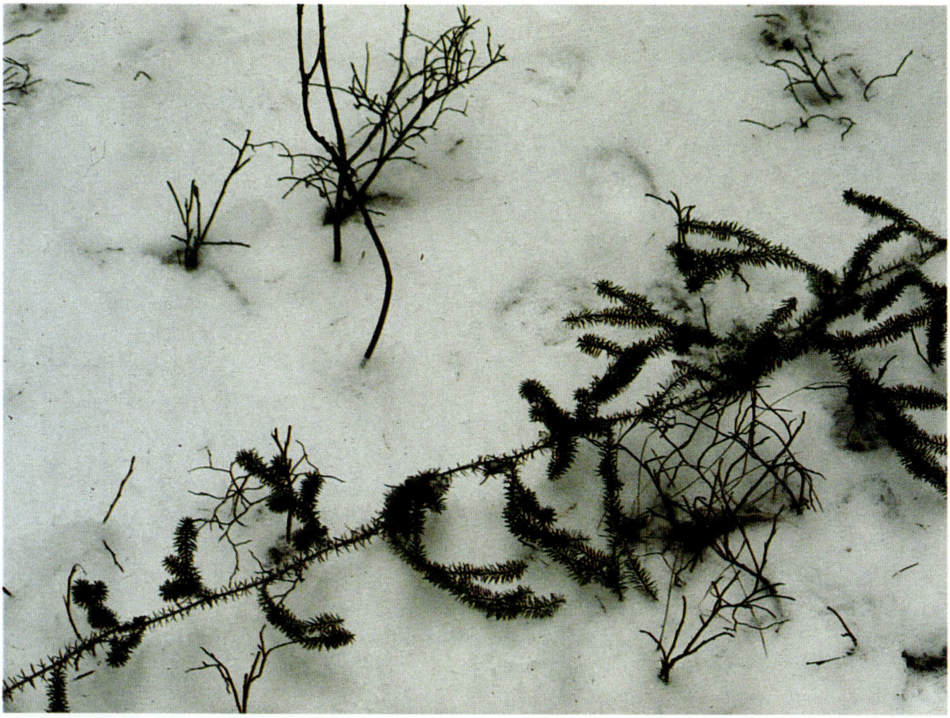

Pessimismus verbreitende, unzufriedene Frau mit Erkältungsneigung und wiederkehrenden stechenden Halsschmerzen. Immer wieder schmerzhafte Afterprobleme (Risse, Hämorrhoiden).

Sepia

Eine unzufriedene, nörgelnde Mutter, die zwar einerseits das Muttersein schätzt, aber andererseits eine ebenso starke Neigung empfindet, wieder in das Berufsleben zurückzukehren. Die Partnerschaft leidet unter ihrem fehlenden sexuellen Verlangen.

Sulfur

Die egozentrische Frau, die sich mit vielen Lebensfragen beschäftigt und dabei mit ihrer eigenen „kleinen Welt" nicht zurecht kommt.

XVI. Entzündungen des äußeren Genitales

Haut und Schleimhaut der Scheide sind Kontaktorgane, die mit der „Außenwelt" und dem „Fremden" in Berührung kommen. Im gesunden Zustand steht ein dynamisches, aktives Oberflächenmilieu als Schutz- und Abgrenzungszone bereit. Übermäßige Angriffe von außen können ebenso zum Zusammenbruch dieser Schutzfunktion führen wie innere Schwächen oder Fehlfunktionen. Für alle krankhaften Veränderungen gibt es innere Gründe, die betrachtet werden und zu einer ganzheitlich ähnlichen Arznei führen können, um die Lebenskraft zu aktivieren, so daß sich die Milieustabilität wieder einstellt.

Die Homöopathie sucht die Heilung von innen nach außen zu führen und wird äußerlich lediglich lindernde oder pflegende, das „Milieu" sinnvoll unterstützende Anwendungen empfehlen. Homöopathen verurteilen die „Heilungsversuche" von außen als Umkehrung der Heilungsrichtung. Die unzähligen Verordnungen von antientzündlichen, antibiotischen Arzneien, von Antipilzsalben oder -zäpfchen für den Damm und die Scheide durch Gynäkologen und Hautärzte mißachten die inneren Gründe und unter-

drücken die ganzheitliche Ausheilung. Folglich kehren die Leiden wieder zurück (sie rezidivieren) und werden zum „guten Geschäft" der Ärzte und Arzneihersteller. Die Umkehrung der Heilungsrichtung belastet zudem die Lebenskraft und fördert chronische Krankheiten.

Mit den Beschwerden von Scheide und Damm wird eine Frau in ihren sexuellen Kontakten behindert. Ihr Leidensdruck bei diesen Beschwerden sollte genutzt werden, ihr bei der Reflexion ihrer Lebensumstände, ihrer Beziehungsstörungen oder ihrer Lebensgewohnheiten zu helfen. Durch geeignete homöopathische Arzneien sollten dann die örtlichen Beschwerden wie Juckreiz, Brennen und Ausfluß etc. zur Ruhe gebracht werden. Das sichtbar erkrankte Areal auf Haut und Schleimhaut wird sich unter der Behandlung zuletzt normalisieren. Zur Linderung der lästigen Beschwerden können immer 1%ige (genauer 0,9%) Kochsalzlösungen als Calendula-Tee zu Spülungen oder für Sitzbäder benutzt werden. Eine Scheideneinspritzung gelingt mit einem in der Apotheke erhältlichen Scheidenapplikator oder Gummiklistier. Die Scheide verfügt über ein saures Milieu, das bei Entzündungen abgeschwächt ist. Hilfreich werden dann im Krankheitsfalle Zusätze von Obstessig zum Calendula-Tee, auch durch Einführung eines getränkten Tampons. Sehr günstig wirkt sich die mehrfache tägliche Einführung von „biologischem" Joghurt (Naturjoghurt mit rechtsdrehender Milchsäure) aus. Für hartnäckige Infekte mit übelriechendem Ausfluß können Knoblauchzusätze günstig sein, ohne daß diese unterdrücken.

Besonders problematisch und langwierig sind die Scheidenpilzerkrankungen unter Einwirkung der Pille oder in der Schwangerschaft. Auch hier gebe ich keine Antipilzmittel, da dabei die Rückfallrate außerordentlich hoch ist. Das liegt an der Schwächung des Scheiden-Säuremilieus durch die Hormone der Pille bzw. der Schwangerschaft. Günstig und klärend wirken sich hier die Periode oder der Wochenfluß aus. Bis zu dieser Zeit wird ein Maßnahmenkonzept entworfen, welches hilft, die örtliche Störung zu beruhigen. Hierzu gehören auch die Behandlung des Darms mit Darmbakterien (*Darmsanierung*), die Beeinflussung der Ernährungsgewohnheiten (Verzicht auf Süßes, Weißmehl und Schweinefleisch) und die individuelle Hygiene. Es wird streng auf die Vermeidung jeder „Anti"-Arznei, insbesondere der Antibiotika geachtet. Im äußeren Genitalbereich kann eine 10%ige Calendula-Salbe zur Linderung aufgetragen werden. Sogenannte *adstringierende Sitzbäder* wie z.B. mit Eichenrindenextrakt sind ungünstig und sollten vermieden werden, obgleich und gerade weil

diese sehr symptomlindernd wirken und unterdrücken können.

Vor der homöopathischen Behandlung ist eine schulmedizinische Diagnose immer wünschenswert und notwendig. Die Untersuchung des äußeren und inneren Genitales ergibt neben dem Organbefund und der Erregerfeststellung wertvolle Ergebnisse für die homöopathische Arzneiwahl und für das Miasma:

Das Hautbild des Dammes und äußeren Genitals

– rot im Hautniveau, juckend, rauh, trocken = *psorisch*

– angeschwollen, Bläschen, Pusteln, heftige Beschwerden = *sykotisch*

– Nässen, Stechen, wollustiger Juckreiz = *sykotisch*

– geschwürig rissig, scharf brennend, nachts schlimmer = *syphilitisch*

Hervortretender Ausfluß, das Scheidensekret, der „Fluor"

– weiß, wäßrig, mild, säuerlich = *psorisch*

– gelb-grün, dicklich, fischig riechend, große Menge = *sykotisch*

– wäßrig, eitrig-übelriechend/faulig, aber auch trocken, blutig, die Haut angreifend, wundmachend, ätzend: = *syphilitisch*

Scheiden- und Muttermundansicht

– Rötungen, Blässe, weiße Pilzbeläge = *psorisch*

– Bläschen, kleine Zysten (Ovula Nabothie), Feigwärzchen, gelbe Auflagerung, Schleimhautanschwellungen (Erythroplakie), Venenstauungen, Polypen der Schleimhaut = *sykotisch*

– Geschwüre auf dem Muttermund, Trockenheit, Blutungen = *syphilitisch*

Die Erreger/Krankheit
– Soor-Pilz, Ekzem, Krätze, Parasiten = *psorisch*

– Aminkolptitis, Chlamydien, Gonorrhoe, Herpes-Viren = *sykotisch*

– Syphilis, Trichomonaden, Aids, Krebs/Leukoplakie, Kraurosis (= Altersjucken), Herpes-Viren = *syphilitisch*

So läßt sich über die Qualitäten der chronischen Krankheiten das Terrain, auf dem sich alles abspielt, besser verstehen und in Beziehung zu anderen Beschwerden und Krankheiten der Frau stellen. Das Lokalereignis wird damit zu einem ganzheitlichen Phänomen der Person. (Es gibt in der Homöopathie eine Therapierichtung, die streng miasmatische Konsequenzen zieht und diejenige Arznei bevorzugt zur Anwendung bringt, die dem Miasma der Erkrankung in den vorrangigsten Symptomen entspricht [Sanchez Ortega, Mexiko]). Die wichtigste homöopathische Arznei für die innere Anwendung bei Scheidenentzündungen ist
– *Sulfur* (Schwefel),
der hier exemplarisch im Arzneibild vorgestellt werden soll.

Hauptanlaß für seine Verordnung ist die vorausgegangene Verordnung von Antibiotika. Diese beeinträchtigen das Schleimhautmilieu nicht nur des Darmes, sondern auch anderer Orte wie eben auch das der Scheide. Bevorzugt entwickeln sich Candida-Pilze in Scheide, Scheideneingangsbereich und dem Damm. Es juckt stark und wollüstig. Nach dem Kratzen kommt es wegen der Hautverletzungen zu Blutungen, und es beginnt zu schmerzen. Die Beschwerden verschlimmern sich in der Wärme des Bettes und behindern den Schlaf. Die Anwendung von Wasser reizt die Haut zusätzlich. Eitrige Pusteln entstehen in der Umgebung. Die Störung wird von Durchfällen begleitet. Es fallen der große Durst (Apfelsaft) und das Verlangen nach Süßem auf, die, wird diesem nachgegeben, das Pilzwachstum fördern.

Schwefel und die Unterdrückung

Verwendet wird die reine feinkristalline Schwefelblume, wie sie an Kraterrändern vorzufinden ist. Ursprünglich gab es auf der Erdoberfläche keinen Schwefel. Dieser wurde erst durch Vulkanausbrüche aus tieferen Erdschichten (unter Druck) auf die Erde gebracht. Schwefel ist wegen seiner chemischen Verbindungsfreudigkeit sehr verbreitet, man findet ihn im Mineralreich, in der Luft, im Wasser – und in allen beweglichen Lebewesen. Der Namensstamm von Sulfur lautet Sol, die Sonne, und ebenso leuchtend gelb ist die Färbung dieser Substanz.

Wird ein Mensch gelb, ist seine Leber krank, der Gallefarbstoff staut sich und führt zur Gelbsucht (*Ikterus*). Für diese Krankheit ist Sulfur ein wichtiges und häufiges Arzneimittel. Es wird so der Blick auf die Leber gelenkt, unser zentrales Stoffwechselorgan, und Schwefel findet sich hier in hoher Konzentration. Unter Zuhilfenahme von Schwefel wird hier die chemische Entgiftung geleistet. Für die Ausscheidung stehen dann Galle und Darm, die Harnwege, die Lunge mit der Atmung sowie die Haut mit ihren Schweißdrüsen zur Verfügung. Bei hoher „Giftbelastung" (Arzneien, Schwermetall, Krankheitsprodukte u.a.) wie auch bei allgemein hoher Schwefelbelastung (durch mit Schwefel konservierte Nahrungsmittel wie Trockenfrüchte, (Rot)Weine, über schwefelhaltige Luft aus der Verbrennung fossiler Brennstoffe, durch schwefelhaltiges Trinkwasser etc.) können Ausscheidungskrisen entstehen.

Es zeigen sich dann die für den Schwefel typischen Reizungen und Rötungen der Körperöffnungen. After, Scheide, Nabel, Haut, Brustwarzen, Ohrgänge, Nase, Augen sind gereizt, wund und brennen. Bei Wärme nehmen Juckreizbeschwerden zu, die zum Kratzen zwingen, bis es höllisch brennt (und letztere wird bekanntermaßen auch mit Schwefel eingeheizt). So wächst die Erkenntnis sulfur-bedürftiger Patienten heran, daß es besser ist, gar nicht erst mit dem Kratzen zu beginnen, denn anschließend wird es nur noch schlimmer. Unglücklicherweise ist Wasser oder Waschen recht unangenehm, und so läßt die erkrankte Person auch dies lieber sein.

Die Sulfur ähnliche Frau leidet unter juckenden Scheidenbeschwerden, die in der Bettwärme besonders

zunehmen und unerträglich werden. Die Haut kann allgemein „unrein" aussehen, viele Schweißdrüsenausgänge sind gerötet und geschwollen, entzündlich bis hin zu kleineren Eiterungen (Pusteln, Furunkel). Der Körperschweiß riecht unangenehm, die Haare wirken ungeordnet, es besteht eine fettige, schuppende, juckende Kopfhaut (*Seborrhoe*), das Gesicht zeigt einzelne Akneknoten. Die Lippen sind häufig wulstig und intensiv rot.

Ein Vulkankrater ist wegen der entweichenden Hitze, aber auch wegen der lebenszerstörenden Wirkung des Schwefelelements völlig kahl und ohne Leben. Schwefelgase benutzt der Kammerjäger, um Parasiten zu erledigen, und in der Medizin war das Sulfonamid eines der ersten eingesetzten Antibiotika, um Bakterien zu vernichten.

Noch leben wir in einer Zeit, die in Antibiotika ein harmloses Heilmittel von Infektionen sieht. In der heutigen Allgemein-, insbesondere aber in der Kinderarztpraxis, wird nach drei Fiebertagen leichtfertig ein Antibiotikum verordnet. Es hilft *nicht* gegen Viren, die ebenfalls Fieber auslösen. Und es zerstört nicht nur die unliebsamen Krankheitserreger, sondern richtet unerwünschte Schäden auf allen Haut- und Schleimhäuten an, die auf ein intaktes „Milieu" angewiesen sind. Ein gesundes Darmmilieu ist durch das stabile und dynamische Nebeneinander verschiedenster Bakterienfamilien charakterisiert, die im ganzen dem Menschen und seiner Abwehr dienen. Ein Antibiotikum wie auch Schwefel verändert die Gesamtsituation im Darm durch Vernichtung oder Schwächung sensibler Bakterienstämme, so daß nicht nur Verdauungsstörungen (Verstopfung, Blähungen, Durchfall) entstehen, sondern die Abwehr schwächer wird und ein chronisches Kranksein beginnen kann, wie es die *Psora* beschreibt. Der Darm erfüllt wichtigste und vielfältige Abwehraufgaben, die durch Antibiotika behindert und durch Milieuverschiebungen chronisch werden. Antibiotika sind immer immunschwächend. Eine Frau erfährt diese Schleimhaut- und Milieuschädigung schnell und leicht in der Scheide mit der Folge der Pilzüberwucherung, ein psorisches Drama!

Im Umweltunterricht ist längst klar geworden, daß „die Natur unterstützen" heißt, auch biologische Gleichgewichte zu erhalten. Monokultur der Landwirtschaft und die Anwendung chemischer „Keulen" zu deren Erhalt sind unbiologische Anbau- und Behandlungsweisen. Umweltbewußtsein wächst, Inweltbewußtsein krankt „noch". Die heutige Medizin – wie die sie repräsentierende Industriegesellschaft – zeigt viele Symptomähnlichkeiten zum Gesamtarzneibild von Sulfur – und zudem geht sie mit diesem Element auch noch recht unbedacht und bisweilen gleichgültig um.

Die Sulfur-Persönlichkeit ist sehr hitzig, temperamentvoll, um nicht zu sagen vulkanisch-eruptiv. Sie gibt alles von sich, wie es ihr beliebt und ohne die Umgebung zu fragen. Ein hohes Maß an Egozentrik offenbart sich im gesamten Verhalten. Ihre Interessen, ihre Ansichten, ihre Wünsche, ihre Lebensbedürfnisse sind erstrangig, und wer diese nicht in Frage stellt, kann sehr gut mit ihr auskommen. Es sind dies die sog. Führungspersönlichkeiten, ideenreich, kompromißlos, undiplomatisch direkt und durch keine Lebensphilosophie beeinflußbar als durch ihre eigene! Sie sind flexibel gegenüber den Herausforderungen, aber eigensinnig in ihren Lösungen. Sie können gut allein sein, wenn die „anderen" sich ihnen nicht anschließen. Sie können sich geradezu in Zielvorstellungen, philosophischen Richtungen oder Lebensweisen verrennen – bis hin zur völligen Isolation, die sie dann hinnehmen. Was sie nicht einsehen können, läßt sie unberührt. Sie lieben ein gewisses Lebenschaos, ihr Schreibtisch, Kleiderschrank, die ganze Wohnung zeigen „harmonische" Unordnung. Sie selbst sind widersprüchlich – wie es ihnen gefällt.

Sie lieben das Ausschlafen am Morgen, weil sie abends nicht ins Bett finden. Entweder diskutieren sie ewig, bis der Rotwein geleert ist, das ölige Abendmenü mit schöner süßer Nachspeise verdaut ist, oder sie steigern sich in geistige Nachtarbeit hinein, bis sie mit einer Teillösung in Schlaf fallen. Hier bevorzugen sie die Rückenlage, schnarchen oft und haben Alpträume. Häufiges Erwachen mit brennendem Durst erfordert Mineralwasser am Bett.

Die Sulfur-Krankheit entsteht aus diesen Lebensbedingungen (oder folgt den direkten Schwefelbelastungen umgehend). Die zunächst hitzig egozentrische Sulfur-Frau vernachlässigt die alltäglichen Erforderlichkeiten (wie waschen, reinigen und aufräumen usw.), es siedeln sich Parasiten an und passen sich dem belasteten Lebensmilieu an. Irgendwann türmt sich das Geschirr, geht die Frischwäsche aus, es wächst der Müllberg. Nun sind Konsequenzen gefordert. In einer radikalen Großreinemachen-Aktion (die der „chemischen Keule" ähnelt) wird eine Teillösung gesucht. Nur im Bewußtsein ändert sich nichts. Im Gegenteil, mit jeder Wiederholung dieser Großaktion leidet zunehmend die „Substanz", die Milieubelastung nimmt zu, und es wächst der innere Widerspruch, die innere Not, die ganze Sulfur-Krankheit. Alkoholismus, Einsiedelei oder irgendein neuer „Egotrip" können die Folgen sein, organisch drückt sich dies in Leberentzündung, Lungenentzündung, Abwehrschwäche oder Psychose aus.

Der „Schlüssel zum Schloß", der Ausweg aus dieser Lage ist nicht nur potenzierter Schwefel, sondern die damit wachsende Einsicht, Bewußtheit und Erkenntnis, sich dem Milieu zu beugen, sich einzufügen und den Eigennutz aufzugeben, um dem Ganzen zu dienen. Um das Zentrale zu heilen, muß das Periphere erduldet werden oder: Um chronische Krankheitsvertiefung zu verhindern, muß die oberflächliche und zumeist akut beginnende Störung toleriert werden. Eine vordergründige Symptombeseitigung ist kurzsichtig, dagegen eine Lösung von innen heraus anzustreben. Das erkrankte Lokalorgan ist Teil des ganzen Menschen und beschreibt eine ungelöste Lebensstörung, die geklärt werden muß. Jede Verdrängung und Unterdrückung belastet die Ganzheit

„Mensch" und eine ganze Menschheitsgesellschaft, die mit ihren Müllbergen, Umweltproblemen und Entsorgungen nicht mehr fertig wird. Am Ende steht die Selbstzerstörung, im Individuellen das Krebsleiden, die Syphilinie.

Hier nun ein kleines Angebot häufiger Arzneien für äußere Genitalinfekte:

Sepia officinalis (in C 6-Potenz)
Für Scheideninfekte in der 2. Zyklushälfte oder in der Schwangerschaft. Die Schleimhaut ist trocken und schmerzt unerträglich beim Geschlechtsverkehr. Im Unterbewußtsein besteht eine Abneigung gegen Sexualität. Paradoxerweise wird sie das Gegenteil nicht ausschließen wollen (Träume von Sexualität, Wunsch nach Nähe zu einem anderen Mann).

Graphites (in C 6-Potenz)
Hormonelle Unterfunktion belastet insgesamt. Häufig ist diese Frau dick, träge und schwermütig, wund in den Hautfalten, rissig am Damm und im Scheideneingang. Das Schwitzen fällt schwer, der Scheidenausfluß ist ungewöhnlich gesteigert. Auch der träge Darm sondert mit dem Stuhlgang viel Schleim ab. Die Periode fällt häufiger aus, die Blutungen können fünf Monate lang ausbleiben. Diese Frau wirkt abgestumpft und depressiv. Im Gespräch oder bei Musik kommen ihr schnell die Tränen. Das Weinen bekommt ihr, so daß sie sich leicht und schnell in Tränenfluß hineinsteigert. Graphit ist häufiger vor den Wechseljahren angezeigt.

Pulsatilla (in C 6-Potenz) kommt in jüngeren Jahren häufiger zur Anwendung. Hormonelle Schwankungen bewirken Unregelmäßigkeiten der Periode und wechselnde Beschwerden. Es juckt in der Wärme des Bettes und auch bei Ruhe, dann nicht nur im Bett, sondern auch im Sitzen. Tagsüber bei Bewegung klagt sie über keine Beschwerden. Kalte Füße, Nässe oder Sitzen auf einem kalten Stein kann alles ausgelöst haben und die Harnblase mit einbeziehen. Auffällig ist Stimmungslabilität und Hilfebedürftigkeit dieser Frau. Ein unerfüllter Kinderwunsch kann typischerweise der entscheidende Auslöser der Störung sein.

Kreosotum (Buchenholzteer) (in C 6-Potenz) Kein Arzneimittel hat mehr genitale Beschwerden in seinem Arzneibild. Es juckt und brennt höllisch, es besteht ein wäßriger, ätzender übelriechender Ausfluß, der Geschwüre, Wundsein und Blutungen auslösen kann. Auch in der Mundhöhle ist das Zahnfleisch wund und blutet. Die Kreosotum-Frau ist pessimistisch, andauernd unzufrieden, und regt sich über Kleinigkeiten auf. Der Umgang mit ihr ist eine Qual, weil sie so negativ eingestellt ist.

Diese Arznei hat sich bei nichtoperierten, aussichtslosen Genitalkrebserkrankungen mit dem beschriebenen Ausfluß bewährt.

Rhus toxicodendron (in C 6-Potenz) Der Giftsumach eignet sich für brennend-juckende Bläschenausschläge auf den Schamlippen oder in ihrer Umgebung. Zuerst kommt es zu Rötungen, dann zu Schwellungen der Haut, und in dieser bilden sich bis zu linsengroße Bläschen. Ursache der Störung ist hier eine heftige körperliche Anstrengung mit viel Schwitzen (Wandern, Geschlechtsverkehr) und Schwächung der Abwehrlage.

Thuja occidentalis (in C 6-Potenz) Der Lebensbaum war früher das Arzneimittel für die Behandlung des chronischen Trippers (*Gonorrhoe*). Dieser muß heutzutage per Gesetz antibiotisch behandelt werden. So begegnen uns heute eher Infekte mit Chlamydien, die sehr erfolgreich mit Thuja behandelt werden (1 Woche lang C 6) können.

Die Thuja-Frau klagt über grünlichen, übelriechenden Ausfluß (wie Fisch), diffuse Unterleibsbeschwerden, und zwar vorwiegend links. Ihr Schweiß hat knoblauchartigen Geruch und ist vor der Periode verstärkt. Es näßt sehr aus dem After. Warzen, Polypen oder Organanschwellungen runden das Bild ab.

Achtung: Es sollte grundsätzlich daran gedacht bzw. nicht der Fehler gemacht werden, ein homöopathisches Mittel allein wegen der lästigen Scheidenbeschwerden zu suchen und dann einzunehmen. Dieses Vorgehen käme einer (homöopathischen) Unterdrückung nahe. Die Krankheit hat ihre inneren Gründe, die in die Arzneiwahl einbezogen werden müssen.

XVII. Entzündungen des inneren Genitales

Diese sind an ihrem Anfang im Sinne der Weichenstellung durch die möglichkeiten der Homoöpathie sehr gut beeinflußbar. Häufig wird bei diesen Erkrankungen Fieber als Ausdruck der individuellen Anstrengung und Gegenwehr auftreten. Diese Immunleistung sollte anfangs auf keinen Fall bekämpft werden, sondern zur raschen Überwindung der Störung genutzt werden. Die bei Fieber auftretenden Symptome können über die richtige Arzneiwahl entscheiden.

Anstatt nun auf die einzelnen Entzündungsherde näher einzugehen, stelle ich die häufigen Arzneien für den Fieberanfang in einer Übersicht gegenüber. Zu Beginn wird in der Regel eine der aufgeführten Arzneien das Fieber ertragbar machen, so daß rasch Wohlbefinden und Eingrenzung der Erkrankung eintreten. Es ist *nicht* Ziel der Erstbehandlung, das Fieber zu normalisieren, sondern mit Hilfe der erhöhten Körpertemperatur den „Brandherd" zu entschärfen. Ein Fieber, das länger als drei Tage anhält, wird in Abhängigkeit von dem Untersuchungsergebnis und den Beschwerden dann weitere Maßnahmen nach sich ziehen.

Grundsätzlich ist eine Entzündung ein gutartiges Ereignis, das, je nach individueller Abwehrlage, zu weiterer Ausbreitung und Gefahrenzunahme oder zur Eingrenzung und Heilung führt. Der Ort der Entzündung entscheidet wesentlich über das weitere Vorgehen bzw. über die Dauer des geduldigen Abwartens: Je oberflächlicher und äußerlicher sich der Prozeß abspielt, desto weniger Risiken bedrohen zunächst die Patientin. Entzündungen der Gebärmutter, der Eierstöcke/Eileiter und gar des Bauchfelles hingegen sind gewiß die bedrohlichsten Entzündungsformen und müssen nach der ersten homöopathischen Arzneiwahl rasch, sicher und überzeugend zur Besserung *aller* Beschwerden führen, um ein weiteres Zuwarten des Arztes tolerieren zu können. Die jüngere Frau droht durch Eileiterverklebung unfruchtbar zu werden. Eine Mitbeteiligung des Bauchfells (Ausbreitung der Entzündung) wird sogar lebensgefährlich. Selbstverständlich ist eine Ursachenklärung innerer Entzündungsprozesse unerläßlich: Geschlechtskrankheiten, Tuberkulose, Tumore und andere unangenehme Bedrohungen müssen ausgeschlossen werden. Es sollte aber nicht auf die gezielte homöopathische Erstversorgung nach den wahlanzeigenden

Symptomen in *jedem* Krankheitsfalle verzichtet werden.

Häufiger sind die Unterleibsreizungen, die ohne Fieber, aber mit erheblichen Beschwerden auftreten können. Hier ist der psychosomatische Zusammenhang zu prüfen: der Unterleib als Projektionsfeld für Störungen der Gefühlswelt in Partnerschaft und Sexualität. Die Neigung zu Reizzuständen, die Anfälligkeit für latente Unterleibsentzündungen sollten durch den homöopathischen Spezialisten gelöst werden. Einen beispielhaften Einblick wird die Darstellung des Arzneibildes von Medorrhinum geben:

Medorrhinum

Bei chronischen Unterleibsentzündungen liegt oft eine krankhafte Entgleisung der Sexualität vor. Dann muß immer an die Möglichkeit gedacht werden, daß Medorrhinum das ähnlichste Mittel sein kann. Diese Nosode wird aus dem eitrigen Genitalsekret mehrerer an Tripper (*Gonorrhoe*) erkrankter Personen vor jeglicher Behandlung gewonnen. Zur Anwendung kommt diese Arznei in unstofflichen Gaben, potenziert in C 30 oder C 200 Verdünnung; sie muß nur selten nach großen Zeiträumen (1-3 Monaten) bei einem Rückfall nach einer Besserung der Symptome wiederholt werden.

Die Nosode wird nicht für oder gegen die Krankheit eingesetzt, von der sie gewonnen wird. Vielmehr überblicken wir – wie bei jeder anderen homöopathischen Arznei – Prüfungssymptome und Erfahrungsberichte von Kranken, denen Medorrhinum zur Heilung verhalf.

Der Name *Medorrhinum* leitet sich von „Glied" (medos) und „fließen" (rheo) ab, womit das tropfende Glied des Mannes gemeint ist, das ein untrügliches Krankheitszeichen des chronischen Trippers ist. Diese Krankheit wird als typische Geschlechtskrankheit bezeichnet, die ausschließlich durch Geschlechtsverkehr übertragen wird. Die Besonderheiten der Krankheit werfen ein Licht auf das Symptomenbild, das wir zu erwarten haben.

Medorrhinum kommt selten zur Anwendung, wenn nicht Genitalprobleme am Krankheitsgeschehen beteiligt sind. Entweder hatte die Patientin bereits einen Tripper durchgemacht (der nach gesetzlicher Vorschrift antibiotisch behandelt werden muß, um seuchenartigen Ausbruch zu verhindern) oder sie ist in inniger Beziehung mit einem Mann, der dieses Ereignis in seiner Vorgeschichte aufweist. Es kann ebenso eine familiäre Gonorrhoe-Belastung der Eltern vorliegen, die sich in nachfolgenden Generationen als Empfindlichkeit für Medorrhinum zeigen kann.

Die Krankheit ist charakterisiert durch heftigste Beschwerden wie Jucken und Brennen mit grün-gelben Sekretionen in großen Mengen. Alle Akutsymptome der Sykosis fallen auf, und für diese miasmatische Belastung sind die Reizwarzen im Genitalbereich namensgebend, die sog. *Feigwarzen* (spitze Kondylome).

Es verwundert nicht, daß Medorrhinum eine durchweg sykotische Arznei ist. Der ganze Mensch ist erfaßt von einem krankhaften Stimulus, der nur schwer unterdrückbar ist, im „Erfolgsfall" eine Verlagerung in tiefere Regionen erfährt und sich damit für die Patientin chronisch krankheitsvertiefend auswirkt. Sie ist getrieben wie von einer ungebremsten inneren Gewalt („wildes inneres Gefühl"). Es fällt ihr zudem schwer zu beschreiben, was in ihr vor sich geht („es ist, als wären die Worte hinter einem Schleier verborgen"). Sie muß diesem Druck nachgeben, wann immer es möglich ist. So findet sie Erleichterung bei *jeder* Sekretausscheidung, allein wenn krankhaft Belastendes zur Ausscheidung kommen kann (begleitend liegen häufig chronische Schleimhautinfekte vor); der umgekehrte Vorgang steigert ihre innere Wildheit.

Alles, was von ihr ausgeht, trägt den Charakter des Exzesses: Die Menge der Sekrete ist erstaunlich, ihre Bewegungen sind eilig bis hektisch, die Sprache ist schnell und laut, und sie verliert den Faden beim Reden. Ihr Lebenstempo ist rasant, die Nacht zu kurz oder völlig ausfallend mit euphorischer Stimmungslage. Ein kurzer Schlaf kann zunächst erholsam sein. Die Neigung, in Extreme zu gehen, charakterisiert ihr Leben; geschäftstüchtig, ja skrupellos, erfolgverwöhnt und dann überdreht in krankhafte Stadien übergehend mit Alkohol, Drogen und exzessiv ausgelebter Sexualität. Das Verlangen nach sexueller Befriedigung steigert sich in Extreme und wird immer herzloser betrieben („Gefühl, wo das Herz sitzt, befindet sich eine hohle Stelle"). Tägliche Befriedigung und mehr ist Medorrhinum-verdächtig! Ihr Gesundheitszu-

stand wird immer labiler bei gleichzeitig nachlassenden Kräften und (oder) zunehmender Unterdrückung des Stimulus und seiner organischen Auswirkungen. Ängste steigern sich bis zur Unerträglichkeit: die Angst, verrückt zu werden, verfolgt zu werden, im Dunkeln käme etwas Teuflisches auf sie zu; Klaustrophobie erfaßt sie, so daß keinerlei räumliche Einengung ertragen wird.

Die Unruhe dieser Frau, ihre Nervosität und innere Wildheit sind ihr anzusehen, stecken geradezu an und ziehen andere mit. Sie gerät leicht in Atemnot, asthmatische Enge belastet sie nachts oder bei Feuchtigkeit. Ihr ist schnell zu heiß, sie legt gern Kleider ab und läuft bevorzugt nackt herum. Sie kann aber auch kälteempfindlich sein, immer werden jedoch die Füße (Sohlen) und (oder) Hände (Handflächen) rot und heiß sein, so daß sie Barfußlaufen bevorzugt (Sandalen im Winter, Gehen ohne Socken auf Steinboden).

Sie kaut an ihren Nägeln häufig so exzessiv, daß diese bis auf die Hälfte schmerzhaft verkürzt sind. Bisweilen zeichnen sich die Lebensexzesse als Querrillen im Nagelwachstum ab. Sie meidet die Hitze wie auch die Kälte, bevorzugt wohlige Wärme und hält sich gern an den milden Meeresorten des Atlantik oder Pazifik auf. Sie meidet Entbehrungen und sucht das süße Leben. Ihre Speisenbedürfnisse sind herausragend und ebenso exzessiv auf Salz, Pfeffer, Saures, Süßes und besonders auf Eiskaltes ausgerichtet. Alkohol trinkt sie in Extremfällen zur Dämpfung ihres Triebes. Absonderlich ist ihr Verlangen nach grünem Obst, so als könne sie nicht ausreichend Geduld aufbringen, die Reifung der Frucht abzuwarten. So verwundert nicht, daß ihre eigene „Frucht" im Falle der Schwangerschaft zur Frühgeburt neigt.

Sie sieht oft füllig, getrieben hektisch, gerötet und aufgedunsen aus und klagt über kalte Stellen am Körper (Nase, Brüste und Po). Die Haut bricht in der Schwangerschaft in Streifen (*Striae*) auf. In der Klinik fallen ihre extremen Beschwerden durch Entzündungen oder Organanschwellungen, extreme genitale Herpesausschläge, häufiger Harndrang, aber auch intensives Afterjucken und -nässen auf. In der Schwangerschaft schwellen früh auch die Knöchel an, die sexuellen Bedürfnisse können in diesem Extrem anhalten. Es ist nachvollziehbar, daß das Neugeborene einer Medorrhinum-Frau (ohne homöopathische Behandlung) „zu wenig" abbekommt, als Kümmerling geboren wird, mit Leberproblemen belastet ist, schwere Gelbsucht entwickelt und häufig Herzprobleme (die es auch bei chronischer Gonorrhoe gibt) aufweist.

Es muß bei Medorrhinum immer auch die Gegenseite der Reaktionen mitbedacht werden: nach Euphorie das Umschlagen in verzweifelte Schwermut mit Suicidideen oder -träumen (sich zu erschießen), nach der Arbeitswut die komplette Apathie, nach der Hitze der Frost und die Kälteempfindlichkeit. Das Erkennungszeichen für den Umschlag in die Gegenphase ist ebenso durch das Extrem gekennzeichnet: völlige Mattigkeit, leer und sich verloren fühlend.

Die zentralen Aspekte einer Medorrhinum-Krankheit sind die üblen Folgen jeglicher Unterdrückung jenes krankhaften inneren Stimulus. Seiner Auslösung kann eine Gonorrhoe zugrunde liegen, muß aber nicht! Alle Sykose-auslösenden Faktoren (*Fremdeiweißbelastungen*) können zum Medorrhinum-Bild führen. In heutiger Zeit begegnet uns dies immer häufiger im Rahmen hyperallergischer Reaktionen: eine Erdbeere gegessen, und schon droht der Allergieschock (*Anaphylaxie*).

Mit Medorrhinum-Potenzen können heftige Reaktionen ausgelöst werden. Daher sollte diese Arznei von Homöopathen mit Übersicht und Erfahrung gewählt und beobachtet werden. Die Beruhigung des Exzesses ist in der Praxis eindrucksvoll zu erleben. Die mitmenschliche Hilfestellung macht aus Schwerkranken die dankbarsten Patientinnen, die ihren „Schleier" verlieren und später erst in geordneter Weise von ihrem eigentlichen tiefen Leiden berichten können.

Nun zu den wichtigsten Homöopathika und ihren Arzneibildern (*Anfangsmittel bei Fieber* – alle in C 6 oder C 30 Potenz – siehe Tabelle 4).

Aconitum napellus (Sturmhut) für den plötzlichen und chronischen Beginn mit Unruhe und Angst, Folgen von Kälteschock oder anderen Schockereignissen

Belladonna (Atropha) Die Tollkirsche, eine der häufigsten

Arzneien für heftige Fieberattacken mit hochrotem Gesicht, kalten Händen und Füßen und zusammenziehenden oder pulsierenden Schmerzen, häufig auch berstende Schmerzen im Entzündungsgebiet. Es besteht hochgradige Berührungs- und Erschütterungsempfindlichkeit, so daß man der betroffenen Frau nicht zu nahe kommen darf. Eine Rechtsseitigkeit des ganzen Prozesses weist auf diese Arzneiwahl hin.

Ferrum phosphoricum

Eisenphosphat ist wie das „schwache Belladonna": ähnlich in den Fiebersymptomen, nur ist alles von Abwehrschwäche gezeichnet. Das Fieber setzt in den frühen Morgenstunden ein. Eine Blutungsneigung ist charakteristisch.

Bryonia alba

Die weiße Zaunrübe ist wieder ein deutlich rechtsseitiges Mittel. Es sollte mit seinen Modalitäten bei beginnenden Unterleibsentzündungen immer mit in Erwägung gezogen werden: Absolute Ruhe und Stillhalten wird bevorzugt, Verschlechterung *aller* Beschwerden durch die geringste Berührung und Bewegung. Der heftige Durst und die Auslösung der Beschwerden durch Ärger sind sehr auffällig.

Gelsemium sempervirens

Der gelbe Jasmin kommt zur Anwendung vor allem durch die Kopfsymptome: Die Frau ist müde bis benommen, eine Sehtrübung stellt sich ein, sie kann die Augen kaum geöffnet halten, alles wird von dumpfen schweren Kopfschmerzen begleitet, die vom Hinterkopf zur Stirn ziehen. Nervöser Frost am Anfang, verbunden mit Ungeschicklichkeit, Muskelzittern und Sehstörungen. Die Gebärmutter schmerzt wie gequetscht. Die Kranke friert und will gehalten werden. Ausgangssituation ist eine Grippe, die nach Abklingen des Fiebers am 5. Tag wieder aufflammt.

Apis mellifica

Die Honigbiene muß häufig bei Entzündungsfieber und Eierstockprozessen bedacht werden. Auffällig sind die Durstlosigkeit, die verringerte Urinausscheidung, die Ödemneigung um die Augen (Wassereinlagerungen), stechende Schmerzen und Besserung durch Kälte. Apis sollte besonders bedacht werden in der Zyklusmitte (Eisprungzeit) und bei Zystenbildung in den Eierstöcken.

Die Frau ist völlig überarbeitet oder hat Sorgen mit der Familie. Ihr hilft deutlich die Bettruhe. Sie ist zu müde für sexuelle Aktivitäten, will allein sein und Ruhe finden. Dann träumt sie oft von weiten Reisen oder vom schwerelosen Fliegen im Gegensatz zu ihrer alltäglichen Last und den Sorgen.

Rhus toxicodendron

Der Giftsumach ist das Mittel bei Immunschwächung als Folge von Überanstrengung mit Schwitzen und Unterkühlung. Diese Frau findet nachts keine Ruhe vor Schmerzen, die Haut am Genitale und im Gesicht entzündet sich leicht und bringt Bläschen (Herpes) hervor, hinzukommen Gebärmutterentzündungen nach der Geburt oder nach anderen körperlichen Kräfteverlusten. Die Glieder schmerzen wie rheumatisch und werden über Nacht steif, so daß morgens ein mühevolles, schmerzhaftes Einlaufen erfolgt. Die Nächte sind gestört, unruhig, und mit Schmerzen wälzt sie sich hin und her.

Grundsätzlich gilt es zu beachten: Gelingt es nicht, das Fieber und den Entzündungsherd im Beginn zu stoppen, so ist dringende homöopathische und (oder) schulmedizinische Hilfe notwendig!

Ergänzend sollen nun noch Hinweise auf Arzneien gegeben werden, die durch ihre auslösende Ursache allein zur erfolgreichen Erstbehandlung herangezogen werden können (Anwendung in C 30-Potenz):

Tabelle 4: Akutes Fieber

	Aconitum (Acon; Eisenhut)	**Belladonna** (Bell; Tollkirsche)	**Ferrum phos** (Ferr-p; Eisenphosphat)
Potenz	C 30	C 30	C 6
Charakteristisch	Panik	heftig und Aufstau	vasomotorisch labil
Fieber	plötzlich, zu Beginn	hektisch-schwankend (kein kontinuierlich verlaufendes Fieber, sondern hektisch an- und absteigend)	unter 39 °C
Gliederschmerzen	häufig	wiederkehrend	keine
Durst und Durstverlangen	intensiv; große kalte Mengen	verlangt Kaltes, aber nimmt kaum („wasserscheu")	wenig, „an Zitrone lecken"
Schweiß	trocken	mäßig	wechselhaft bis gar nicht
Psyche	ängstlich, unruhig	delirant, Phantastereien u. Alpträume	nervös, sensibel, schwächlich
Aussehen	rot, wird blaß beim Aufsitzen	lokaler Blutandrang, hochrot, „Glotzaugen"	flüchtige Blutwallungen, bleich

	Aconitum (Acon; Eisenhut)	**Belladonna** (Bell; Tollkirsche)	**Ferrum phos** (Ferr-p; Eisenphos- phat)
Modalität.	< im warmen Zimmer, < Kälte, Wind, Abkühlung, > Frischluft	< kalte Winde, Erschütterung, > warm zudecken	< < 4.00-6.00 Uhr, Berührung, < 16.00-18.00 Uhr, > leichte Bewegung > kalte Umschläge
Sonstiges	Pseudocroup, erstes Mittel bei Fieber, intensives Frösteln	beginnende Entzündung, Scharlach/ Streptokokken- erkrankungen	Nasenbluten, drohende Lungen- entzündung, Mittelohrentzündung, 1. Entzündungs- stadium
Folge von	Schock, Schreck, plötzl. Abkühlung	Sonne	gehäufte Infekte

	Bryonia (Bry, Zaunrübe)	**Gelsemium** (Gels, gelber) Jasmin	**Apis** (Apis, Biene)	**Rhus toxico- dendron** (Rhus tox, Giftsumach)
Potenz	C 6	C 6	C 6	C 30
Charakt.	Trockenheit	Benommenheit	Hirnhaut- reizung und Ödeme	Steifheit und Zerschlagen- heit. Folge von Überanstren- gung und/oder Durchnässung
Fieber	kontinuierlich verlaufendes Fieber	mäßig und langsam verlaufendes, kontinuierliches Fieber; Rückfall am 5. Tag	hoch und intensiv	heftig verbunden mit Unruhe
Glieder- schmerzen	intensiv (Gelenke)	häufig (Wirbelsäule)	keine	häufig

	Bryonia (Bry, Zaunrübe)	**Gelsemium** (Gels, gelber) Jasmin	**Apis** (Apis, Biene)	**Rhus toxico-dendron** (Rhus tox, Giftsumach)
Durst-verlangen	sehr groß; große Men-gen	kein Durst	absolut kein Durst nach kalter Milch	großer Durst, Verlangen
Schweiß	nur zu Beginn	schwitzt nicht	schwitzt nicht	trocken
Psyche	sorgenvoll (Geschäft etc.); gereizt, will ihre Ruhe	zittrige Schwäche, sehr schläfrig, Angst zu fallen	apathisch mit schrillem Aufschreien	Neigung grund-los zu weinen, schläfrig-unru-hig,unfähig zu entspannen
Aussehen	gequält, blau-rot, trocken	leicht rot, Lippen dicklich und spröde (benommen)	blaß-rosa, gedunsen (besonders die Lider)	zerwühlt ihr Bett, Lippen-herpesbläschen mit Anschwel-lung, Zungen spitze gerötet
Modalität	< geringe Bewegung, < Wärme, 21.00 Uhr, > absolute Ruhe, > Liegen auf schmerzhafter Seite	< seelische Erregung, < feucht-warm, > reichl. Urinabgang, will während des Fieberfrosts festgehalten werden	< Hitze, Berührung, > Kälte, Frischluft, Ruhe	< in der Ruhe, nachts die erste Bewegung, Luftzug, kalt u. naß; > Wärme, > fortgesetzte Bewegung
Sonstiges	Rheuma, stechende Schmerzen, verstopft Rippenfell-entzündung (Pleuritis)	Gleichgewichts-störungen, Gefühl zu fallen, Lidsenkung (Ptosis)	wenig konzen-trierter Urin, gefährdete Niere	Träume von großer Anstrengung, Entzündungen im Wochenbett

Bryonia (Bry, Zaunrübe)	**Gelsemium** (Gels, gelber) Jasmin	**Apis** (Apis, Biene)	**Rhus toxico-dendron** (Rhus tox, Giftsumach)
Folge von Abkühlung nach Hitze, nach Ärger	Folge von Aufregung und (oder) schlechten Nachrichten, Prüfungs-erwartung	Folge von Ärger und Sorgen, Überarbei-tung, Hitze	Überanstren-gung, Nässe Kälte

Entzündungen von Gebärmutter, Eileiter und Eierstock

Bei physischen Ursachen:

– **Dulcamara**: Durchnäßt oder im Regen gelaufen, zu kalt und zu lange gebadet, im Feuchten gearbeitet.
– **Arnika**: Durch Verletzungen bei körperlicher Arbeit ausgelöst, beson-ders mit Quetschungen und Ge-fäßrissen verbunden.

Bei psychische Ursachen:

– **Ignatia amara** (Ignazbohne): Aus Kummer über eine beendete Liebe, Todesfall, Enttäuschung nach idea-listischem Engagement.
– **Staphisagria**: Nach Demütigung mit Entrüstung und Zorn, die nicht gezeigt werden, sondern zurückge-halten werden und dadurch nach in-nen reagieren. Empörende Unter-drückung, die ihr geschieht; nach Vergewaltigung!

– **Chamomilla matricaria** (Kamille): Nach Wut und Zorn – oft über Nich-tigkeiten.
Arzneien, die bei ungewöhnlichen Symptomen angezeigt sind:
– **Lac caninum** (Hundemilch): Schmerzen wechseln pendelartig die Seiten hin und her – ebenso ein Ab-wechseln der Krisenzeiten.
– **Lachesis muta** (Buschmeister-schlange): Entzündung und Schmer-zen beginnen links und breiten sich nach rechts aus. Beginn oft in der Nacht aus dem Schlaf heraus. Hin-tergrund kann ein Eifersuchtsdrama oder ein innerer Kampf zwischen se-xuellem Verlangen und eigenen Mo-ralvorstellungen sein.
– **Lycopodium clavatum** (Keulen-bärlapp): Entzündung und Schmer-zen fangen rechts an und breiten sich nach links aus. Ursache ist häu-fig enttäuschter Ehrgeiz bei Themen, bei denen sie die beste sein wollte, um Minderwertigkeitsgefühle zu ver-decken.

XVIII. Impfungen, Thuja occidentalis und die Sykosis

Thuja soll hier als Beispiel einer sykotischen Arznei vorgestellt werden, an dem auch die unkalkulierbaren Folgen des Impfens deutlich werden. Impfungen können aus homöopathischer Sicht durchaus an chronischen gynäkologischen Leiden beteiligt sein, wie z.b.: Chronische Blasenstörungen, chronische Genitalinfekte (besonders Herpes genitalis, Chlamydieninfektionen etc., die heute häufiger werden), Entwicklung von gutartigen Tumoren (wie Zysten, Myome, Polypen, Warzen) sowie Endometriose (Gebärmutterschleimhaut findet sich außerhalb der Gebärmutter. Diese versprengte Schleimhaut reagiert wie die normale Gebärmutterschleimhaut, d.h. zyklischer Auf- und Abbau inklusive der zyklischen Blutung). All dies sind typisch sykotische Leiden.

Impfungen werden heute und in Zukunft noch intensiver angestrebt, weil es schulmedizinisch keine effektivere Vorsorgemaßnahme gibt. Obwohl unser Wissen von der Funktion des Immunsystems ständig zunimmt – und in dieses greifen die Impfungen ein – kann heute jedoch kaum jemand überblicken, welche Langzeitwirkungen das Impfen eigentlich mit sich bringt. Die übliche Verharmlosung der Erstwirkungen von Impfungen überdeckt letztlich nur, daß man über die weiterreichenden Auswirkungen von Impfungen nichts oder nur sehr wenig weiß. Daher sind alle hier aufgezeigten Zusammenhänge „unwissenschaftlich" im Sinne der schulmedizinischen Wissenschaft, aus homöopathischer Sicht aber *plausibel.*

Eine der folgenreichsten und gefährlichsten Impfungen, die je entwickelt wurde, war die Pockenimpfung. Der Impfstoff wurde bis in die 70er Jahre im 2. und 12. Lebensjahr mit einem Messer in die Haut eingebracht. In der homöopathischen Fallaufnahme (Anamnese) kommen die biographischen Daten zur Sprache, und so decken wir immer wieder Zusammenhänge zwischen der Verabreichung dieser Impfung und dem Beginn eines chronischen (sykotischen) Leidens auf. Wenn die Pockenimpfung dabei eine Rolle spielt oder gar selbst Auslöser ist, so werden wir in der Regel Symptome des Arzneimittelbildes von Thuja occidentalis vorfinden und auf die Verabreichung dieser in potenzierter Form gegebenen Arznei eine deutliche Reaktion erleben. Sollte dann gar eine Heilung des chronischen Leidens erfolgen, so ist für Homöopathen der Zusammenhang plausibel, daß die Pockenimpfung für das Leiden verantwortlich war. Aus homöopathischer Sicht hat sich *Thuja occidentalis* zum wertvollsten Mittel für die akuten und chronischen Folgen dieser Impfung herausgestellt (bei der Fülle und Verschiedenheit des heutigen Impfspektrums ist die Ähnlichkeitsbeziehung zu Thuja allein heute nicht mehr gegeben).

Aus solchen Fallbeobachtungen können wir einen Einblick in die Langzeitauswirkungen von Impfungen wie auch in die Besonderheiten von Thuja bekommen und Entwicklungen chronischer Krankheiten überblicken. Arzneiliche Verwendung finden die frischen Blätter dieses immergrünen tannenähnlichen Baumes vor der Blüte im Juni. Ursprünglich ist dieser bis zu 25 m hohe Baum in Nordostamerika beheimatet, wo er an Flußufern und in Mooren, also an feuchten Standorten, gedeiht. Er zählt, wie auch die Zedern, der Wacholder oder der Sadebaum zur Familie der Koniferen und erfreut sich heute großer Beliebtheit in europäischen Gärten, da er immergrün und von schnellem Wuchs ist. Thuja zehrt den Boden aus, so daß kaum etwas unter diesem Baum gedeihen kann, zeigt also wahrhaft sykotische Züge. Für Hahnemann war Thuja eines der Hauptmittel bei der Behandlung des chronischen Trippers (Gonorrhoe), der verbunden ist mit Siechtum, Feigwarzen im Genitalbereich, mit fischartig riechenden, gelb-grünen Schleimabgängen und entzündlichen genitalen Organanschwellungen.

Auffällige Arznei-Symptome von Thuja sind:

– Hochgradige Empfindlichkeit für Feuchte, Kälte und Wind
– Verschlimmerung der Beschwerden, wenn die krankhaften Sekrete *nicht* fließen, besonders nachts und in der Ruhe, ab 3.00 Uhr
– Nachts auffallend durstig und vermehrter Harndrang
– Haut ist „cellulitisch", d.h. großporig, mit öligen Schweißen; lagert Wasser ein, neigt zu Rissen (Striae) an Bauch und Hüften (Medorrhinum: die Brüste!)
– Auffällig ist die bevorzugte Betroffenheit der linken Körperhälfte
– Abneigung gegen Fleisch, Fett, Zwiebeln und Knoblauch
– Unverträglichkeit von Schwarztee.

Neben einer Reihe weiterer Symptome fallen die geistig-seelischen besonders auf, die betreffende Person gibt an:

– Sieht Geister beim Augenschließen
– Beim Einschlafen oder Aufwachen unsicher über ihren Wachheitszustand oder ob noch alles Traum ist
– Irreale phantastische Vorstellungen über ihren Körper oder Körperteile (sie seien aus Glas, aus Holz, vom Knochen löse sich das Fleisch, Beine seien zerbrechlich, Kopf und Geist getrennt usw.)
– Zahlreiche irreale Einbildungen, die das tägliche Leben beeinflussen (jemand verfolge sie, sie stünde unter Einfluß einer höheren Macht, sie bestünde genaugenommen aus zwei Personen usw.)

Visionäre Ideen, verbunden mit der Unsicherheit, ob alles wahr oder nur Einbildung ist, sind für Thuja charakteristisch. Die betroffene Person zeigt sich verunsichert, ist sehr mißtrauisch und prüft zunächst, ob ihr Gesprächspartner sie ernst nimmt. Bei geringsten Zweifeln geht sie auf Distanz, verbirgt ihre inneren, für sie sehr konkreten Wahrnehmungen und versteckt sich hinter einer Maske. Sie entwickelt eine große Feinfühligkeit für zwischenmenschliche Spannungen. Diese Sensibilitätssteigerung zeigt sich auch in anderen Bereichen wie der auffälligen Empfindlichkeit für Feuchtigkeit, aber auch auf Mondphasen (Vollmond, Neumond).

In der Öffentlichkeit paßt sich die Thuja-Persönlichkeit an, will bewußt unauffällig sein und kann beispielsweise im Vereinsleben eingebunden sein. Doch gibt es eben eine „zweite Person", die hinter der „Maske" der ersten, sozusagen öffentlichen Person leidet, verunsichert ist wegen ihrer Wahrnehmungen, andere Neigungen hat, die sich auf psychische oder esoterische Gebiete erstrecken und denen sie allein oder in heimlichen Sitzungen nachgeht. Dort versteht man sie und ihre Neigungen, und sie kann ihre krankhafte Ungewißheit ertragen. Für Thuja ist diese Persönlichkeitsaufspaltung charakteristisch, ebenso wie für den Baum die Aufteilung seines Stammes im mittleren Abschnitt und die Entwicklung zweier Baumspitzen charakteristisch ist, die, betrachtet man den Baum aus der Ferne, wie nur eine Spitze aussehen.

Für Schulmediziner ist Esoterik unwissenschaftlich und eingebildeter Unsinn. Thuja-ähnliche Patienten werden von der heutigen Ärzteschaft nur in der gespielten, vordergründigen Rolle ernstgenommen. Für die Behandlung ihrer Leiden, die in der Regel anfangs chronisch-entzündlicher Natur sind (wie chronische Bronchial- oder chronische Blasenentzündungen), werden Antibiotika eingesetzt. Bald fällt aber die Hartnäckigkeit der Organerkrankung und die hohe Rückfallquote auf. Die Antibiotika werden gewechselt, die Radikalität der Behandlung nimmt zu, doch die Thuja-Patientin gibt ihre andere Seite nicht preis. Ein Leben lang hat sie die Erfahrung gemacht bzw. zu hören bekommen: „Das bildest du dir alles nur ein" oder „du spinnst". Berichtet sie ihrem schulmedizinischen Arzt, daß sie das Gefühl habe, ständig verfolgt zu werden, so wird er sie einem Psychiater überweisen, der für die Patientin noch gefährlicher ist, weil er Psychopharmaka verordnet. Eine ausweglose Notlage von Anfang an.

So berichtet mir in langen Gesprächen und nach entscheidender Besserung eines Asthma bronchiale nach der Gabe von Thuja-Hochpotenzen (diese Patientin litt seit der Pockenimpfung im 2. Lebensjahr unter einem Thuja-typischen Asthma) eine heute 28jährige Frau von ihrem Leidensweg:

Seit der Pockenimpfung im 2. Lebensjahr litt sie unter chronischen Entzündungen der Blase, der Mandeln und der Nebenhöhlen. Antibiotika erhielt sie, ohne daß eine langfristige Besserung eintrat und in nicht mehr überschaubarer Vielfalt. Im

Jahr nach der Impfung, also im 3. Lebensjahr, entfernte man ihr zudem wegen unklarer Bauchschmerzen den Blinddarm, der wegen einer eitrigen Entzündung aber noch länger danach Beschwerden im Operationsbereich bereitete. Drei Jahre später mußten die Hals- und Rachenmandeln wegen Behinderung des Schluckens und wegen chronischer Entzündungen entfernt werden.

Seit der Pockenimpfung leidet sie unter Lippenherpes, kleinen brennende Bläschen, die bei jeder Schwächephase wiederkehren. Vier Jahre nach der Impfung – sie ist 6 Jahre alt – „darf" sie Windpocken, Mumps und Masern durchmachen (heute wird gegen diese Krankheiten geimpft). *Nach* diesen Kinderkrankheiten ist sie frei von den chronischen Erkrankungen der Nasennebenhöhle und der Blase.

Das Asthma bleibt jedoch, und zusätzlich kommt noch ein lästiger Heuschnupfen hinzu. Die Patientin wird über drei Jahre lang gegen Hausstaubmilben desensibilisiert, was aber ohne Einfluß auf das Asthma bleibt, das wegen der schweren Atemnot immer wieder mit Cortison behandelt wird. Mit 20 Jahren bekommt sie einen hohen Blutdruck und mit 25 erkennt man eine Neigung zur Gelbsucht. Homöopathisch alles Krankheiten der Sykosis mit beständiger Verschlimmerung durch konzeptionslose schulmedizinische Behandlung.

Von besonderer Bedeutung ist ihre psychische Not, die sie mir erstmalig nach Lösung des Asthmas durch Thuja mitteilen kann:

An ihre Kindheit erinnert sie sich intensiv, vor allem an die durchlebte Seelenqual. Sie hatte negative Vorahnungen, daß sich etwas ereignet und das dann auch tatsächlich eintrat. Auch hatte sie viele Geisterträume. Schwarze Gestalten folgten ihr, waren um sie herum, engten sie ein. Man nahm sie nicht ernst, da ihre Berichte alle so unglaublich waren. Sie fühlte sich hingezogen zum Moor, zum Wald und las gerne Gespenstergeschichten. Sie grübelte viel darüber nach, was mit ihr eigentlich los sei. Später las sie dann Schriften von Sigmund Freud und der Psychoanalyse.

Sie hatte keine Spielpartner, war ein Außenseiterkind, denn man verstand sie nicht. In der Schule schweiften ihre Gedanken fortwährend ab, die Konzentration fiel ihr schwer, und sie mußte sich durch Handarbeit selbst disziplinieren. Ihr fehlte Vertrauen, mit anderen über Persönliches zu reden. Das Einsetzen ihrer Periode und die begleitenden Schmerzen verschwieg sie, weil sie befürchtete, daß man sie für unnormal halten würde. Bei Arztbesuchen sprachen Mutter und der Arzt oft über ihre Unnormalität und von ihr in der 3. Person, wenn sie selbst anwesend war. Sie hatte Angst vor zu großer Nähe, vor Partnerschaften, war unsicher und mißtrauisch und suchte eher Distanz und Unabhängigkeit: *„Ich verstand nicht, was wieder in mir vorging und traute mich nicht, es irgend jemandem zu erzählen. Beim Arzt hörte ich dann nur, wie unnormal mein Verhalten und meine Kontaktscheu sei. Ich wurde einfach nicht ernst genommen und* *zog es dann wegen dieser Bloßstellungen vor, nichts mehr von mir preiszugeben.*

Allein grübelte ich noch ewig weiter, las alles über Psychoanalyse, was mich noch mehr in meiner Spontaneität lähmte und alles hinterfragen ließ. Gleichzeitig konnte ich mich nicht von irgendwelchen menschlichen Streitigkeiten und Konflikten abgrenzen, obwohl ich sie nicht ertragen konnte. Ich fühlte mich wie ein Spannungsbarometer. Ich habe ständig den Eindruck, ich hätte damit (mit den Streiten) etwas zu tun, was aber gar nicht der Fall war."

Sie macht sich Gewissensbisse für ihr Auftreten in der Öffentlichkeit. Wenn sie in einen Spiegel schaut, erkennt sie sich kaum wieder, denn sie empfindet sich anders als diejenige, die ihr aus dem Spiegel entgegensieht. Sie spürt bisweilen nur ihre linke Körperhälfte und hat dann Probleme, sich damit abzufinden. Immer wieder versucht sie von sich aus, dem Spuk ein Ende zu bereiten, aber es gelingt ihr nie. Im Gegenteil, der Leidensdruck nimmt zu wie ihr Asthma und die Sykosis.

Sie wechselt die Identität und gibt sich einen neuen Vornamen, den sie beim Standesamt eintragen läßt (nach Thuja und der Besserung ihres Asthmas legt sie diesen neuen Vornamen wieder ab). Sie färbt sich die Haare, schneidet die eine (die rechte) Seite sehr kurz und läßt die linke Seite lang wachsen (= zwei verschiedene Ansichten!). Ängste beeinträchtigen zunehmend ihren Alltag: die Angst, eingesperrt zu sein; eine Art Schlüsselwahn, d.h. die

Angst, sich selbst ein- oder auszusperren; Angst, allein auf der Autobahn zu fahren, weil sie eine fremde Macht fürchtet; Angst, nicht jederzeit anhalten zu können; Träume vom Fallen, von Geistern, von Toten; Angst, nur „halb" geboren zu sein. Sie wird phasenweise depressiv, energielos, verliert die Lebensfreude. Sie leidet unter Herzrasen und hohem Bluthochdruck.

Während der Thuja-Heilungszeit wächst ihr Selbstvertrauen. Als ich einmal während eines Urlaubs nicht erreichbar bin, sucht sie einen Kollegen auf, da ihr Asthma wieder zunahm. Voller Mut berichtete sie auf Befragung durch diesen Arzt, daß sie die Empfindung habe, ihre Füße seien wie die von Marionetten und würden abbrechen. Er nahm sie jedoch mit dieser Empfindung nicht ernst, gab ihr eine andere homöopathische Arznei und löste prompt einen Rückfall in ihre alte Symptomatik aus. Sie benötigte wieder schulmedizinische Asthmamittel, bis sie nach meiner Rückkehr erneut nur ein Globuli einer Thuja-Hochpotenz bekam und der Heilungsverlauf sich daraufhin fortsetzte. Nach 11/2 Jahren war sie beschwerdefrei, benötigte keine Asthmamittel mehr und kann feuchte Kälte ohne Probleme ertragen. Interessanterweise zeigte sie sich fasziniert von Caspar David Friedrich und seinen Gemälden, die dumpf, düster, norddeutsch „feucht" und schwer sind. Kein Maler hat so häufig den Mond gemalt.

Diese ausführliche Darstellung einer meiner Thuja-Patientinnen demonstriert sehr eindringlich, wie mit der Impfung ein eiweißartiger

Fremdstoff, ein „Fremdwesen" eingebracht wird, das über die Schleimhäute wieder gelöst und hinausbefördert werden soll. Da dies aber nicht gelingt, ist das Auscheidungsorgan chronisch belastet. Jede schulmedizinische Therapie vertieft das Leiden, welches von außen vordringt und zuletzt die Hirnnerven bzw. Regulationszentren befällt und beeinträchtigt.

Dieser von mir interpretierte Verlauf nach Impfung läßt sich auch in schulmedizinischen Worten ausgedrücken; das liest sich dann so: Nach der Injektion von Fremdeiweiß reagiert das Immunsystem überstürzt und wegen der Umgehung des natürlichen Magen-Darm-Weges fehlerhaft. Die Erregerbestandteile oder abgeschwächten Viren sind nicht eliminierbar. Die Viren verbleiben im genetischen Material eingebaut, so sehr sich auch der Organismus anstrengt, die vielen befallenen Zellen auszuscheiden. Mit zunehmender vegetativer Übererregung und Empfindlichkeit (Allergie, Asthma) entgleist der Organismus. Das Wissen über die näheren Details ist aber noch lückenhaft.

Die Auswirkungen auf die Psyche sind für Schulmediziner esoterisch, werden nicht verstanden und abgelehnt. Es verwundert daher nicht, daß – noch – die allgemeine Ansicht hochgehalten wird, Impfungen schaden nicht. Ich bin aufgrund vieler plausibler biographischer Beobachtungen in meiner Praxis der Überzeugung, daß in erster Linie Impfungen für den Ausbruch von Allergien verantwortlich sind, die sich von Generation zu Generation verschärfen.

Homöopathisch stigmatisieren die Impfungen sykotisch, fördern chronische Entzündungen und sind am sykotischen Stimulus zur Überfunktion und Organanschwellung, zur Vergrößerung und Verhärtung der Organe beteiligt.

Der überwiegende Teil der über 20 Jahre alten Frauen, die heute in die Praxis kommen, haben die Pockenimpfung noch erhalten, so daß Thuja immer bedacht werden muß. Thuja ist wegen der „Maske" bisweilen schwer zu erkennen, denn natürlich sind es nicht *nur* die Impfungen, die sykotisch belasten. Vielmehr wird sich eine familiäre und allgemeine sykotische Belastung auswirken. Die Mutter hatte Myome und nun die Tochter ebenfalls. Ein sykotischer Lebensweg (zu eiweißreiche Ernährung, häufiger Wechsel des Sexualpartners, Hektik, Streß, Kaffee, Nikotin, Alkohol, Verhütungsmittel wie die „Pille", andere Hormonanwendungen) kann sykotisch krankheitsauslösend sein. Die Behandlung eines Trippers (Gonorrhoe), chronische Entzündungsherde (z.B. Zahnwurzelspitzenabszesse) und viele andere physisch und psychisch sykotische Stimuli gehören ebenfalls zu den kausalen Faktoren der Sykosis. Durch die neuen Impfungen und die unterdrückenden Behandlungen der Folgekrankheiten trägt die Schulmedizin dazu bei, daß die chronischen Krankheiten zunehmen.

In der Frauenheilkunde wird bei
– Polypen, Zysten, Knoten in Gebärmutter oder der Brust
– bei Warzen an der Scheide, aber auch am Körper

– bei chronischen Entzündungen
– bei allen gutartigen sykotischen Erkrankungen
die ganze Reihe der homöopathischen Arzneien zu berücksichtigen sein, die überwiegend sykotische Symptome in ihrem Arzneibild aufweisen.

Sucht eine Frau Hilfestellung für eine der hier erwähnten krankhaften Veränderungen, so sollte sie sich zum Zweck der richtigen Arzneiwahl durch eine(n) erfahrene(n) Homöopathin(en) unterstützen lassen. Von einer Operation sollte zunächst ebenso abgesehen werden wie von dem weiteren Gebrauch von Antibiotika oder Hormonen. Zunächst muß die „Unterdrückung" beendet werden, das Lösen der Krankheit „von-innen-nach-außen" (*Hering-Regel*) erfordert die intakte Funktion der Ausscheidungsorgane, die entzündet sein dürfen, wenn dies zentrale Erleichterung verschafft (erinnern wir uns an das typische sykotische Symptom: Solange die krankhaften Sekrete fließen, fühlt sich die betroffenen Frau besser). Beobachten wir eine Beruhigung der sykotischen Symptome, ist der sykotische Stimulus (Auslöser) zur Ruhe gekommen, so wird dieser Zustand eine Zeitlang auf seine Stabilität hin beobachtet – und dann erst kann eine Operation des Gewebetumors befürwortet werden, denn nur ab diesem Zeitpunkt wird die operative Entfernung zur Heilung beitragen.

Weitere vorwiegend sykotische Arzneien mit einigen charakteristischen Hinweisen:

Silicea (Kieselerde)

Symptome:
– hochgradig empfindlich für Luftzug
– genereller Mangel an Lebenswärme
– friert auch im Sommer
– benötigt Kopfbedeckung
– geringes Selbstwertgefühl; traut sich nicht viel zu, obgleich sie klar und strukturiert denken kann
– empfindlich für atmosphärische Spannungen
– Angst vor spitzen Gegenständen
– Angst vor Entscheidungen, Angst, Fehler zu begehen

Silicea ist eine häufige Arznei für chronische Entzündungen, bei Bildung von Gewebeknoten, bei Brustknoten (links), bei Zystenbildung in den Eierstöcken und nach den heutigen Infektionsimpfungen.

Causticum (Ätzkalk)
Eine von Hahnemann synthetisierte Arznei, im Wesen das Destillat einer Lauge.

Symptome:
– entkräftete, durch mitmenschlichen Einsatz erschöpfte und ausgelaugte Frauen; können kein Leid ertragen
– weinen bei ungerechten oder grausamen Filmszenen
– überschreiten ihre Grenzen aus innerer Überzeugung
– können ihren Harn schlecht halten (Harninkontinenz)
– Abneigung gegen Süßes
– mit destruktivem (syphilitischem) Anteil: Präkanzerosen, Lähmungen.

Causticum kommt weiterhin zum Einsatz bei Warzen der Haut, bei Rheuma, bei Kalt-Feucht-Folgen und bei Harninkontinenz.

Medorrhinum (potenzierter Gonokokkeneiter, das Krankheitsprodukt des Trippers)

– ihr Leben bewegt sich in Extremen
– was sie hervorbringt, trägt die Züge des Exzesses
– hypersexuelle Lebensphase –- aber auch das Gegenextrem
– aber: „wo das Herz ist, empfindet sie eine hohle Stelle"; d.h. herzlose Sexualität, die sich mechanisch verselbständigt hat
– in der Vorgeschichte oder in der Familie kam Tripper vor
– negative Prophezeiungen (von Unheil, Gefahr und Krankheit)
– Gefühl von heißen Fußsohlen, bevorzugt Barfußlaufen
– Vorliebe für entbehrungsarmes Leben
– Verlangen nach Alkohol, Süßem, nach Salzigem, nach Fett und Eis, nach Zitrusfrüchten
– ißt gern unreife Früchte.

Medorrhinum ist zu überlegen bei chronischen Unterleibsentzündungen, bei Zystenbildung, bei Myomen, bei Endometriose, Hypersexualität, Rheuma und Herzkrankheiten.

Argentum nitricum (Silbernitrat, Ätzsilber)

Symptome:
– hitzige extrovertierte Frauen, die unsicher sind

– Erwartungsängste; dramatisiert Gefahrensituationen in der Höhe oder in der Enge oder bezogen auf die Zukunft und wird panisch
– eilig in Bewegungen und Aktivitäten
– aktiv und geschäftstüchtig
– explosives Aufstoßen, explosive Durchfälle
– häufig Kopfschmerzen und Magen- und Darmbeschwerden, die geschwürig werden.
Zu überlegen bei übertriebenen Angstzuständen, hohen Blutdruck, Tumorentwicklung.

Natrium sulfuricum (Glaubersalz)

Symptome:
– hochgradige Empfindlichkeit für Wetterwechsel zum Feuchten hin
– Leber-Galle-Stauungen mit rechtsseitiger Oberbauchempfindlichkeit
– will bevorzugt auf der rechten Seite liegen
– Erleichterung nach morgendlichem Durchfall
– bitterer Mundgeschmack, gelbbrauner Zungenbelag
– energische, cholerische, durchsetzungsfähige Persönlichkeiten mit hohem Pflichtbewußtsein für die Familie.
   Zu überlegen bei hohem Blutdruck, chronischen Darm- und Scheidenentzündungen, bei Gallensteinen, Diabetes, Fettsucht.

XIX. Die gutartigen Tumore

Gutartige Tumore sind sykotische „Produkte", die nicht entfernt werden sollten, bevor nicht die Sykosis selbst zur Beruhigung gekommen ist. Hier nun einige Hinweise, an welche Arzneien bei den verschiedenen Tumorarten zuerst gedacht werden sollte. Die Entscheidung für eine dieser Arzneien sollte durch die Ähnlichkeit zu zwei bis drei weiteren ungewöhnlichen und auffälligen Symptomen dieser Arznei und (oder) durch die Ähnlichkeitsbeziehung der Arznei zum Persönlichkeitsbild der betroffenen Frau gestützt werden.

Feigwarzen

Sie sind weich, klein, spitz oder blumenkohlartig ausfächernd, sitzen einzeln oder gehäuft auf dem Muttermund, an der Scheidenschleimhaut, sind aber auch am Scheideneingang, auf den Schamlippen sowie auf der äußeren Haut anzutreffen. Homöopathisch kommen folgende Arzneien in Betracht:

Thuja
Kommt am häufigsten in Frage. Die Warzen sind chronisch und zahlreich. In der Krankengeschichte gab es eine Gonorrhoe oder eine Infektion durch Chlamydien. Alle oben genannten Stellen können betroffen sein.

Häufige Symptome: fischig riechender, grünlich-gelber Ausfluß, häufiges Urinieren in der Nacht, besonders nach 3.00 Uhr; sehr empfindlich für Kälte und Feuchtigkeit, Zellulitis der Oberschenkel, Gewebrisse in der Bauch- und Oberschenkelhaut, weitere harte und weiche Hautwarzen, stärkere Bein-, Bauch-, Brust-, Kinn- und Oberlippenbehaarung, Gefühl von kaltem Bauch oder Gesäß.

Medorrhinum (= Trippernosode)
Die Frau klagt über massiven Befall und heftige gelb-grünliche Sekretabsonderungen; hohes Sexualverlangen; Gefühl von kalten Brüsten; eilighektischer übertriebener Mensch.

Sabina (Sadebaum, mit Thuja verwandt)
Auffällige Juckreiz- und Brennbeschwerden der Genitalwarzen; Blutandrang zum kleinen Becken mit verstärkten Blutungen, bei denen dunkle Klümpchen abgehen und ziehende Schmerzen vom Rücken zur Leiste und (oder) von der Gebärmutter in die Oberschenkel eintreten.

Lycopodium clavatum (Keulenbärlapp)
Die Feigwarzen treten bevorzugt am Scheideneingang auf. Sie sind trocken, juckend, gestielt. Daneben sind zu beobachten: rechtsseitige Symptome, Trockenheit, aufgetriebener Unterbauch mit Völlegefühl und Blähungen, Verlangen nach Süßem. Die Frau hat das Gefühl, klein und minderwertig zu sein. Sie wirkt frühreif und zu schnell in ihrer Entwicklung und fällt durch Ehrgeiz und Konkurrenzgefühle auf. Vorzeitiges Altern und Grauwerden der Haare.

Natrium sulfuricum (Glaubersalz)
Weiche, rotfleischige Warzen, die bei fülligen Frauen mit Diabetesneigung (Blutzuckerkrankheit) auftreten. Daneben ist eine Neigung zu Durchfällen und zu Leber-Galle-Störungen zu beobachten, rechtsseitige Oberbauchbeschwerden, viele Darmgeräusche, übelriechender Stuhlgang, verbunden mit Unwohlsein bis zur Entleerung.

Acidum nitricum (Salpetersäure)
Warzen wie Blumenkohl, gelb-gefärbt, scharfe Schmerzen, meistens dabei intensive Beschwerden am After durch Risse und Splitterschmerz beim und nach dem Stuhlgang. Allgemein ist diese Frau extrem frostig und mißlaunig, sieht alles von der negativen Seite.

Staphisagria (Stephanskraut)
Kleine Warzen, die hochempfindlich auf Berührungen reagieren; allgemeine Überempfindlichkeit in der Genitalregion. Sanfte und sympathische Frauen, die sehr leicht unterdrückbar sind, empörende Mißbrauchserfahrungen haben und unter unterdrückter Wut leiden.

Polypen

Polypen sind charakteristische Entwicklungen einer Sykosis, sie werden bevorzugt in der Gebärmutter gebildet und sind durch ein übermäßiges An- und Auswachsen von Schleimhaut charakterisiert. In erster Linie sind die folgenden Arzneien in die engere Wahl zu ziehen:

Belladonna (Tollkirsche)
Wehenartige Krampfschmerzen bei der Periode. Akut-entzündlicher Zustand, gestaut, rot, und die Gebärmutter drängt herab.

Calcium carbonicum
hat einen sykotischen Symptomenteil mit Neigung zur Polypenbildung bei Übergewicht; Gebärmuttervergrößerung, besonders vor den Wechseljahren und nach dem 40. Lebensjahr.

Calcium phosphoricum
Polypen bei zu häufiger Blutungsneigung, Periode alle 14 Tage mit viel Klumpen und Schleimhautfetzen. Diese Frau ist körperlich und seelisch erschöpft, ihre Stimmung von unerträglicher Unzufriedenheit geprägt. Ihr Verlangen nach salzigen und würzigen Speisen bei gleichzeitiger Abneigung gegen Milch fallen besonders auf. Die Symptome ähneln einer Mischung der Arzneibilder von Calcium und Phosphor.

Phosphor

Diese Polypen neigen zum Bluten, die Periode ist verstärkt, vor und nach der Periode bestehen Schmierblutungen. Diese Frau ist grenzenlos in ihrem Einsatz und vergeudet ihre Energien rücksichtslos, so daß sie abmagert und Schilddrüsenstörungen entstehen.

Sanguinaria canadensis (kanadische Blutwurzel)

Polypenbildung während des Klimakteriums in Verbindung mit den dafür bekannten hormonellen Krisen, Hitzewellen und Leber-Galle-Störungen. Rheumatische Schmerzen der rechten Schulter sowie rechtsseitige Migräne sind hier gleichfalls charakteristisch.

Teucrium marum (Katzengamander)

Polypenbildung in der Gebärmutter und in der Nase mit chronischem Schnupfen.

Thuja

Polypenbildung im Rahmen dieser sykotischen Arznei (s.o.)

Ovarialzysten

Eierstockzysten werden in der gesamten geschlechtsreifen Zeit gebildet als sog. *Follikelzysten*, in denen ein Ei heranreift und zur Zyklusmitte durch Follikel-(Ei)sprung freigegeben wird. Durch Stimulation des Eierstocks reifen ein oder mehrere Follikel heran, ohne zu platzen und wachsen zunehmend verdrängend als Einzel- oder Mehrfachzysten.

Einzelzysten mit wasserklarem Inhalt (*seröse Zysten*) sind in der geschlechtsreifen Zeit am häufigsten und gutartig, solange sie nicht durch ihre Größe oder durch eine Strangulation infolge einer Drehung am Stiel zum Problem werden. Eine homöopathische Behandlung soll das Weiterwachsen aufhalten, den sykotischen Stimulus beruhigen. Sollte dabei die angestrebte Rückbildung ausbleiben, so ist gegebenenfalls ein operativer Eingriff nötig. Die Beobachtungszeit muß individuell und am Erfolg entschieden werden.

Andere Zysten sollten immer vor *und* nach der Operation Anlaß zur homöopathischen Anamnese geben, um das Miasma zu erkennen und die Entartungsgefahr (den Übergang vom sykotischen zum syphilitischen Miasma) vom Gutartigen zum Bösartigen zu beeinflussen. Hier wird eine vertrauensvolle Zusammenarbeit zwischen der Frau und ihrem Arzt oder ihrer Ärztin notwendig, um mit Folgeerkrankungen konsequent und homöopathisch richtig (d.h. Entwicklung von innen nach außen, Hering Regel) umzugehen.

In die Erstbehandlung fällt das Thema *Mittelschmerz*, d.h. der schmerzhafte und erschwerte Eisprung. Die hier in Frage kommenden Arzneien sind ebenso beteiligt bei der Beeinflussung einer akut sich entwickelnden Zyste, so daß der Verdacht entsteht, daß beides, Mittelschmerz und die Neigung zur Zystenbildung, verschiedene Stadien der gleichen Entwicklung sind. Soweit die betroffene Frau über Schmerzen klagt, sind diese zumeist stechender Art und können bei der selbständigen Entleerung einer Zyste auftreten. (Spontanruptur)

Der Mittelschmerz

Apis mellifica
Der Schmerz ist scharf und stechend, tritt bevorzugt rechts auf und erfordert Ruhehaltung und kühle Auflagen. Es ist dies das häufigste und bewährteste Arzneimittel für akute Eierstockzysten.

Bryonia alba
Das Arzneimittel für die begleitende Reizung des Bauchfells (peritoneale Reizung). Rechtsseitige Schmerzen, die bei der geringsten Bewegung schlimmer werden. Wärme und Trockenheit verschlimmern den Zustand, die Lippen sind spröde, der Durst ausgeprägt. Der Schmerz wird leicht mit einem akuten Blinddarm in Verbindung gebracht.

Chamomilla matrikaria
Diese Frau ist außer sich vor Schmerzen, gebärdet sich hysterisch. Eine übellaunige, zornige Gemütsstimmung ist wegweisend zu dieser Arznei. Die Chamomilla-Frau findet keine Erleichterung und weiß nicht, was sie will. Die frühen Abendstunden und die erste Bettwärme gehen häufig den Krisen voraus.

Cocculus indicus (Kokkelskörner)
Ein aufgetriebener Unterleib mit nächtlichem Stuhldrang und dem Gefühl von Steinen im Bauch sind hier charakteristisch. Begleitend treten Übelkeit bis zur Ohnmacht, Schwäche im Kreuz und in den Bei-

nen auf. Die Schmerzen und die Schwäche werden bei Cocculus durch den Schlafmangel und den damit zusammenhängenden Energieverlust bedingt; diese Frau erschöpft sich durch Krankenpflege.

Colocynthis (Koloquinte)
Auffälig ist hier die rechtsseitige Bauchkolik, die zum Krümmen zwingt. Wärme und fester Druck bessern. Ärger und Wut können entscheidende Hintergründe sein.

Ovarialzysten (Eierstockzysten)

Apis mellifica (Honigbiene)
Die bienenfleißige Frau, die reinhält, einkauft, Vorräte einlagert und aus Erschöpfung reizbar wird und keine Freude an der Sexualität findet. Insbesondere die rechte Seite ist betroffen. Das erste Mittel für einen Follikel, der nach der Reifung nicht „platzen" möchte.

Arsenicum album (Arsenoxyd)
ist eine syphilitische Arznei. Bei dieser vorwiegend rechtsseitigen Zyste besteht ein großer Verdacht auf Bösartigkeit, wenn Symptome wie die folgenden auf Arsen hinweisen: Schlafstörungen mit nächtlicher Angst (0.00-2.00 Uhr); Angst vor Krebs, vor dem Tod und allgemein nachts, wenn sie allein ist. Diese Frauen suchen die ärztlichen Spezialisten und fallen durch zwanghafte Ordnungsliebe, Perfektion und Sicherheitsdenken auf. Ihre Stimmung ist ernst, streng und fordernd; im Arbeitsleben Maximales von sich und anderen verlangend, leiden sie sehr unter ihrer Unfähigkeit, Gefühle zeigen und frei ausleben zu können.

Bovista lycoperdon (Riesenbovist)
Für sog. *Parovarialzysten* – d.h. Zysten im Gewebe neben dem Eierstock und dem Eileiter (Nebeneierstock). Bovista ist dann angezeigt, wenn zwischen den Perioden in der Eisprungzeit schwärzliches Blut abgeht. Die gewöhnliche Periodenblutung fließt nur nachts, schwärzlich und in Klumpen. Der Bauch fühlt sich aufgetrieben und vergrößert an, gelegentlich ist das Gesicht gedunsen.

Bufo rana (Bufokröte)
ist eine Arznei der sexuellen Übererregung mit „primitiven" Instinkten und niederer Moral. Masturbationsneigung fällt zusammen mit allgemeiner Erregung der Genitalorgane, im Rahmen dessen es zu Tumorentwicklungen an den Ovarien kommen kann.

Cantharis officinalis (Spanische Fliege)
ist bekannt für die gute Wirkung bei blutigen und sehr schmerzhaften Harnblasenentzündungen. Zystische Veränderungen des Eierstocks sind hier entzündlicher (Geschlechtskrankheiten) Natur. Es bestehen bei der Frau eine hohe Tastempfindlichkeit, Anschwellungen auch des äußeren Genitales, sexuelle Übererregung, brennende Schmerzen, Fieber und ein betont rechtsseitiges Auftreten.

Jodum (Jod)
Schwellung und Verhärtung vorwiegend des *linken* Eierstocks mit Zweifel an der Gutartigkeit. Sofort fällt die Ungeduld, Hektik und Unentschlossenheit auf mit Reizbarkeit und Re-

dedrang. Eine Schilddrüsenüberfunktion mit Drüsenanschwellung gibt es in der Vorgeschichte oder Gegenwart. Grenzenloser Hunger ohne Gewichtszunahme und die allgemeine Hitzigkeit unterstreichen die hohe Stoffwechselaktivität. Die Brüste zeigen häufig den Elastizitätsverlust an, sind flach, klein und schlaff.

Kalium bromatum (Kaliumbromat)
fällt durch zystische Tumore der Eierstöcke (*Ovarialtumore*) auf. Während der Periode befindet sich die Frau in einem ungewöhnlich erhöhten, sexuellen Erregungszustand (aber auch Epilepsie), dann wieder treten hartnäckige Schlafstörungen auf, die mit Vorstellungen von Verfolgung und Bestrafung wegen moralischer Unzulänglichkeit und Schuld verbunden sind. Ausdruck ihrer Belastung sind die unruhigen und ständig beschäftigten Hände.

Lachesis muta (Buschmeisterschlange)
Linksseitige Zysten mit Gefahr der Entartung. Hauptsymptom ist die gesamte Verschlechterung aller Beschwerden <u>vor</u> der Periode und erlösende Erleichterung mit Eintritt der Blutung. Die Lachesis-Frau ist hitzigen Gemüts, berührungsempfindlich und sexuell unterdrückt; sie neigt zu großer Eifersucht!

Lycopodium clavatum (Keulenbärlapp)
Für rechtsseitige Ovarialtumore mit der Neigung zur Verhärtung. Die Lycopodium-Frau ist trocken am Körper, im Stoffwechsel und im Gemüt. Sie opfert ihre Sexualität einer beruf-

lichen Karriere und der Konkurrenz mit dem Mann um Positionen und Anerkennung.

Medorrhinum (Trippernosode) ist das Arzneimittel für die familiäre und (oder) eigene Tripperbelastung. Die Sexualität ist zum Selbstzweck geworden und findet ohne „Herz" statt, das am Ende „bricht" (Infarkt). Ein wilder innerer Stimulus treibt zu unersättlicher sexueller Betätigung.

Mercurius solubilis (Quecksilber) kann jede Drüse zur Anschwellung, Entzündung und Verhärtung bringen. Die Beschwerden der „Quecksilber"-Frau sind chronisch, und Entzündungen anderer Schleimhäute bei allgemeiner Abwehrschwäche charakteristisch. Zahnfleischanschwellungen, Speichelfluß und übler Mundgeruch, Lymphdrüsenanschwellungen und unruhige Nächte mit quälenden Schweißausbrüchen gehören häufig dazu. Es können durchaus die Folgen giftiger (toxischer) Belastungen aus der Umwelt und durch Amalgamfüllungen der Zähne sein. Allgemeine Müdigkeit, schwere und quälende Träume von Schuldgefühlen ergänzen das Bild.

Natrium muriaticum (Kochsalz) Dies ist das Hauptmittel für Eierstöcke mit vielen Zysten (polycystische Ovarien). Die Oberfläche der Eierstöcke verdickt sich, der Eisprung wird behindert und fällt aus. Im Ultraschallbild zeigen sich die Eierstöcke „mehrblasig wie introvertiert". Die Frau ist empfindsam, verletzlich und macht sich viele Gedanken über ihre Beziehungen. Das Fließen ihrer Ausscheidungen wie

auch das Ausdrücken ihrer Gefühle sind bei ihr generell behindert.

Platin (Edelmetall) Platin muß zunehmend Beachtung geschenkt werden, weil die Umweltbelastungen mit dieser krebserregenden Substanz zunehmen. Die Eierstockzysten werden hier hart und gefährlich. Die Frau unterdrückt eine extreme Überempfindlichkeit und sexuelle Begierde. Sie lebt einsam und ohne Kontakte und pflegt ihr Äußeres, um eine extravagante Sonderrolle einzunehmen. Im Scheidenbereich ist sie gegen Berührung überempfindlich, an anderen Stellen wie z.B. am Mund beklagt sie dagegen Taubheitsgefühle.

Silicea (Kieselerde) Mehr für linksseitige Zysten nach vielen Erkältungen und behandelten Entzündungen der Scheide und der Nasennebenhöhlen; gleichzeitig besteht eine große Körperkälte und Abwehrschwäche. Alle Gefühle sind wie auf Eis gelegt. Die Frau wirkt kristallklar, hellsichtig und ist zart und empfindsam.

Thuja occidentalis muß immer bedacht werden, wenn die Sykosis dominiert. Die Zysten sind linksseitig entwickelt.

Myome

Myome sind knotige Muskelwirbel der Gebärmutter, grundsätzlich gutartig und Inbegriff der Sykosis. Solange der „innere Stimulus" nicht zur Ruhe kommt, nimmt ihr Wachstum zu. Dann können Myomknoten durch

Verdrängung der Nachbarschaft Beschwerden auslösen wie z.B. Blasenstörungen, Beeinträchtigungen der Verdauung, Periodenschmerzen und Blutungsstörungen. Myome erfahren in den Wechseljahren einen nochmaligen Wachstumsschub. Nach den Wechseljahren kommt das Myomwachstum dann zur Ruhe. Eine operative Maßnahme wie die Gebärmutterentfernung ist zeitweise die häufigste Operation nach der Blinddarmentfernung gewesen.

Schulmedizinisch kommen hier Hormone (GnRH-Analoge) zur Anwendung, die eine künstlich gesteuerte Menopausensituation (Zeit *nach* den Wechseljahren) auslösen. Für die betroffene Frau ist dies eine Therapie mit vielen und bedenklichen Nebenwirkungen und psychischem Unwohlsein.

Die homöopathische Aufgabe besteht darin, die Sykosis zu beruhigen. Die Anamnese bei den betreffenden Frauen erfordert sehr viel Gründlichkeit, um bei übrigem Wohlbefinden entsprechende Symptome und Arzneibeziehungen zu finden. Es ist deshalb schwierig und zweifelhaft, hier wiederum einzelne Arzneien anzugeben, die auf Myome beruhigend wirken. Bei der körperlichen Untersuchung fallen sehr häufig weitere Sykosezeichen auf, wie z.B. ein gewebe- und drüsenreiches Brustgewebe (*fibrocystische Mastopathie*) und Schilddrüsenknoten (*Kropf*), erhöhtes Körpergewicht, Gewebeknoten (sog. *Lipome* vom Fettgewebe, *Atherome* vom Talgdrüsengewebe usw.) und manchmal Warzen. Die familiäre Belastung, der Lebenswandel, ausbleibende Schwangerschaf-

ten und andere Hinweise kennzeichnen die Persönlichkeitsgeschichte.

Die Therapie mit Homöopathika kann bei diesem chronischen Leiden keine Wunder wirken und die Myome einschmelzen. Es gelingt aber immer, die Sykosis zu beruhigen, das weitere Wachstum zu stoppen und die Beschwerden zu beseitigen. Erst anschließend befürwortet die Homöopathie die Therapieergänzung durch die Chirurgie, da dann die Gefahr der Unterdrückung reduziert ist. Abgesehen davon habe ich durch homöopathische Behandlung in einer Reihe von Fällen eine Rückentwicklung der Myome beobachten können, Operationen wurden damit überflüssig, und die Frau konnte mit ihrem Problem in Frieden leben.

Hier eine kleine Auswahl der häufigsten Mittel, mit denen eindrucksvolle Erfolge erzielt werden konnten:

Thuja occidentalis
Die Patientinnen fallen durch eindrucksvolle Sykose-Vorgeschichten mit vielfachen Unterdrückungen und Vertiefungen auf wie z.B. Warzen, Kondylome, Polypen und chronische Scheideninfekte mit wiederholter Chlamydienbesiedelung (sykotischer Schleimhauterreger) auf. Die Nasennebenhöhlen und Atemwege sind bei feucht-kalter Witterung schnell belastet. Die Pockenimpfung ist in der eigenen oder familiären Vergangenheit zumeist am Geschehen beteiligt.

Calcium carbonicum
Myome drängen aus der Gebärmutter hervor und verlängern die Periodenblutung. Jede Anstrengung

steigert die Blutung und ist bei Zwischenblutungen beteiligt. Die Frau ist übergewichtig, ißt gern und viel, neigt zur Verstopfung und Bewegungsarmut. Sie ist eher ein „einfacher" Gemütsmensch, hart arbeitend; eine Handarbeiterin mit viel Fleiß und Schweiß.

Phosphor
Myome mit heftigen hellroten Blutungen. Eine eher untergewichtige, überaktive, lebensfrohe Frau, die rücksichtslos ihre Energien verschwendet. Sie blutet in dem Maße, in dem sie zuvor ihre Energie vergeudet hat. Ihr Verlangen nach Eis und eiskalter Milch ist dann verstärkt. Sie klagt über Nasenbluten. Vor der Periode und mit Einsetzen der Blutung profitiert sie von wiederholten Gaben von (Alchemilla) Millefolium in tiefer Potenz wie D 6, (z.B. als Tabletten alle 2 Stunden), um die Blutungsintensität zu reduzieren.

Aurum metallicum
habe ich wiederholt mit gutem Erfolg in Hochpotenzen eingesetzt. Es handelte sich dabei häufig um Geschäftsfrauen bzw. um im Beruf erfolgreiche Frauen, die sich alles leisten konnten und es durch Fleiß zu viel gebracht hatten. Für Schwangerschaften hatten sie keine Zeit, ihr Gefühlsleben wurde durch eine zu harte, aber erfolgreiche Arbeitseinstellung unterdrückt. Bei fortgeschrittener Krankheitsentwicklung wurden sie von Blutungen erfaßt, die lebensbedrohlich sein konnten.

Conium maculatum (Schierling)
Die Myome erreichen hier extreme Größe und Härte. In der Vorgeschichte der Patientin kommen sexu-elle Extreme vor, die nach Jahren durch Partnerverlust oder andere Umstände wie z.B. auszehrende Krankheiten aufhörten. Von da an verändert sich das Leben dieser Frau, sie altert vorzeitig, wird gleichgültiger, depressiv und geistesschwächer. Charakteristisch sind Schweiße kurz nach dem Einschlafen, Schwindel im Liegen und beim Umdrehen und eine von den Füßen aufsteigende Muskelschwäche.

Die gutartigen Knoten der Brust

Die Brust ist ein Drüsenorgan, das unter dem Anreiz bestimmter Hormone (*Hormonstimulation*) Wachstum, Drüsenentwicklung, Milchbildung und Geweberverdichtung hervorbringt. Der Beginn der Pubertät wird bei Mädchen mit der Vorwölbung und Vergrößerung der Brustwarzen (*Thelarche*) eingeleitet. Dabei und weil die Brust ein paariges Organ ist, kann rasch eine harmlose einseitige „Knoten"-bildung auffallen, die häufig Anlaß zur Sorge und zum Arztbesuch gibt. Die Angst vor Brustkrebs wurde durch die Medien allzu sehr in das allgemeine Bewußtsein gerückt, so daß heute bei jedem Brustknoten und bereits in der Pubertät danach gefragt wird.

Es bedarf eigentlich keiner besonderen Betonung, daß die biologische Aufgabe des Stillens der Frau zufällt. Kulturelle Einflüsse führen allerdings oft zu seltsamen Abwegen, die gerade in Zeiten wirtschaftlichen Wohlstandes (wie z.B. 1960-1980) zu einer rückläufigen Stillbereitschaft geführt haben. Das Mißachten jener biologischen Funktion erhöht aber eindeutig die Gefahr krankhafter Knotenbildung und Gewebeveränderungen in der Brust. Vor jeder homöopathischen Behandlung sollte ein Knoten der Brust daher hinsichtlich seiner Gefährlichkeit beurteilt sein. Schulmedizinisch wird mit Ultraschall, Röntgenuntersuchung (*Mammographie*), Thermographie und Gewebepunktion das Gewebe untersucht. Da Röntgenstrahlen potentiell der Frau schaden können, besonders wenn diese häufiger und wiederholt angewandt werden, ist die Ultraschalluntersuchung vorzuziehen, insbesondere, wenn es um Verlaufskontrollen geht.

Die Brüste sind Stillorgane *und* Organe der Zuwendung. Knotenentwicklungen sind daher unter ganzheitlicher Perspektive im Lichte einer „verknoteten" Emotionalität und Beziehung zu sehen. *Silicea* illustriert eine dieser möglichen Beziehungsstörungen:

Silicea

Silicea ist die Kieselsäure (Siliciumoxid) (SiO_2) und bildet als Kieselerde in Form von Granit, Stein und Sand zu 90% die Erdoberfläche. In entwicklungsgeschichtlich „alten" Pflanzen (Farne, Schachtelhalme, Gräser und Getreide) und Algen hat Silicea noch Stützfunktion und bildet dort entsprechende Strukturen aus. Im Menschen kommt es frei nur noch als Spurenelement vor, ist aber wesentlich an der Ausbildung des Bindegewebes, der Zwischenzellschicht, beteiligt. Wir finden Silicea in den Organkapseln, im Knorpel, in

Haut und Haaren und besonders in den Augenlinsen und der Nabelschnur.

Das Bindegewebe bringt die Immunzellen hervor, und die Abwehrschwäche gegen Infekte ist ein führendes Symptom beim Silicea-Patienten. Im Mutterleib ist der Fötus noch schutzlos und knorpelig, sozusagen in einem vorwiegenden „Silicea-Zustand". Nach der Geburt beginnt die Kalkeinlagerung, die Verknöcherung. Aber jedes zu früh (vor der 37. Schwangerschaftswoche) geborene Kind profitiert von homöopathischen Siliceagaben. Wichtige Symptome sind höchste Empfindlichkeit für Kälte und Luftzug. In kaum einem anderen Arzneibild ist die Wärmebedürftigkeit so groß wie bei Silicea.

Zum Wärmemangel gehört zudem die Widerstandsschwäche. Silicea-Patienten sind schüchtern, scheu, zurückhaltend und trauen sich nicht viel zu. Sie nehmen sich zurück und überlassen anderen die Initiative. Ihre Angst zu versagen entspringt ihrer Kraftlosigkeit, dem Gefühl von Schwäche und Nicht-Können. Bei jedem Lufthauch und Wetterwechsel zum Kalten und Feuchten werden sie in ihrer Beeinträchtigung bestätigt. Chronische Schleimhautentzündungen (besonders der Nasen-Nebenhöhlen) schwelen dahin, und die Betreffenden fügen sich in ihr Los. In ihnen steigt ihre Notwendigkeit, vorzusorgen und jeden Kraftaufwand zu vermeiden. Ihre Sinnesorgane und geistigen Funktionen helfen intensiv, Gefahren zu erfassen.

Die Reinform von Kieselerde, der

Bergkristall, stellt in seinem Erscheinungsbild charakteristische Silicea-Züge dar: Gefunden wird der Bergkristall im Gipfelbereich der Alpen, was in der Schweizer Kultur zu der Legende führte, daß es sich um gefrorenes und heiliges Wasser handelt. Das Symptom „Eiseskälte" fällt besonders an den Händen und Füßen auf, und der zwischenmenschliche Kontakt wird durch eine eisige Starre behindert. Die Form des Bergkristalls wird geprägt durch glatte Flächen und scharfe Kanten, die auf eine Spitze zulaufen (Symptome: Die Frau hat Angst vor Nadeln, vor spitzen Gegenständen und vor den Folgen von Spritzen bzw. Injektionen; sie hat Schwierigkeiten, ihre Wünsche klar auszudrücken und auf einen Punkt zu bringen; „redet drumherum"). Die Spitze ist glasklar und durchsichtig (Symptome: Silicea-Kinder und -Frauen haben etwas Durchsichtiges, Durchscheinendes im Aussehen, wirken engelhaft und ätherisch und leiden unter einer latenten Hellsichtigkeit – ihre Lieblingsfarbe ist weiß wie die Unschuld). Weiße Flecken in den Fingernägeln weisen intensiv auf Silicea hin. Milch, sogar Muttermilch, wird abgelehnt und nicht vertragen.

Es ist vor allem die Kälte, die in der Beziehung zwischen Mutter und Kind hinderlich ist. Eine Silicea-Frau kann dies so formulieren, als stünde eine Glas(Silicea)scheibe zwischen ihr und dem Kind, eine unsichtbare Trennscheibe, die niemand sieht, die aber Distanz schafft. Silicea-Frauen durchschauen ihre „Minderwertigkeit" und verkrampfen besonders auf der linken (Gefühls-)Seite

bis zu der Wahrnehmungsstörung, die linke Körperhälfte gehöre gar nicht zu ihnen. Die Brust als Hingebungs- und „Gefühls"-Organ verknotet bevorzugt links, Zysten, wiederum im linken Eierstock, können entstehen. Beim Stillen leiden sie unter unerträglichen Gebärmutterschmerzen, was ihnen die Freude am bzw. die Gefühle zum Kind nimmt. Sie werden zu einer „kalten" Mutter, die keine Wärme hat und keine Gefühle geben kann.

Gewissens- und Versagensängste begleiten unheilvoll die Erziehung des Kindes. Die Reinlichkeit der Silicea-Mutter, ihr Ordnungssinn bis hin zur Pedanterie und ihre Überempfindlichkeiten, verbunden mit einer generellen Konfliktscheue und Unangreifbarkeit, erschweren den Umgang mit ihr. Einerseits eigensinnig, starr und durchschauend klar, ist sie doch voller Wünsche und Sehnsüchte nach Wärme, Nähe und irdischer Liebe. Silicea potenziert hilft dem „Eis" zu schmelzen und den Knoten – auch den in der Brust – zu lösen.

Conium maculatum

Der gefleckte Schierling ist häufiger mit rechtsseitigen Brustknoten verbunden. Bewährt ist die Besserung bei harten Knoten, die nach Prellung und Bluterguß zurückbleiben. Charakteristische Hinweise für Conium sind Verhärtungen der ganzen Frau, im Knoten wie in der Seele als Folge eines Verlustes des Lebens-, insbesondere auch einzigen Sexualpartners. Danach treten Leere, vorzeitiges Altern, aufsteigende muskuläre Schwäche, Schwermut und Gleichgültigkeit auf.

Calcium fluoricum (Flußspat)
ist eine syphilitische Arznei. Charakteristisch sind die harten Knoten in schlaffen Brüsten, die mit Verhärtung und Elastizitätsverlust einhergehen. Die Frau ist hager und schmal, hat eine krumme Wirbelsäule oder leidet häufig unter Knochenschmerzen im Rücken. Ihr Leben ist straff organisiert und erlaubt kaum Erholungen. Ihre Nächte sind kurz; tagsüber, besonders in der ersten Tageshälfte, ist sie leistungsfähig und wie in Euphorie. Ihre Interessen drehen sich häufig um Geld und liegen im Geschäftsleben. Ihre Lebenspartner sind entschieden älter oder jünger als sie; die Partnerschaften sind jedoch von Instabilität gekennzeichnet und unharmonisch.

Calcium phosphoricum
Charakteristisch ist die erste Knotenbildung in den frühen Jahren nach der Pubertät, die walnußgroß werden kann. Frostigkeit, rasches Ermüden und Kreislaufschwächen infolge der überfordernden Wachstumsdynamik führen zu einer permanenten Unzufriedenheit, die damit gleichzeitig zu diesem Homöopaticum hinführt.

Graphites (Reißblei)
ist mit Knotenbildung in alten Narben im Brustgewebe aufgefallen. Die Frau macht einen trägen und schwerfälligen Eindruck. Schwermut und Initiativlosigkeit verbinden sich mit Übergewicht, Verstopfung und langem Ausbleiben der Periode. Die

Haut ist trocken, verdickt, gereizt, wund. Die Graphites-Frau legt auch sonst nicht mehr viel Wert auf ihr Äußeres, bei geringen Anlässen fließen Tränen. Die Brüste sind groß und schwer in der Zeit der Wechseljahre. Das „dumpfe" äußere Bild kontrastiert mit hochgradiger innerer Empfindlichkeit durch Gefühle der eigenen Unzulänglichkeit.

Phytolacca decandra (Kermesbeere)
Brustknoten in weichem Gewebe, wie sie bei Brustentzündungen in der Stillzeit entstehen. Schmerzen gehen vom Knoten zum Rücken und weiter. Die Wirbelsäule schmerzt bei feucht-kalter Witterung, dann schwellen auch Lymphknoten in der Achselhöhle und im Halsbereich an.

Staphisagria (Stephanskraut)
kann im Arzneibild mit Brustknoten links auffallen, wenn diese Frau in einer demütigenden Lebenssituation verweilt und zu ihrem Schutz gefühlsmäßig „abkühlt" und verhärtet. Das Besondere dieser Knoten bleibt die Berührungsempfindlichkeit wie die Seele der Frau, die auf Ansprache hin rasch in Tränen ausbricht und von ihrem Leiden ansteckend-empörend berichtet.

Bellis perennis (Gänseblümchen)
ist der Arnika vorzuziehen, wenn die Frau einen akuten Knoten nach Stoß, Prellung oder Quetschung der Brust entwickelt wie von einem großen Bluterguß.

XX. Die bösartigen Tumore

Bösartige Tumore sollten gar nicht erst Gegenstand einer homöopathischen Behandlung werden. Denn Homöopathie, hier verstanden als ganzheitliche Weichenstellung, soll bereits im Vorfeld einer Erkrankung sinnvolle und vollständige Lösungen der Störungen herbeiführen, mit der Unterdrückungen verhindert werden und eine Krebsentwicklung unwahrscheinlich bzw. nach Möglichkeit auch verhindert wird.

Krebs ist ein selbständig gewordener, autonomer Herd im menschlichen Organismus. Das Abwehrsystem versagt in letzter Konsequenz, die Autoaggression (der Organismus attackiert sich selbst) greift um sich, es ist dies ein syphilitisches Miasma von höchster Ausprägung. Neben den äußeren Bedingungen (Rauchen, Alkohol, Umweltgifte usw.) für die Krebsentstehung sind die inneren Ursachen im lebenslangen Umgang mit der eigenen Aggression zu suchen. Das Arzneibild von *Carzinosinum*, der Krebsnosode, kann hier einen erschreckend deutlichen Zusammenhang zwischen ungelebter Aggression und Selbstzerstörung aufzeigen. Frühzeitig eingesetzt – nach den entsprechend ähnlichen Symptomen – können wir gut seine

Hilfestellung im Kampf gegen die innere Zerstörung beobachten.

Ist die Krebsdiagnose gesichert, so wird Homöopathie, neben einer ganzen Reihe gezielter und allgemeiner therapeutischer Maßnahmen, in der Hand des Geübten auch weiterhin eine gute Unterstützung sein. Chirurgische Eingriffe dienen in der Regel der Entfernung des erkrankten Gewebes. Abhängig vom Stadium der jeweiligen Krebserkrankung (Lymphknotenbefall, Ausbreitung, Fernstreuwirkung, Metastasierung) wird der Umfang der Operation und die Aggressivität der Nachbehandlung (mit Medikamenten, Röntgen- oder Nuklearbestrahlung) festgelegt. Abhängig von der Erstdiagnose muß demgemäß ein Therapiekonzept entworfen werden, das aus schulmedizinischer Sicht sehr abhängig ist vom jeweiligen Erfahrungsstand. Es ist insbesondere diese Nachbehandlung, die die Lebenskraft und die Lebensqualität beeinträchtigt. So muß jede Patientin für sich entscheiden, welche Maßnahmen und in welchem Umfange sie diese ergreifen will. Jenseits der schulmedizinischen Krebstherapie hat sich ein großer Markt mit unzähligen alternativen „Krebstherapien" etabliert, der auch für den Mediziner nur schwer zu überblicken ist.

Ziel aller weitergehenden alternativen Maßnahmen ist die Besserung der Lebensqualität, indem die Widerstandskraft gefördert wird und die Begleitbeschwerden beseitigt werden, was sich lebensverlängernd auswirken soll. Die Entscheidung für oder gegen eine Anschlußbehandlung mit Zytostatika (Medikamente, die die Zellteilung durch Beeinflussung des Zellstoffwechsels entweder verhindern oder erheblich verzögern) und (oder) Bestrahlung ist besonders bedeutsam, da beide Therapieformen die Widerstandskräfte erheblich schwächen und die Allgemeinverfassung der Krebskranken beeinträchtigen. Die Chance für eine erfolgreiche alternative Therapie wird hierdurch dann sehr reduziert.

Herausheben möchte ich hier zuerst die Psychotherapie und Verfahren, die helfen, Konflikte zu lösen, den Lebenswillen zu stärken und innere Gewißheit über sich selbst zu erlangen. Intensive Abwehrübungen auf geistig-seelischer Ebene sind bedeutsam, um eine durchgreifende körperliche Beruhigung zu erzielen. Die Diagnose „Krebs" sollte zum Anlaß genommen werden, den bisherigen Lebensweg zu überdenken und zu wenden. Lebensgewohnheiten werden so in Frage gestellt. Wir vergeben uns dabei nichts, wenn wir uns hierbei Erfahrungen weiser und sensitiver Persönlichkeiten unserer und auch fremder Kulturen zunutze machen. Bekannt sind die nicht bestreitbaren schädigenden Auswirkungen von Wasseradern, von geo-

physikalischen, elektrischen und elektromagnetischen Phänomenen, die zu beseitigen kein schweres Unterfangen ist!

Phytotherapeutisch bewährt sich bis heute die *Mistel*, die sofort, d.h. bei entsprechender Diagnosestellung zum Einsatz kommen sollte. Hierfür gibt es differenzierte Anwendungsmöglichkeiten.

Carzinosinum (Carc.) ist die Krebsnosode. Verschiedene Krebsarten wurden Anfang des 20. Jahrhunderts ausgewählt und mit Carzinosinum das Krebspräparat aus einer weiblichen Brust bezeichnet.

Ich habe in der Praxis schnell lernen können, wer Carzinosinum benötigt, weil ich es so häufig empfehle. Es sind dies überaus liebevolle, rücksichtsvolle, zurückhaltende, gehorsame, pflichtbewußte, krankhaft aufmerksame und untertänige Patientinnen. Sie lassen sich leicht abweisen, sind besonders treu und widersprechen kaum. Sie sind geschätzt in Familie und Vereinen, weil sie alles tun, was notwendig ist; für jede Aufgabe sind sie zu gewinnen. Überall nehmen sie sich zurück, und allmählich fragt man sich, wo eigentlich ihre eigenen Wünsche und Interessen geblieben sind.

Ihre aktuellen Beschwerden bestehen meistens in Depressionen, Schlafstörungen oder ständigen Infekten. Im Anamnese-(Erst-)Gespräch fällt auf, wie sehr sie sich um alle anderen sorgen; nichts darf ihnen entgehen, wenn sie sich selbst nicht schwere Vorwürfe machen wollen. Sie „ziehen sich jeden Schuh" an: wenn etwas schiefläuft, sind natürlich *sie* schuld. Diese ständige Präsenz überfordert sie und erklärt ihren Hunger nach Süßem, speziell die Sucht nach Schokolade. Andererseits lehnen sie Obst ab, so als fänden sie keinen Gefallen an den „Früchten" des Lebens.

Verfolgt man den Lebensweg dieser Personen, so kommen regelmäßig einschneidende Lebensschocks zum Vorschein: Ein schwerer Kummer wie der Tod eines geliebten Menschen, eine fast tödliche Krankheit, ein schwerer Unfall oder ähnliches haben etwas in ihnen zerstört. Ganz deutlich wird der lebenslange Carzinosinum-Weg, der vor oder in der Kindheit beginnt mit dem Hinweis: „Eigentlich solltest du gar nicht auf dieser Welt sein" (z.B. fehlgeschlagene Abtreibungsversuche); oder in einer autoritären Erziehung wird mit Gewalt und totalitär jeder Widerstand des Kindes gebrochen, damit es absolut gehorsam und gefügig ist. Das Kind lernt damit, daß es keine Schwierigkeiten bekommt, wenn es sich nicht wehrt, und daß es nur geliebt wird, wenn es die anderen zufriedenstellt.

Ein solcher Mensch entwickelt keine Aggressionen nach außen, darf sich nicht an Widerständen üben und profilieren und verzichtet auf sein Ich. Er überläßt quasi anderen seine Existenz und bemüht sich, deren Wohlwollen zu erhalten. In komplizierender Weise bewirken fiebersenkende Mittel und Antibiotika eine weitere Widerstandsschwächung, und ausgedehnte Impfungen bewirken häufig, daß bei diesem Kind kein Fieber mehr entsteht und keine der üblichen akuten Krankheiten ausbrechen. Entweder gibt es dann überhaupt keine Kinderkrankheiten mehr oder diese treten paradoxerweise und in sehr schwerer Verlaufsform im Erwachsenenalter auf.

Natürlich suchen diese Menschen Liebe wie jeder von uns; aber sie sind sich dieser nie sicher, weil ihre Persönlichkeit unklar und ihre Identität unsicher ist. Zur Klärung ihrer Persönlichkeit benötigten sie eigentlich die Abgrenzung von anderen und die Fähigkeit zur Abwehr, die sie nicht lernen durften oder die durch Lebensschocks erlahmte. Das Kind fragt die Mutter: „Liebst du mich noch?", weil es sich darüber unsicher ist. Später zeigt der erwachsene Carc.-Patient Angst vor Hunden – Inbegriff des domestizierten, aber aggressiven Wolfes –, wenn dieser auf ihn zukommt. Sie genießen erregt Naturgewalten wie Gewitter oder Meeresbrandung, weil sie darin eine ihnen selbst fehlende ungehemmte Aggressivität erfahren können.

Es stimmt mich nachdenklich und beeinflußt mein medizinisches und pädagogisches Handeln, wenn nun über den Ausgangsstoff dieser Arznei reflektiert werden muß. Das Wesen der Krebserkrankung ist nichts anderes als das Ergebnis eines chronischen Autoaggressionsprozesses. Der menschliche Organismus beginnt sich selbst zu zerstören, wenn der Widerstand (das Immunsystem) die seelische und körperliche Integrität der betreffenden Person nicht mehr aufrechterhalten kann. Es gehört zu den alten Weisheiten der Menschheit, daß Gesundheit und langes Leben eine Harmonie von Wahrnehmung und Äußern von Liebe und Aggression voraussetzen. Ein Carzinosinum-Patient richtet seine Aggressionen nur gegen sich selbst, sucht auch noch bei sich Fehler und Schuld und umgeht mit großer Perfektion jede Disharmonie in seinem Umfeld. Ich überblicke, wie viele andere klassische Homöopathen auch, eine ganze Reihe von Carzinosinum-Kranken, die auf gelegentliche Hochpotenzgaben nicht nur ihren Schlaf wiederfanden, von ständigen Infekten befreit wurden, auf verblüffend-überzeugende Weise Gegenwehr entfalteten und lernten, „Nein" zu sagen, sondern darüber hinaus niederschreiben (ich zitiere eine Patientin): „Mein neu gewonnener Zustand hat nichts mit Euphorie zu tun, sondern entspricht einer nie gekannten ‚inneren Ruhe' mit dem Erleben ‚Ich *bin* wieder'."

Krebs ist mittlerweile laut dem Bundesamt für Statistik zur zweithäufigsten Todesursache nach dem Herz-Kreislauf-Tod (Sykosis) geworden. Mit dem Einsatz von *Carzinosinum* gewinne ich aber nicht nur den Eindruck, daß ich eine Krebsdisposition verändern kann, sondern überblicke auch die Kurzsichtigkeit des heutigen medizinischen und pädagogischen Handelns. Akute fieberhafte Erkrankungen helfen dem Menschen bei der Lösung seiner miasmatischen Belastungen (chronischen Krankheiten). Fieber ist eine aktive Immunleistung und *keine* Krankheit. Hier lernt der Mensch sich zu wehren, und im Überwinden seiner Erkrankung reift er. Kinder brauchen Widerstände, an diesen lernen und reifen sie. Mit einer allzu leichtfertigen Nachgiebigkeit fördern wir ihre Frustrationsintoleranz, schwächen ihre Persönlichkeit, das Erleben ihrer selbst und opfern sie damit einem zweifelhaften sozialmedizinischen Konzept.

In homöopathischen Seminaren lasse ich mir beim Thema Carzinosinum zunächst von Persönlichkeiten berichten, die mit den Teilnehmern verwandt sind und an Krebs erkrankt oder verstorben sind. In neunzig Prozent der Berichte werden Geist- und Gemütssymptome beschrieben, die exakt der Beschreibung von Carzinosinum entsprechen.

XXI. Die Wechseljahre

Im Leben der Frau kann die Zeit der Wechseljahre – das *Klimakterium* – wie ein „Herbstanfang" gesehen werden. Es ist dies die Zeit um das 50. Lebensjahr, in der eine Reihe von Veränderungen zusammenkommen: körperliche Veränderungen, indem sich das äußere Erscheinungsbild durch die nachlassende Funktion der Eierstöcke wandelt. Die Östrogen- und Progesteronproduktion schwanken und gehen zurück, Periodenblutungen fallen aus. Auch wenn damit keineswegs die Vorstellung verbunden sein sollte, daß diese biologische Wechselzeit zwangsläufig zu Beschwerden und krankhaften Veränderungen führen muß, so bedeutet dies doch in jedem Falle einen erheblichen Einschnitt im Leben jeder Frau. Vegetative Beschwerden wie Hitzewallungen, schubweise Schweißausbrüche, Herzklopfen, Kreislaufschwankungen, Migräne, Eßstörungen und Unregelmäßigkeiten der Verdauung, Wassereinlagerungen im Gewebe, Gewichtsschwankungen, Schlafstörungen, Erschöpfungen und Stimmungsschwankungen bestimmen das Beschwerdebild. Es ist kaum sinnvoll, nun einzelne Beschwerden herauszugreifen und therapieren zu wollen. Die Schulmedizin entledigt sich all dieser Probleme mit der Hormontherapie, bei der nur noch das richtige Präparat angepaßt werden muß und dann „ausgezeichnet" wirkt.

Für die Homöopathie ist das klimakterische Syndrom eine große Herausforderung. Die Therapie mit Einzelarzneipotenzen sollte *vor* der Hormontherapie einsetzen. Wenn eine Frau bereits auf Hormone eingestellt wurde, wird das Absetzen der Hormonpräparate zunächst schwere Einbrüche mit sich bringen und von der Frau nur schwer toleriert werden. Der Druck, mit Homöopathika Erfolge zu erzielen, nimmt dann unerträglich zu.

Ich persönlich glaube bzw. habe den Eindruck, daß die derzeitige Hormoneuphorie und ihr „Erfolg" bei Frauen um die 50 eng mit der Geschichte der „Pille" verbunden ist, die bekanntlich nach dem zweiten Weltkrieg entwickelt wurde. Die jahrelange Stimulation von Frauen mit hormonellen Verhütungsmitteln bereits kurz nach Einsetzen der Geschlechtsreife führt meines Erachtens zu hormonellen Erschöpfungszuständen gegen Ende dieser Zeit.

Diese Vorstellung deckt sich mit der Sykosis, die durch Hormone vertieft wird und in aller Intensität klimakterisch zum Ausbruch kommt (Hypertrophien, Hypermenorrhoen, Hypertonie, Migräne, Zysten, Myome etc.) Eine homöopathische Therapie der charakteristischen Klimakteriumsbeschwerden hat daher vorwiegend sykotische Arzneien zu berücksichtigen (Sanguinaria, Sulf.-Acid., Sulf., Belladonna u.a.), zumal hinter der Sykosis die Syphilinie droht, die Destruktion, die den Wandel vom Gutartigen zum Bösartigen beschreibt. Diese Entwicklung muß aufgehalten werden, um ein späteres böses Erwachen durch die Diagnose „Krebs" nach Jahren der Unterdrückung der Beschwerden z.B. durch Hormone zu verhindern. Syphilitische destruktive Arzneien wie Lachesis, Sepia, Aurum, Natrium muriaticum weisen auf diese konkrete Gefahr hin, wenn sie erfolgreich die Beschwerden lösen und das Risiko abbauen helfen.

Die im folgenden gegebenen Hinweise auf bestimmte Homöopathika für die Beschwerden der Wechseljahre sollen der Frau einen ersten Überblick verschaffen und dem (der) Homöopathen(in) helfen, die richtige Auswahl der wichtigsten Arznei zu treffen. Die Entscheidung für eine Arznei und der Therapieerfolg hängen entscheidend von der Fähigkeit ab, die zentrale, individuell passende Einzelarznei zu finden und im weiteren Verlauf des Klimakteriums die betreffende Frau in den Schwankungen dieses Lebensabschnittes mit viel Übersicht und Sensibilität zu begleiten. *Eine Selbstbehandlung nach*

diesen Angaben sollte aber nicht lange allein erfolgen.

Die Behandlung beginne ich häufig mit einer LM XVIII-Potenz. Jede schematische Regelmäßigkeit der Einnahme ist abzulehnen. Vielmehr orientiert sich die Wiederholung der Arznei an der Erstreaktion, die ungestört und vollständig ablaufen soll. Nach Abklingen der Reaktion stellen sich die Beschwerden wieder ein und erfordern die zweite Arzneigabe. Die Arznei wird so selten wie möglich, aber so häufig wie nötig gegeben. Wie häufig die Arzneigabe wiederholt werden muß, läßt sich nicht endgültig voraussagen, sondern wird einzig und allein von dem Reaktionsverhalten der Frau entschieden. Zu einem späteren Zeitpunkt und bei unbefriedigenden Ergebnissen nach mehrfachen Wiederholungen kann auf LM XXX oder eine einzelne C-Hochpotenz (z.B. C 200)-Gabe übergegangen werden.

Das Klimakterium und die Therapien der Schulmedizin

Die Alterungsvorgänge mit den hormonellen Schwankungen versucht die Schulmedizin aufzuhalten, indem die Frau fortlaufend Östrogen-Gestagenkombinationspräparate einnimmt. Die Hormonmenge und -verteilung wird dabei dem biologischen 28-Tage-Zyklus nachempfunden. Dieser Frau bleibt der Zyklus mit monatlicher Blutung erhalten, solange sie diese Hormone regelmäßig einnimmt. Hinsichtlich der notwendigen Dauer der Einnahme (Jahre?/Jahrzehnte?/bis zum Tode?) gehen die Meinungen auseinander. In jedem Falle ist aber die Möglichkeit einer Schwangerschaft beendet, hingegen schreitet der Alterungsprozeß an sich fort. Die Hormongaben ersparen der Frau zunächst lästige vegetative Beschwerden, halten ihre Haut straff und die Schleimhäute feucht, verhindern den frühen Knochenabbau (Osteoporose) und stabilisieren die Psyche.

An diesem Vorgehen ist zu kritisieren, daß hier die ganzheitliche biologische Funktion des Alterns vernachlässigt und mißachtet wird. Grundsätzlich ist eine regelmäßige Medikamenteneinnahme widernatürlich und macht aus gesunden Menschen Kranke. Krankmachende Langzeiteffekte solcher Hormonverordnungen auf Körper, Seele und Geist sind eigentlich die logische Folge und sind zu erwarten, auch wenn sie heute noch nicht gesehen werden. In Fachkreisen werden darüber hinaus fast ausschließlich körperliche Auswirkungen beurteilt, geistig-seelische Belange scheinen weniger relevant zu sein.

Der Frau wird suggeriert, daß sie mit den Hormonen jung, attraktiv und leistungsfähiger bleiben kann, was in den Augen ihrer (überwiegend) männlichen Gynäkologen das Non-Plus-Ultra ist. Wann sie dann endlich die „Pille" absetzen kann, wird zu einer Entscheidung für oder gegen die geforderte „Jugendlichkeit" und soll jedenfalls nicht von ihr entschieden werden. Ist sie unwillig oder bezweifelt sie diese Therapieform, wird mit dem „Gespenst Osteoporose" gedroht. Zweifelhafte und teure Messungen der Knochendicke durch den Orthopäden sollen entsprechende Überzeugungsarbeit leisten. In der Presse werden Einzelmeldungen aus zweifelhaften Studien lanciert, daß Östrogeneinnahmen die Frau vor Krebs schützen. Es ist unschwer vorauszusagen, daß nach dem großen Hormongeschäft neue Erkenntnisse und Meinungsumschwünge kommen werden.

Das Klimakterium und alternative Möglichkeiten der Therapie

Es sollte natürlich auch hier stets die Ganzheitlichkeit bedacht werden und die Akzeptanz der klimakteriumsbedingten Wechselsituation durch die Frau unterstützt werden. Vegetative Störungen erfordern Ausgeglichenheit in der gesamten Lebenssituation: Bewegung, Belichtung, Ernährung, Schlaf, Berufsleben, Familienleben und Sexualleben müssen überdacht werden. Spannungszustände im Alltag verstärken sofort die möglichen Beschwerden und sollten entschärft werden.

Ernährung
Verzicht auf Zucker und Weißmehl, rohkostreiche Vitalkost, fleischlose oder fleischarme Ernährung; evtl. Fastenkuren oder Rohkosttage, um beim „Umdenken" zu helfen.

Bewegung

Alles ist erlaubt, was individuell Freude bereitet und bereichert (Wandern, Schwimmen, Sport in der Natur, Gymnastik, „Wer rastet, der rostet").

Belichtung

Täglich ins Freie, Klimawechsel, Luft- und Lichtkuren, Farbtherapie; keine Angst vor der so lebenswichtigen Sonne in verträglicher Dosis!

Lebensführung

Streß abbauen; Freizeitgestaltung, soziale Kontakte, genügend Erholung und ausreichenden Schlaf einplanen; Vorsicht mit Kaffee, Nikotin, Alkohol, Medikamenten.

Psychotherapie

Selbstbewußtsein fördern, Entspannungen üben, falsche Lebensvorstellungen korrigieren (z.B. den Druck der Werbung, ewig jung und schön sein müssen), Musik- und Kunsttherapien.

Mögliche und ungefährliche arzneiliche Unterstützungen

– Vitamine: B-Komplex (B 1, B 6, B 12), Vitamin E, Vitamin C, Folsäure

– Mineralstoffe: Magnesium, Kalium, Zink und Selen

– pflanzliche Arzneistoffe zur milden Unterstützung:

Hypericin bei Depression
Kava-kava bei Angstzuständen
Spongia bei Antriebsschwäche
Heliantus tuberosus bei Übergewicht
Crataegus bei Herzschwäche
Passiflora bei Schlafstörungen
    Die führende Arznei in der homöopathischen Begleitung der Wechseljahre ist *Lachesis muta*, die als Beispiel klassischer homöopathischer Lösungsmöglichkeit ausführlicher vorgestellt werden soll:

Lachesis muta (Gift der Klapperschlange ohne Klapper; mutus = stumm)
Die Buschmeisterschlange aus Surinam zeichnet sich durch ungewöhnliche Aggressivität aus. Verwendet wird ihr Gift, ein besonders differenzierter Speichel. Im Volksmund symbolisiert die Schlange Weisheit und Sexualität. Gerade letzteres wird in der biblischen Geschichte von der Vertreibung Adams und Evas aus dem Paradies angedeutet, wenn von der Schlange die Verführung zum Lustgewinn ausgeht. Die paradiesische Unbekümmertheit weicht dem Bewußtsein von bzw. der Scham vor Nacktheit und Sexualität. Zur Strafe wird Eva unter Schmerzen gebären müssen.
    Wenn Lachesis angezeigt ist, geht es der Frau vor jeder Periode katastrophal schlecht. Sie wartet sehnlichst auf das Einsetzen der Blutung, weil sie aus Erfahrung weiß, daß dann sofort die Lösung und Linderung ihres Unwohlseins einsetzen. Mit der Unregelmäßigkeit in den Wechseljahren und dem zeitweisen Ausfall der Blutung wird ihr Leiden dramatisch.
    Die Schlange als Vertreterin der Reptilien hat ihre Extremitäten eingebüßt und kann sich nur noch schlängelnd-kriechend fortbewegen. Ihre Überlebensqualität, das „Wesentliche" ihrer Existenz, verdankt sie ihrem Gift, das höchste Differenzierung und Wirksamkeit aufweist.

Die Giftdrüse ist eine Weiterentwicklung der Speicheldrüse, die einen Verdauungssaft hervorbringt, der im Opfer eine Vorverdauung mit lähmender, vernichtend-tödlicher Wirkung entfaltet. Die Schlange kann aufgrund der Besonderheit ihrer Verdauungssäfte ihr Opfer ohne Kauen und Zerkleinern nahezu vollständig auflösen.

Dieser Vorgang der vollständigen Desintegration erinnert an das Krankheitsbild der Sepsis, bei dem Lachesis vorzüglich und eindrucksvoll wirksam sein kann. Bei einer *Sepsis* haben bakterielle Erreger die Schwellen des Immunsystems, die Abwehrbarrieren überschritten und zerstören den Organismus im innersten. Wenn entzündlich-eitrige Absonderungen nicht mehr nach außen abfließen und statt dessen nach innen zur Belastung werden, dann droht eine Sepsis, und Lachesis kann zum Retter werden. Daher die Empfehlung für das Wochenbett: Die Entdeckung des Mediziners Semmelweis, wonach unhygienisches Verhalten der Geburtshelfer zu einer Übertragung von Leichengiften (nach Präparationen an Leichen) auf die entbindende Frau führte und eine Sepsis mit für sie tödlichen Folgen auslöste, ist für Homöopathen ein Lachesis-Thema. Die Schlange als Arztsymbol am Aesculap-Stab beschreibt das Gift, das tödlich wirkt und in der Hand des Arztes zur Umkehrung, zur Aufrichtung der Schlange führt und zum Heilmittel wird. Semmelweis wurde von seinen Kollegen zunächst ausgelacht, später aber rehabilitiert und der Retter der Frauen genannt.

So einseitig wie die Fortbewegungsart der Schlange (am Boden kriechen), so können auch paarige Organe wie die Lunge bei ihr einseitig ausgebildet sein. In der Homöopathie ist Lachesis das Linksmittel. Beschwerden entwickeln sich links und breiten sich anschließend nach rechts aus (das Gegenteil von Lycopodium). Lachesis-Persönlichkeiten zeigen eine heftige emotionale Erregbarkeit. Mit Lachesis bestätigt sich die Vorstellung, daß die linke Seite des Menschen die „Gefühlsseite" ist. Links befindet sich beim Menschen unpaarig das Herz (rechts liegt dagegen die Leber, die rationale Seite und die Nähe zu Lycopodium). Die Lachesis-Frau steht unter (emotionalem) Druck und bekommt Herzschmerzen, wenn sie links liegt. Ihre Sexualität ist sehr ausgeprägt und so gesteigert, daß sie Befriedigung und Beruhigung dieses Dranges sucht. Ihre Sinnesvermögen sind in diesem Verlangen sehr gesteigert. Sie kann mit den Augen flirten und stürzt sich geradezu verführerisch-verschlingend auf einen ausersehenen Partner. Die Zunge tritt verführerisch hervor. Im Krankheitsfalle sehen wir eine Bewegungsunruhe der Zunge beim Ausstrecken („züngeln").

Bei ihrem Lebenspartner wird sie schon wegen Geringfügigkeiten extrem und krankhaft eifersüchtig. Sie kann sich vehement in unbegründete Vorstellungen von Untreue hineinsteigern und heftige Szenen auslösen. Sie kann dann nicht abweichen von ihrer Meinung, es gibt kein Zurück („kann nicht rückwärts mit dem Auto fahren", die Schlange kann ebenfalls keine Rückwärtsbewegung ausführen). Der Grad ihrer Erregung steigt weiter an, Hitze steigt auf, der Kopf rötet sich und der Kropf schwillt an und schmerzt. Schweiß bricht aus und „es platzt ihr der Kragen". Sie kann dann keine Enge am Hals ertragen, die Haut ihres Oberkörpers ist hochgradig berührungsempfindlich. Dann sucht sie Frischluft und Kühle. Das charakteristische Erscheinungsbild ähnelt dann dem eines Dampfdrucktopfes. Sie sucht und benötigt ein Ventil, um ihren Überdruck loszuwerden (Lachesis ist ein bewährtes Mittel für Bluthochdruck, Herzenge, Herzdruck und Angina pectoris). Unterbleibt die Ausscheidung wie die Menses (Schwangerschaft, Wechseljahre), so tritt die Lachesis-Krise ein. Jede Ausscheidung erleichtert deshalb sofort: das Schwitzen, Urinieren, Stuhlgang, die Menses und auch der Psyche, das Reden. „Lachesis füllt den Raum", so ein Satz des bekannten Homöopathen Dr. Köhler aus Freiburg. Auf Parties ist die Lachesis-Frau die Lauteste, ihr Rededrang ist ventilartig, kaum eine andere Person kommt zu Wort. Diese Seite von Lachesis muß bekannt sein, um zu verstehen, daß rigide Moralvorstellungen und Unterdrückung das „Ventil" verschließen und schwere Krankheiten hervorrufen können.

Eine Lachesis-Frau wird im Klimakterium Organanschwellungen entwickeln. Die Unterdrückung der Sexualität führt zu (linksseitigen) Eierstockzysten, Gebärmutteranschwellungen (Myome) und zur Zunahme der Periodenblutungen.

Schulmedizinische Hormongaben oder Gebärmutterentfernungen mit dem Ziel, die verstärkten Blutungen zu beseitigen, werden in der Homöopathie als *Unterdrückung* bezeichnet, die hier zur Folge hat, daß sich das Krankheitsgeschehen insgesamt vertieft bzw. verstärkt: Der Blutdruck steigt, die Psyche verändert sich, Depressionen treten auf, Schlafstörungen, Asthma und andere Erkrankungen können folgen. Die gesteigerten Absonderungen des Organismus zeigen an, daß dieser eine Balance im krankhaften Entgleiten sucht. Die schulmedizinische Gynäkologie übt bei diesen Frauen eine frustrane Therapie aus. Die zeitgerechte Lösung dieser Probleme einer Lachesis-Frau mit Hochpotenzen ist dagegen beeindruckend.

Auf Lachesis weisen auch Träume von Schlangen, auch Angst vor Schlangen und Angst vor Enge und Einengung hin. Ein typischer Lachesistraum ist das Kriechen durch eine immer enger werdende Röhre mit der ständigen Angst, steckenzubleiben. Die Venenthrombose und Gefäßembolie (Gefäßverschlüsse) sind typische Lachesis-Themen. Ein zentrales Gefühl ist die Angst zu ersticken sowie Asthmaanfälle nach emotionaler Entrüstung. Lachesis ist das Mittel für das steckenbleibende Kind unter der Geburt, insbesondere wenn danach eine Infektion und Sepsis drohen (entzündetes Fruchtwasser nach vorzeitigem Blasensprung). Wenn der Gebärmutterfluß entzündlich verändert ist (Wochenfluß bei Entzündung der Gebärmutter nach der Geburt, nach Fehlgeburt und Abtreibung; Wundfluß allgemein bei Gebärmutterentzündung), er stagniert und zurückbleibt, ist Lachesis angezeigt.

Im Vordergrund und wiederum auf Lachesis hinweisend ist das Symptom des *bösen Erwachens*: Der Gesundheitszustand der Lachesis-Frau verschlimmert sich im Schlaf, sie erwacht mit hohem Fieber, Schmerzen und befindet sich in einer Krise. (Die Schlange schläft, trotz eingeschränkter Sehkraft, mit offenen Augen, denn ihre Feinde lauern in der Luft.)

Immer wenn der Verstand gegen die Triebkraft kämpft, begegnen wir dem Lachesis-Thema. Der Ausweg kann hier in der Betäubung liegen, um die daraus entstehende Belastung ertragen zu können (Alkoholismus, Drogen, Rauchen, Medikamente, sexuelle Entgleisungen). Andererseits fürchtet die Lachesis-Frau Narkosen, weil sie die Angst hat, nicht mehr aus der Narkose zu erwachen. Diese Frauen fallen bei Operationen auf, weil sie zuviel Narkosemittel benötigen. Die mit Alkohol belastete Leber verträgt ohnehin eine größere Menge Narkosemittel, bevor eine Wirkung eintritt. Lachesis ist eine gute homöopathische Arznei für das „böse Erwachen" nach Operationen.

In der Ernährung ist gleichfalls ein suchtartiges Eßverhalten zu beobachten. Die Lachesis-Frau verlangt nach viel Saurem, Frischem und Fruchtigem sowie nach viel Kaffee. Dabei kämpft sie mit Selbstkontrolle und drohender Entgleisung. Ihre Unberechenbarkeit entspringt ihrer aufgewühlten Emotionalität. Die hormonellen Schwankungen in den Wechseljahren mit Störungen der gynäkologischen Organe und der Psyche machen Lachesis potenziert zur erfolgreichsten Arznei in diesem Lebensabschnitt der Frau.

Das im folgenden Textabschnitt verwendete Zeichen
> bedeutet: Gebessert durch...
< bedeutet: Verschlechtert durch..

Acidum sulfuricum *(Schwefelsäure)*

Zentrales Symptom:
Nervöse Hast und Erschöpfung

Ausdruck:
Fühlt und benimmt sich, als hätte sie gerade Entzugssymptome nach chronischem Alkoholgenuß (innerlich aufgewühlt, zittrig, abgemagert)

Symptome:
– Haut juckt und ist unrein
– Bekommt schnell blaue Flecken
– Empfindlich für den Geruch von Kaffee

Modalitäten:
> Morgens, Kälte
> Gehen in frischer Luft
< Liegen, Wärme

Klimakterium:
„Fix und fertig" nach den Wallungen, dunkle Blutungen, Hitzewellen besonders im Gesicht

Sanguinaria canadensis (kanadische Blutwurz)

Zentrales Symptom:
Sieht aus wie ein „Gemälde in Rot"

Ausdruck: energisch, ungeduldig-gallig, korpulent, reizbar und rot, wenn erregt

Symptome:
– Häufige Übelkeit und Unwohlsein rechts im Oberbauch
– Beschwerden treten bevorzugt rechts auf
– Migräne rechts vom Hinterkopf zum rechten Auge
– Schulter-Arm-Rheuma rechts in der Nacht

Modalitäten:
< Hitze/Kälte, Lärm
> Ruhe und Schlaf, im Dunkeln, durch Erbrechen

Klimakterium:
Stürmische Wallungen, von *oben nach unten*; heller, übelriechender aggressiver Ausfluß, Brüste schmerzhaft vergrößert.

Sepia officinalis (Tinte des Tintenfisches)

Zentrales Symptom:
Sexuelle Aktivierung nach Jahren der Gleichgültigkeit, Senkung der Organe

Ausdruck:
Eindrucksvolle Augen, Haut dunkelpigmentiert bzw. gebräunt, Leberflecken, launisch, kritisch, sensibel, männlich wirkend

Symptome:
– Pulsationen im gesamten Körper
– Heiße Hände, kalte Füße oder umgekehrt
– Schwächegefühl im Magen, das sich durch Essen bessert

Modalitäten:
< Kälte, Untätigkeit, Trost
> Angestrengte Aktivitäten, Hitze

Klimakterium:
Aufsteigende Hitzewellen gegen Abend; „wie aus dem Wasser gezogen" bei kleinster Anstrengung

Sulfur (Schwefel)

Zentrales Symptom:
Gestörte Entgiftung, Milieustörung

Ausdruck:
Egoistisch, unreinlich, Körpergeruch, vernachlässigt sich selbst; reger Geist, spontan, Leben muß Spaß machen

Symptome:
– Abneigung gegen Wasser, Hautjucken
– Chronische Infekte, eine Unterdrückung einer Infektion ist vorausgegangen
– Streckt die Füße nachts aus dem Bett
– Durstig, Verlangen nach Süßem und nach Milch
– Alkoholverlangen (Rotwein)

Modalitäten:
< Bettwärme, 11.00 Uhr morgens
> Sich absondern können, Kühle, Bewegung

Klimakterium:
Blutandrang zum Kopf nachts im Bett mit übergroßer Hitze und anschließendem linderndem Schwitzen; häufige, zu starke und lang anhaltende Blutungen (Hypermenorrhoe)

Glonoinum (Nitroglycerin)

Zentrales Symptom:
„Sprengstoffähnliche" überfallartige Kreislaufereignisse

Ausdruck: gestaut im Kopf, Hochdruckbild

Symptome:
– Empfindung, im Kopf zu platzen
– Angst vor den plötzlichen Erscheinungen

Modalitäten:
< Wärme, jede Bewegung, bei jedem Herzschlag, Sonne
> Abkühlen und Ruhe

Klimakterium:
Anstelle von Blutungen plötzliche, heftigste, pulsierende Völle im Kopf, mit hohem Blutdruck (Hypertonie) und Herzdruck, plötzliches Schwitzen mit Schwindel, Ohnmacht, Übelkeit.

Amylum nitricum oder **Amylenum nitrosum** (Amylnitrit)
Ähnlich wie Glonoinum, aber kein erhöhter Blutdruck, dafür aber noch mehr pulsierende Empfindungen und eiskalter Unterkörper, geringere Empfindlichkeit für Wärme.

Belladonna (Tollkirsche)

Zentrales Symptom:
Der Aufstau

Ausdruck:
heiß, rot, erregt und pulsierende Kopfschmerzen

Symptome:
– Plötzliches Einsetzen von Kopfschmerzen
– Ärgerlich, gereizt

Modalitäten:
< Berührung, Zugluft

Klimakterium:
Anstürmende Hitze (wie „flush") mit Kopfstauung, Schlafstörung.

(Pilocarpus) Jaborandie (brasilianischer Busch)

Zentrales Symptom:
Vagusreizung (wie Pilocarpineffekte); (der Nervus vagus ist ein zentraler Hirnnerv), die die unbewußte Seite, die „Nachtseite" einer Person erregt.

Ausdruck: nervös und erregt, vorstehende Augen, Sehstörungen, heftiges Schwitzen, Zittern, Speichelfluß

Symptome:
– Verstärkter Speichelfluß
– Übelkeit bei den Wallungen
– Schlaf anhaltend gestört

Modalitäten:
< Nachts

Klimakterium:
Nach den Schweißausbrüchen sofort wieder trocken!

Manganum aceticum (Manganacetat)

Zentrales Symptom:
Eisennähe mit (Anämie) Blutarmut und Muskelschwäche

Ausdruck:
Leidend, menschenfeindlich, abweisend, schwach und nervös; beklagt sich ständig; Zellulitis (Gewebewasserstauung)

Symptome:
– Geräuschempfindlich
– Jeder Körperteil fühlt sich nach Berührung wund an
– Aufsteigende Lähmung und Muskelschwächung (unsicherer Gang)
– Schlechte Heilhaut

Modalitäten:
> Liegen
< nachts, Kälte, Berührung, Schwitzen!
< In Gesellschaft

Klimakterium:
Plötzliche Gesichtshitze; Schweiß-absonderung, die heftiges Jucken auslöst; Wechsel der Stimmung, traurig und entmutigt

Tuberkulinum (Krankheitsprodukt von Tuberkulosekranken [Nosode])

Zentrales Symptom:
Innere Unruhe und Spannung mit äußerer Schwäche treiben zu Lebensveränderungen

Ausdruck:
Lässig, kompromißlos, leicht beleidigt und boshaft, kräftige und dichte Behaarung

Symptome:
– Angst vor großen Tieren (Hunden, Kühen, Pferden)
– Vorliebe für Milch (eiskalt), Schinken und Alkoholika
– Freizeit- und Abenteuersucht

Modalitäten:
< Kälte, Routine
> Wärme, Bewegung/Veränderungen

Klimakterium:
Hitzewallungen mit Schwitzen, und neigt zu Erkältungen. Brustspannung und Periodenschmerzen vor und während der Blutung.

Psorinum (Krätzenosode)

Zentrales Symptom:
Hoffnungslos, arm und resigniert

Ausdruck:
Niedergeschlagen, frostig und verzweifelt

Symptome:
– Blutandrang zum Kopf mit Nasenbluten

– Keine Erholung nach Infekten, Operationen oder nach banalen Erkrankungen

Modalitäten:
> Wärme, Essen
< Kälte, Winter

Klimakterium:
Hitze mit Schwitzen; fühlt sich wie mit warmem Wasser übergossen; die Menses früher und jetzt übermäßig stark blutend und schwächend – Homöopathicum für verzweifelnde Fälle!

Aurum metallicum (metallisches Gold)

Zentrales Symptom:
Lebensüberdruß am Höhepunkt des Lebens

Ausdruck:
Arbeitssüchtig, radikaler Fleiß; erfolgreich, aber dennoch voller Selbstzweifel und Gewissensbissen; verborgen suizidal (Selbsttötungsneigung); ernste Frau

Symptome:
– Abendliche Schwermut, durch Musik ausgelöst
– Organverhärtungen, Myome (Gebärmutterknoten)
– Empfindlich für Kritik
– Folge von Kummer, Ärger, enttäuschter Liebe (Herzbeschwerden)

Modalitäten:
> Wärme, Sonne und Bewegung in Frischluft
< Abends, nachts
< bei der Menses

Klimakterium:
Wallungen zum Herzen und zum Kopf, Blutdruckanstieg, blaurotes

Gesicht. Diese Frauen haben alles erreicht, aber sehen keinen Sinn mehr in ihrem Leben (Todesgedanken).

Cimicifuga racemosa (Schlangenwurzel, Silberkerze)

Zentrales Symptom:
Prophetische Angst, nicht mehr gesund zu werden

Ausdruck:
Sprunghaft, wechselhaft in physischen und psychischen Beschwerden, ruhelos, und muß sich abreagieren

Symptome:
– Angst, den Verstand zu verlieren
– Empfindliche Halswirbelsäule, Kopf wie nach hinten gezogen
– Migräne vom Hinterkopf zu den Augen, auf die Augen drückend, mehr die linke Seite betroffen; Druckgefühl von innen nach außen
– Diffuse Eierstock- bzw. Eileiterschmerzen, die sich quer über den Bauch ausbreiten

Modalitäten:
< Naß-kalt
> Wärmeanwendung

Klimakterium:
Wandernde rheumatische Muskelschmerzen, Gelenkschmerzen; schlaflos durch Grübeln; Platzangst; Druckschmerzen auf dem Herzen, die in den linken Arm ausstrahlen.

Graphites (Reißblei, eine Kohlenstoffverbindung)

Zentrales Symptom:
Es läuft nichts mehr wie „geschmiert"

Ausdruck:
Abgestumpft, träge, unsicher, initiativlos; große Betroffenheit bei kleinem Mißgeschick; Gefühl von Unzulänglichkeit

Symptome:
– Leicht erregbar durch Kleinigkeiten
– Furcht, daß sich etwa Schlimmes ereignet
– Gefühl von Spinngewebe auf der Wange
– Augen besonders empfindlich für Sonnenlicht
– Haut trocken; wund unter der Brust und zwischen den Beinen sowie in den Hautfalten
– Kann nicht schwitzen
– Stuhlträgheit bei gleichzeitig schleimigem Stuhl

Modalitäten:
< Sommerhitze, während und *nach* Menses; nach dem Erwachen am Morgen, Kälte
> Durch Essen; warm eingehüllt am Abend; reden und weinen

Klimakterium:
Unselbständig hinsichtlich Verantwortung; glaubt unfähig zu sein; ißt wegen Depressionen, Gewichtsanstieg vor der Periode; weint bei Geringfügigkeiten;
Hitzewallungen von unten nach oben, dann verbunden mit unangenehmem saurem Schweiß; Periode fällt über Monate aus, allgemeine hormonelle Unterfunktion mit Trägheit, Fettsucht und Schwermut. Zunehmend gleichgültig und resigniert gegenüber ihrem Aussehen und Auftreten in der Öffentlichkeit.

XXII. Störungen und Erkrankungen der Harnwege

In unmittelbarer Nachbarschaft der Gebärmutter und ihr aufliegend reagiert die Harnblase häufig gemeinsam mit den gynäkologischen Organen. Harnblasenentzündungen werden in der Schulmedizin zumeist mit Antibiotika behandelt. Danach kehren häufig die Beschwerden zurück (*Rezidive*) und bleiben über Jahre als Dauerproblem der Patientin erhalten. Jedes Antibiotikum stört die natürliche Scheidenflora und zieht gern Scheidenpilzinfekte nach sich, so daß eine *homöopathische Behandlung* der Blasenstörung bzw. die Vermeidung von Antibiotika besonders sinnvoll ist. Reizungen der Harnwege folgen gern Scheidenreizungen, weshalb ihre Behandlung entsprechend die gemeinsamen Auslöser zu berücksichtigen (mechanisch-physische und/oder sexuell-psychische) hat.

Blasenbeschwerden mit häufigem Harndrang begleiten häufig die Schwangerschaft und die Geburt, ebenso die Gebärmuttersenkung nach der Geburt. Durch die Druck- und Erregungszustände während der Geburt ist anschließend häufig die Fähigkeit zum Urinieren bei der Mutter wie auch beim Kind (Harnverhaltung) behindert. Besonders unangenehm für die Frau ist natürlich der unfreiwillige Harnverlust (*Harninkontinenz, Enuresis*).

Auch bei Nierenentzündungen und bei Steinleiden mit Koliken hat sich die Homöopathie mit einer gezielten Einzelmittelwahl bewährt. So mancher Stein ging dadurch ohne weitere Manipulation und von alleine ab. Besonders in diesem sensiblen Organsystem spürt die homöopathisch behandelte Frau rasch den Sinn und Wert der Hahnemannschen Worte: „Wähle, um *sanft, schnell, gewiß* und *dauerhaft* zu heilen, in jedem Falle eine Arznei, welche ein ähnliches Leiden auszulösen imstande ist, als es heilen soll!"

Die folgenden Empfehlungen sind gedacht für die Behandler der Erkrankten.

Die akute Blasenentzündung

Einnahme jeweils in C 6 Verdünnung (oder C 30 beginnend oder nachfolgend):

Cantharis (ein Käfer, die sog. „Spanische Fliege")
Dies ist das wichtigste und häufigste Mittel bei einer Blasenentzündung.

Die schnelle und heftige Entwicklung von ungemein brennenden Schmerzen (der Urinabgang brennt wie Feuer) und die schnelle Blutbeimengung.

Weitere Symptome:
- Ständiger Harndrang
- Unwiderstehlicher Harndrang und Stöhnen und Schreien vor Schmerzen bei jedem Tropfen
- Ruhig auf dem Rücken liegen bessert
- Durstig, aber trinkt nicht.

Aconitum napellus (der Sturmhut)

Charakteristisches:
Plötzliche Beschwerden, nachdem die Betreffende kalten Winden ausgesetzt war oder nach Schreck; große Unruhe und Angst begleiten die Beschwerden.

Weitere Symptome:
- Heftiger Durst
- Verschlechterung nachts (vor 0.00 Uhr)
- Harnverhalten aus Angst vor den Beschwerden
- Trockenheit mit Fieberanstieg und Nierenschmerzen

(Atropa) Belladonna (die Tollkirsche)

Charakteristisches:
Folge von Abkühlung (erst warm, dann zu kalt) mit entzündlichen Blasen- und eventuell Nierenstauungs-Schmerzen. Die äußere Berührung der Blasenregion, gar jede Erschütterung verschlimmern den Zustand. Plötzlich kommt es dann zu intensivsten Blasenkrampfschmerzen, die

bei der betroffenen Frau mit allgemein heftiger bis böser Abwehrreaktion gegenüber ihrer Umgebung verbunden ist.

Weitere Symptome:
Heftiges Fieber mit Schweißausbruch, roter heißer Kopf und kalte Hände und Füße. Diese Frau will warm zugedeckt sein, klagt über Kopfschmerzen und ist durstlos. Blutklümpchen (*Koagel*) erscheinen im Urin, der heiß empfunden wird.

Chamomilla matrikaria (Kamille)

Charakteristisches:
Die Ursache ist ein Wut- und Zornereignis. Die Patientin kann nicht den geringsten Blasenschmerz aushalten. Sie gebärdet sich abweisend-überdreht; der Urin selbst braucht gar nicht besonders auffällig zu sein.

Weitere Symptome:
Erfolgloser, qualvoller Harndrang besonders nachts (vor 24.00 Uhr).

Capsicum (spanischer Pfeffer)

Charakteristisches:
Es brennt wie „Pfeffer in einer Wunde", insbesondere an der Harnröhrenmündung. Auffällige Besserung der Beschwerden durch Heißanwendungen für diese eher dickliche, immer fröstelnde und zur Bequemlichkeit neigende Frau. Auslösend sind Kältebelastungen.

Weitere Symptome:
- Trinken löst Harn- (und Stuhl-) Drang aus
- Urinstrahl erst langsam tröpfelnd, dann allmählich zunehmend
- Erregt sich über Kleinigkeiten

- Gesicht und Nase kalt, aber gerötet
- Leidet leicht unter Heimweh.

(Solanum) Dulcamara („Bittersüß")

Charakteristisches:
Die Frau war stark durchnäßt, was eine heftige Blasenentzündung mit viel Schleim und Eiweiß im Urin nach sich gezogen hat.

Weitere Symptome:
Eine auffällige allgemeine Kälteempfindlichkeit (kalte Füße, Schnupfen und Niesen etc., sobald eine aufsteigende Kühle empfunden wird). Wärme bessert generell.

Rhus toxicodendron (Giftsumach)

Charakteristisches:
Nach großer Anstrengung (Wandern, Tragen) mit Schwitzen erfolgte Abkühlung (Wind!) und Abwehrschwächung! Der gesamte Harnwegsbereich (Niere, Harnleiter, Blase, Harnröhre) reagiert entzündlich (Eiweiß- und Blutabsonderung im Urin). Begleitend treten Rückenbeschwerden und eventuell Fieberbläschen (Herpes labialis) auf. Erkennungssymptome sind die nächtliche Ruhelosigkeit bei Erschöpfung und Fieber sowie die Besserung durch Wärme. Tagsüber und unter geringer Belastung klingen die Beschwerden etwas ab, um in Ruhephasen wieder zuzunehmen.

Weitere Symptome:
- Gefühl von Körpersteifigkeit morgens
- Ödeme im Gesicht, der Füße oder verschiedener Hautabschnitte
- Nachts unfreiwilliger Harnabgang, tagsüber dagegen Harnverhaltung.

Pulsatilla pratensis (Küchenschelle)

Charakteristisches:
Für empfindsame Frauen, die Harndrang und sofort Schmerzen beim Urinieren bekommen, nachdem sie auf einem kalten Stein gesessen oder ausgekühlte Beine erlitten haben. Sie fühlen dann jedes „Tröpfchen", das die Blase verlassen möchte. Linderung erfahren sie nur, wenn sie im Freien spazierengehen.

Weitere Symptome:
- Ein häufiges Mittel in der Schwangerschaft, wenn die Schwangere sich einsam und verlassen fühlt
- Harndrang, sobald sie auf dem Rücken liegt
- Muß sich auf die Blase konzentrieren, um keinen Urin zu verlieren
- Beschwerden oft sehr widersprüchlich (wie die ganze Frau)

(Delphinium) Staphisagria (Stephanskraut oder Läusesamen)

Charakteristisches:
Die nachgiebige und umsichtige Frau, die sich schlecht wehren kann, harmoniebedürftig ist und sehr leicht unterdrückt und verletzt werden kann. Die Blasenentzündung ist bei ihr Folge einer Demütigung, von Übergehen ihrer Person und gewaltsamer Verletzung, nach Blasendehnung, nach Geschlechtsverkehr, nach erniedrigender Behandlung mit Kummer und Entrüstung danach.

Weitere Symptome:
Blasenbeschwerden werden durch Wasserlassen gebessert, durch Urinverhaltung entstehen Beschwerden; Schmerzen, sobald Urin in der Blase ist.

Nux vomica (Brechnuß)

Charakteristisches:
Eher eine Blasenreizung als eine Entzündung mit häufigem Harndrang, der aber, gibt die Frau ihm nach, zu keiner Erleichterung führt. Die Beschwerden entwickeln sich durch Schlafmangel, Streß, zu viel Kaffeegenuß und durch Kälteempfindlichkeit (trockene Kälte z.B. bei Wintereinbruch!); die Blasenentzündung wird häufig durch Virusinfekte begleitet.

Weitere Symptome:
– Wärme, besonders feuchte Wärme und Ruhe bessern
– Einmal richtig ausschlafen und entspannen bessern deutlich
– Mag keinen Luftzug

Mercurius corrosivus (Sublimat, Mercuriuschlorid)

Charakteristisches:
Anhaltende Blasenkrämpfe (*Tenesmen*). Die Entzündung ist bereits fortgeschritten, der Urin schleimig, eitrig und löst Brennen beim Wasserlassen aus. Nach dem Urinieren folgt ein Schweißausbruch.

Weitere Symptome:
Nächtliche Krisen, Kräfteverfall und schwankendes, geringes Fieber; geschwollene und belegte Zunge, übler Mundgeruch, Blutabgang mit und nach dem Urinieren.

Die Harnverhaltung

Aconitum napellus:
Durch Schreck und Schock ausgelöst, akuter Zustand

Arnika montana:
Durch Überanstrengung und mechanische Verletzungen oder durch Quetschungen

Hyoscyamus niger:
Durch heftige Wehentätigkeit nach der Geburt

Causticum:
Harnverhaltung ist durch die Geburt oder nach Operationen an der Gebärmutter ausgelöst und chronisch geworden; kein Gefühl für die Blase, keine Kontrolle, dann wieder unfreiwilliger Urinabgang beim Hüpfen, Husten, Niesen und Lachen

Opium:
Nach Aconitum, chronischen Schockfolgen; bei Blasenlähmungen nach Narkosen

Natrium muriaticum:
Harnverhaltung durch emotionale Verkrampfung, kann in Gegenwart anderer nicht urinieren; in öffentlichen Toiletten unfähig zum freien Harnlassen

Blasenstörungen bei Gebärmutterverlagerungen

Sepia officinalis
Durch Abknickung der Gebärmutter nach hinten (*Retroflexion*) mit „Klumpengefühl" im Rektum; durch Gebärmuttervorfall nach der Geburt; plötzlicher Harndrang; Schwächegefühl im Unterleib verbunden mit der Emp-

257

findung, die Gebärmutter wie durch einen nach unten weit geöffneten Trichter zu verlieren; beständiges Dranggefühl in der Blase, alle Kräfte sinken dahin und die Stimmung ist melancholisch.

Lilium tigrinum (Tigerlilie)
Senkung(sgefühl) der Gebärmutter wie in einen nach unten verengenden Trichter; ständiger Druck auf die Blase und Harnzwang in kurzen Abständen; ebenso Drang im Darm mit Bedürfnis, diesen zu leeren. Die Beschwerden von Blase und Darm können sich zu Krämpfen steigern, die Frau ist nervös, erregt, sexuell überreizt, an Gebärmutter- *und* Herzbeschwerden leidend; unterdrückte Sexualität oder Gewissensbisse wegen sexueller Erregung.

Helonias dioica
Schwäche- und Erschöpfungszustände nach der Geburt mit Nieren-/Blasenreizungen und Gebärmuttersenkung. Die Nieren schmerzen dumpf und werden von der Frau gespürt. Ihre reizbare trübe Stimmung kann durch Ablenkung phasenweise behoben werden.

Unfreiwilliger Harnabgang

Causticum
Ein von Hahnemann aus Marmor hergestelltes, laugenhaftes kaliumhaltiges Destillat und wichtiges Homöopathikum bei einer örtlichen Lähmung, die insbesondere durch Kälte ausgelöst wird.
Urin geht unfreiwillig beim Husten, Lachen oder Niesen ab. Charakteristisch ist eine Blasenlähmung nach einer vorangehenden Überdehnung (durch Geburt, nach Überfüllung und Verhalten von Urin, nach Gebärmutteroperation). Die betroffene Frau hat kein Gefühl für den fließenden Urin und versucht oft, aber erfolglos, Urin abzulassen. Die Causticum-Persönlichkeit gibt die sicherste Basis für die erfolgreiche Anwendung: Sie kann kein Leid ertragen und muß Kummervolles abwehren, wozu sie nicht fähig ist.

Dulcamara
Harnabgang nach Durchnässung infolge einer entzündlichen Schleimhautreizung mit Anschwellungen.

Rhus toxicodendron (Giftsumach)
Auslösend ist eine Überanstrengung mit viel Schwitzen und Konfrontation mit Kälte (z.B. die Geburt). In der Nacht bzw. in Ruhe geht unmerklich Urin ab; tagsüber beklagt die Frau genau das Gegenteil, nämlich eine Urinverhaltung. Begleitend klagen die Betroffenen über Muskelkater, Muskelrheuma, nächtliche Unruhe und über das Gefühl steifer Glieder am Morgen.

Pulsatilla
Unfreiwilliger Harnabgang in der Schwangerschaft, besonders im 3. Teil (7.-10. Monat). Die Blase ist reizbar, nach kalten Füßen oder nach dem Sitzen auf einem kalten Stein kann diese Frau nur schwer Urin halten. Begleitend wird sie zunehmend weinerlich, und es ist eine labile Stimmungslage festzustellen, die mit einem Verlassenheitsgefühl einhergeht.

Hyoscyamus
nach der Geburt. Es ist das Arzneimittel für Bettnässer, die nachts seelische Erregung austragen, was auf
eine Verletzung ihres Urvertrauens
(alleingelassen, Vertrauensbruch
etc.) in der jüngsten Vergangenheit
zurückzuführen ist.

Steinleiden, Blasen- und Nierenkoliken

Beschwerden in den Nieren und
den Harnwegen können auch von
einer Nierensteinbildung herrühren.
Bröckchen unterschiedlichster Größe und Zusammensetzung können
zuerst und durch die mit ihnen verbundenen Beschwerden auf dieses
Stoffwechselproblem aufmerksam
machen. Familiäre Belastungen,
Fehlernährung und andere Grunder-
krankungen sind ursächlich an dieser Gesundheitsstörung beteiligt.
Die Homöopathie versteht das Steinleiden als chronische Sykosis im ur-
eigensten Sinne und kann akut wie
auch chronisch eindrucksvolle Hilfe
anbieten. Zur Illustration stelle ich
hier eine der am häufigsten zu
berücksichtigenden Arzneien für dieses Problem vor:

Lycopodium clavatum (Keulenbärlapp oder Schlangenmoos)
Dieses „Pflänzchen" aus der Familie
der Moose sollte eigentlich, wie
manch anderer seiner Verwandten,
schon längst ausgestorben sein. Vor
600 Millionen Jahren (!) soll Lycopodium ein mächtiger, über 40 Meter
hoher Baum gewesen sein; heute ist
es nur noch ein am Boden kriechen-
des („Schlangenmoos)-Pflänzchen,
dürftig verwurzelt, vertikale Triebe
ausbildend, die wie kleine Tannen
(„Bodenfichte") in der Minigröße von
10-20 cm aussehen. Heute also ein
kleines Pflänzchen, vorgestern ein
stattlicher Baum – interessanterweise wird der Minderwertigkeitskomplex bei Lycopodium-Persönlichkeiten zum führenden Merkmal. Die
Pflanze hat ihre Größe eingebüßt
auf Kosten einer anderen Qualität,
um als Art erhalten zu bleiben und
zu überleben.

Bei Lycopodium-Patienten beeindrucken die Durchsetzungsfähigkeit
und ihr Ehrgeiz, aber auch die Rücksichtslosigkeit bis hin zur Gefühlskäl-
te, ihre Verbissenheit und das sture
Beharren auf altbewährten Konzep-
ten, ihr Konservativismus. Im Griechischen bedeutet *Lycos* Wolf und
podos die Pfote, weil die dichten
Zweige des Vertikaltriebes dieser
Pflanze einem behaarten Wolfsfuß
ähneln. Das Lebensprinzip von Lycopodium ist: ‚Du bist ein Wolf unter
Wölfen, entweder beißt du dich
durch oder du gehst unter' – es
herrscht die „harte" Natur und kein
Platz für Gefühle. Sentimental wird
eine Lycopodium-Persönlichkeit
allenfalls, wenn sie gefühlsmäßig
sehr berührt wird („weint, wenn man
ihr dankt"). Das Leben ist für sie ein
ständiger Kampf, Kontakte sind Konkurrenz, und so gelingt es anderen
kaum, mit Lycopodium-Personen
„warm" zu werden. Jede Kritik wirkt
auf diese wie ein völliges Infrageste-
len ihrer Persönlichkeit. Die Reaktionen sind dementsprechend unerwartet barsch und heftig.

Arzneilich werden die Sporen verwendet, in denen verdichtet das Erbe der Pflanze ruht. Apotheker schätzten lange Zeit die Trockenheit des Lycopodium-Sporen-Pulvers, weshalb sie durch Feuchtigkeit gefährdete Kapseln mit dem Pulver bestäubten. Ich wende Lycopodiumpulver gern bei trockener, wunder Haut an, in Hautfalten bei Babys oder zwischen den Zehen; wenn Fußpilz plagt, gibt es nichts Trockeneres! Die ganze Lycopodium-Persönlichkeit leidet unter Trockenheit, wohingegen Leben an sich „Fließen", „Ein-ständig-in-Bewegung-Sein" bedeutet; wo es stagniert, kommt es zu Funktionseinschränkungen und Beschwerden.

Die Samenkapsel kann nur unter stundenlangem Mörsern in Porzellanschalen geöffnet werden. Die Kapselhärte bedingt den jahrelangen Keimungsvorgang (5-8 Jahre), der jedoch nur zu Vorkeimen führt, die nochmals 5-10 Jahre benötigen, um Geschlechtsreife zu erlangen. Die Vermehrung der Pflanze erfolgt überdies in primitiver Weise, abwechselnd geschlechtlich und ungeschlechtlich. Heraus kommt eine neue Lycopodium-Pflanze, die nur mit Hilfe eines Pilzes Chlorophyll herstellen kann. Die Pflanze stellt damit eindrucksvoll ihre Überlebensfähigkeit durch Reduzierung auf das Wesentliche heraus.

Der Inhalt der Kapsel besteht aus einem weichen fettsäurehaltigen Kern. Beim Menschen findet der Fettsäurestoffwechsel einzig in der Leber statt, dem Zentrum des Stoffwechsels. Hier konzentriert sich bei Lyc.-Patientinnen die Organschwäche, die Neigung zur Trockenheit

wirkt hier besonders behindernd. So wie die Pflanze am Boden kriecht und einseitige Triebe entwickelt, so berichten Lycopodium-Frauen, wie sehr ihre rechte Seite, eben die Leberseite, im ganzen Krankheitsbild belastet ist. Von rechts breiten sich Krankheiten und Symptome nach links aus. Sie beklagen Kopfschmerzen, die Mandeln, die Brust, die Eierstöcke, die Venen und vieles mehr entzünden sich, werden zystisch oder schwellen an und wollen durch Liegen auf der rechten Seite entlastet werden. Haut und Schleimhäute sind dabei auffällig trocken bis rissigspröde, ebenso wie die ganze Stimmung.

In dieser Phase ist jede Begegnung mit der „Lycopodium"-Frau unerträglich. Wenn man nicht gerade streitet, so erfindet sie geringfügige Anlässe. Frühmorgens nach dem Aufstehen ist solch eine Krisenzeit. Übellaunigkeit nach dem Erwachen ist aus der Sicht dieser Persönlichkeit jedoch verständlich, da nun der Lebenskampf des Tages wieder vor ihr liegt. Sie fühlt innerlich Schwäche, Unzulänglichkeit, Feigheit und mutet sich Herausforderungen zu, in und mit denen sie eindrucksvoll wachsen kann. Den Drang, andere zu dominieren, können sie aber nicht ablegen. Dabei fehlt ihnen jedoch die Improvisationsfähigkeit eines Phosphorikers, die „Laissez-faire-Haltung" eines Sulfurikers und die gute Absicht einer Kalzium-Persönlichkeit. Sie müssen sich einfach ständig Größe beweisen.

In den Vorgeschichten dieser Persönlichkeiten erscheinen sie häufig als Opfer eines willkürlich und ungerecht strafenden Vaters, der cholerisch seinen Egoismus durchsetzte. Sie litten in erniedrigender Weise unter einer Lebensauthorität. Man brachte ihnen bei, „wenn du buckeln kannst, steht dir nach einer Zeit des Dienens das Herrschen zu". Es kann auch die Erfahrung sein, körperlich zu schwach und unterlegen zu sein ; leidend beginnen sie dann, die Überlegenheit im Geist, im rationalen Denken zu entdecken. Dabei wachsen die zum Beruf geeigneten Qualitäten, es wird Recht studiert, um damit andere in ihre Schranken zu verweisen. Selten werden Lycopodium-Persönlichkeiten unter Erfindern oder Vordenkern auszumachen sein, zu sehr halten sie sich an das Bestehende, an das Rechte! Im Gesunden liegt hierin die Qualität zur Kontinuität begründet, im Krankhaften dagegen die Gängelung, die Freiheitsbeschneidung, die Zerstörung von Spontaneität, die „Trockenheit".

Wenn die Leber-Gallesäfte stagnieren, gärt es im Darm, und vor allem plagen Blähungen. Kaum eine Lycopod.-Patientin ist frei von Blähungen. Am schlimmsten wird es vor großen Herausforderungen wie Prüfungen oder wenn ihr Mut gefragt ist wie bei einem Zahnarztbesuch. Diese beiden Ängste sind besonders eindrucksvoll, und in Träumen müssen sie immer wieder ihr wichtigstes Examen oder Abitur nachholen, ohne dafür vorbereitet zu sein. Die Blähungen verschärfen sich unerträglich bei Genuß von Hülsenfrüchten und in Zeiten der Leberschwäche wie nachmittags zwischen 16.00 und 20.00 Uhr. In dieser Zeit sind diese Personen sehr „dünnhäutig", erschöpft und müde und wollen gern allein sein beziehungsweise ihre Ruhe haben.

Nach 22.00 Uhr steigt deutlich ihr Wohlbefinden, dann will auch niemand mehr etwas von ihnen. Lycopodium-Frauen klagen über das Völlegefühl im Unterleib und davon abhängige Stauungen vor allem rechts: Der rechte Eileiter oder Eierstock machen Beschwerden, die rechte Leiste schmerzt und kann brechen, Krampfadern zeigen sich isoliert auf der rechen Schamlippe oder daneben und (oder) mit Krampfadern des rechten Beins. Luftabgang aus dem Darm bessert die Beschwerden deutlich. Die Scheide ist wie auch der Darm zu trocken (Verstopfungsneigung und Hämorrhoiden), die Haut ist zu trocken und neigt zu Ekzemen (Handteller, Fußsohlen). Ein sehr sicheres Lycopodium-Zeichen sind Hornbildungen an den Fersen, die einreißen, bluten und schmerzen.

Die Lycopodium-Frau ist geistig aktiv und kompensierend, ehrgeizig und rechthaberisch. Enttäuschungen ihrer Erwartungshaltung lösen Störungen aus, die zunächst durch Stauungen, Entzündungen und Trockenheit auffallen, dann zu Verhärtungen führen mit Steinbildung in der Galle und (oder) in der rechten Niere. Eine Steinbildung in der linken Niere würde übrigens nicht gegen Lycopodium sprechen, wenn die übrigen Symptome deutlich auf dieses Mittel weisen. Wenn es beachtet wird, kann ein roter Satz (*Sediment*) im Urin auffallen (ein sog. *Frühzeichen*). Vor dem Wasserlassen schmerzt es im Lendenbereich, beim Urinieren brennt es entlang der Harnwege.

Bei Fieber kann es zu unfreiwilligem Harnabgang kommen. Nachts (besonders von 4.00-8.00 Uhr) ist der Harndrang auffällig gesteigert. Wärme, warme Getränke und Süßes wie auch Zuwendung bedürfen diese Frauen bei Fieber sehr! Zu einer homöopathischen Behandlung finden sie zumeist nicht aus eigenem Antrieb, sondern weil sie irgend jemand dazu drängt. „Diese ‚lächerlichen' kleinen Globuli wirken bei ihnen ohnehin nicht"; häufig sind Lycopodium-Persönlichkeiten rigorose Gegner der Homöopathie. Denn entweder ist man gar nicht krank und braucht ohnehin keine Arznei, oder die Lycopodium-Person ist schwer krank, benötigt Spezialisten und drastische Maßnahmen. Denn ansonsten müßten sie sich selbst und anderen ihre Lebensschwäche eingestehen.

Die akute Kolik

Die akute Kolik im Bauchraum verlangt zur homöopathischen Arzneiwahl nicht das Vorhandensein von Steinen. Die gleichen Arzneien können bei verschiedenen Ursachen hilfreich sein, wenn nur die Symptome ähnlich sind. Am häufigsten werden Bauchkoliken mit Steinleiden verbunden sein. Die akute Arzneipotenz sollte C 30 sein:

Colocynthis (Koloquinte, ein Kürbisgewächs)
Dies ist ein rechtsseitiges Mittel. Die Schmerzen bestehen aus Koliken in periodischen Wellen, die zum Zu-

sammenkrümmen zwingen. Ein fester Druck, z.B. von einer Faust ausgeübt, lindert. Die Betroffenen wälzen sich in Wellen und winden sich im Schmerz, der durch Kälte, kalte Getränke oder von Ärgererlebnissen ausgelöst werden kann.

(Nicotiana) Tabacum (Tabak)
Ein linksseitiges Mittel. – Wer kennt sie nicht, die Wirkung des ersten Rauchversuchs; den Schwindel, der Liegen und Augenschließen erfordert, die sterbenselende Übelkeit, den kalten Schweiß, die Leichenblässe und das Bedürfnis, absolut still zu halten, in Frischluft und Kühle zu liegen. So auch hier: Jede Passivbewegung wirkt symptomverschlimmernd, so daß Tabacum ein wichtiges Akutmittel für die Seekrankheit ist. Aber auch der Herzinfarkt und die Nierenkolik sind Anwendungsbereiche.

Berberis vulgaris (Berberitze)
Ein häufiges Mittel. Schmerzen gehen von einem Punkt aus (mehr linke als rechte Niere) und strahlen weit aus, besonders entlang der Harnwege. Die geringste Bewegung und Erschütterung lösen Schmerzen aus oder verschärfen sie, so daß die Morgenzeit kritisch ist. Mit dem Urin können kleine Steinteile abgehen, die für das Brennen und Wundheitsgefühl verantwortlich sind. Harndrang ist mit beständigem Stuhldrang verbunden. Nur Ruhe bessert die Beschwerden.

Belladonna
ist das rechtsseitige „Schmerzmittel", wenn plötzliche scharfe Krämpfe

auftreten, die zum Strecken zwingen. Diese Schmerzdynamik, das rote heiße Gesicht, die allgemeine Berührungsempfindlichkeit und die beginnende Nierenentzündung mit nachfolgend hohem Fieber weisen überaus deutlich auf diese Arznei hin.

Sarsaparilla (Sarsaparille, ein mexikanisches Liliengewächs) ist bei Schmerzen der rechten Seite angezeigt. Der Urin ist blutig und fließt nur frei in stehender Position. Im Sitzen scheint Luft aus der Harnröhre zu kommen, ein gewisses „Gurgeln" begleitet den Harnfluß. *Am Ende* des Urinierens schreit die Betroffene vor Schmerzen gellend auf. Ein andauernder neuralgischer Schmerz der rechten Niere läßt den Zusammenhang mit vorhandenen Steinen vermuten. Warme Getränke führen zu unerträglichem Harndrang, hingegen wird äußere Wärmeanwendung als angenehm empfunden.

Cantharis kann auch mit Steinen verbunden sein. Dieser Urin ist ebenfalls schnell blutig. Der Schmerz ist der extremste von allen; es schmerzt wie bei einer Verbrennung, für die es das bewährte Akutmittel ist (bei Verbrennungen II. Grades, mit Blasenbildung). Der Harndrang ist so unerträglich wie das Verlangen, jederzeit Wasser lassen zu wollen. Diese Frau hat Durst, aber auf der anderen Seite eine Abneigung gegen alles Flüssige. Die Steine können aus beiden Nieren kommen, der Organschmerz ist oft scharf *wie von einem Messer*.

Nieren- und Harnwegserkrankungen homöopathisch zu lösen, ist für den Homöopathen – und damit natürlich auch für seine Patientinnen – ein besonders dankbarer Vorgang. Zum einen sind die schulmedizinischen Möglichkeiten unbefriedigend, heilen nicht bzw. nur kurzfristig und fördern Rückfälle. Die Homöopathie kann demgegenüber den geistig-seelischen Hintergrund in den Heilungsprozeß mit einbeziehen. Dabei bestätigt sich die volkstümliche Erfahrung, daß die Nieren „Kummerorgane" und die Blase „die größte Träne" sind.

„Es geht mir an die Nieren" beschreibt tiefe Betroffenheit über etwas Kummervolles und die Unfähigkeit, diesen Empfindungen freien Lauf lassen zu können, bewirkt Störungen des Harnflusses. Die Arzneiprüfungen (Ähnlichkeit) weisen uns auf diese besondere Erlebniswelt der Kranken hin. Zuerst bessert sich die Seele und dann das Organ in jedem Fall, der dauerhaft und rückfallfrei gelöst wird.

XXIII. Allgemeine homöopathische Empfehlungen

Homöopathische Arzneien bieten sich bei allen Störungen der Gesundheit an. Wenn die Lebenskraft eine Disharmonie im menschlichen Organismus nicht verhindern kann, werden potenzierte Arzneien, die ähnliche Symptome hervorrufen wie die Krankheit, die es zu therapieren gilt (Symptomähnlichkeit), bei allen grundsätzlich behandelbaren Erkrankungen Heilung bewirken.

Die Anwendung der im folgenden skizzierten Arzneien sollte ernsten Verläufen vorbehalten bleiben bzw. deutlich begründet sein. Die Ernsthaftigkeit und Bedrohlichkeit einer akuten Störung erlaubt auch bei laufender homöopathischer Therapie den zeitlich begrenzten Einsatz von Akut-Homöopathika zunächst möglichst pflanzlichen Ursprungs, die jedoch nicht die C 30-Potenz überschreiten sollten; dabei besteht dann keine Gefahr, daß die chronische Kur gestört wird.

Eine Arzneiverordnung im Rahmen eines chronischen Behandlungsplanes löst in der Regel eine Erstreaktion aus. Diese sollte möglichst ungestört ablaufen und ist der betroffenen Person in den meisten Fällen zumutbar, zumal sie dann von der nachfolgende Besserung ein-

drucksvoll dafür entschädigt wird! Eine Erstreaktion muß mindestens für die Dauer von 14 Tagen nach der Einnahme einer Hochpotenz eingeplant werden. Der erstverordnende Homöopath oder die Homöopathin haben dann zu prüfen, ob im weiteren Krankheitsverlauf

– eine Erstreaktion zum Ausbruch gekommmen ist (keine arzneilichen Maßnahmen)

– ein neues Akutleiden mit neuem Handlungsbedarf entstanden ist (Zweitarznei)

– oder das chronische Leiden unbeeinträchtigt fortschreitet (falsches Mittel, Arzneiwechsel).

Arzneianwendung

Eine C 30: In Globuli *einmalig* auf die Zunge gebracht und zusätzlich nur für *einige Stunden* im Wasser kräftig verrührt (verkleppert), teelöffelweise verabreichen. Kann wiederholt werden!

Eine C 6: Kann 1-3mal am Tag über 1-3 Tage und zusätzlich im Wasser kräftig verrührt (verkleppert) gegeben werden.

D 4 **oder** *D 6*: Werden unverkleppert mehrmals (3-5 x) täglich als 1 Tablette/5 Globuli oder 5 Tropfen über Tage eingenommen.

Es gilt immer zu bedenken, daß es kein Gesetz gibt, wie häufig eine Arzneigabe wiederholt werden muß, allenfalls gilt die Grundregel: **so selten wie möglich und so häufig wie nötig.** Allein die Reaktion der Frau auf die Arzneigabe entscheidet über das weitere Vorgehen. Im Zweifelsfalle und bei sich verändernden Symptomen sollte zunächst jede weitere Arzneieinnahme gestoppt werden. Eine homöopathische Arznei provoziert den für diesen Reiz empfindlichen Patienten, und wir haben sofort jede weitere Arzneigabe zu beenden, bis es zu einem Rückfall kommt. Das kann nach Minuten, nach Stunden aber auch nach Tagen der Fall sein – oder auch gar nicht (= vollständige Krankheitslösung).

Die folgende Arzneizusammenstellung basiert auf bewährten Alltagserfahrungen. Alle Arzneien werden für den akuten Bedarfsfall in der C 30-Potenz empfohlen.

XXIV. Homöopathie bei Operationen und kleineren Eingriffen

Alle (geplanten und auch ungeplanten) Eingriffe sollten mit homöopathischen Arzneien begleitet werden. Diese Maßnahmen gehen zurück auf gute Erfahrungen, entspringen einem individuellen Bedürfnis und sollten deshalb von jeder Frau einzeln vorbereitet werden. Diese Aufgaben können während und nach dem Eingriff auch Angehörige oder andere Personen ausführen, mit denen zuvor das Vorgehen besprochen wurde. Das Ziel dieser Begleitung besteht darin, die Erholungsvorgänge durch die Ähnlichkeitsbeziehungen der Arzneien zu sichern beziehungsweise Komplikationen auszuschließen. Seit Bestehen der Homöopathie konzentrieren sich die positiven Erfahrungen auf eine überschaubare Zahl bewährter Arzneien.

Arnika (C 30)
Am Tag vor der Operation einmalig 3 Globuli und wiederholt unmittelbar nach dem Eingriff. Zusätzlich 5 Globuli, in einem halben Glas Wasser kräftig verkleppert, stündlich einen Tag lang 1 Teelöffel im Mund zergehen lassen.

Bellis perennis (C 30)
Nach einer Operation im Bauchraum, wenn innere Wundschmerzen oder Blutergüsse im Operationsgebiet zum Hauptproblem werden.

Nux vomica (C 30)
Wenn Narkose-, Beruhigungs-, Schlaf- und Schmerzmittelfolgen (Blasen-, Darmfunktion) im Vordergrund stehen. Nebenwirkungen, Über- oder Unempfindlichkeiten (Übelkeit und Erbrechen) lassen sich beruhigen und beseitigen.

Staphisagria (C 30)
Bei Schmerzen und Wundheilungsstörungen in der Naht. Ebenso bei Entzündungen nach Blasenspiegelungen.

Phosphor (C 30)
Für operationsbedingte (Nach-)Blutungen und Thrombozytenerkrankungen. Die Blutungen sind hell, flüssig und unterbrochen.

Millefolium (C 30)
Vorbeugend für Frauen, die zu Blutungen bei und nach Operationen neigen (im Blutungsfalle Phosphor bevorzugen) bzw. bei denen Wunden wegen ständigen Einblutungen nicht heilen.

Lachesis (C 30)
Für die Thrombose- und Emboliegefahr nach der Operation, wenn Beschwerden aus dem Schlaf heraus oder bei Fieber einsetzen und Thrombosen drohen. Ebenso für das „böse Erwachen" – auch aus der Narkose!

Hypericum (C 30)
Wenn Nerven verletzt, gequetscht oder überdehnt wurden; wenn durch Lagerung oder andere Manipulationen es zu Beschwerden an der Wirbelsäule bzw. am Steißbein gekommen ist.

Veratrum album (C 30)
Die Frau neigt zum Kollaps bei dem Versuch, sie nach dem Liegen wieder zu mobilisieren. Ebenso bei Kreislaufschwäche in aufrechter Position.

Arsenicum album (C 30)
Krise der Lebenskraft, drohendes Nierenversagen, tagsüber extrem schwach und schläfrig, unruhig mit Angst in der Nacht; Trockenheit, muß schlückchenweise trinken und braucht intensive Wärme.

Carbo vegetabilis (C 30)
Kommt nach Narkose nicht zu Bewußtsein oder muß beatmet werden; geschwächt durch Blutverluste, gedämpfte Lebenskraft, aufgetriebener Bauch, benötigt ein Darmrohr.

Causticum (C 30)
Nach Eingriffen an der Gebärmutter kann die Frau ihre Blase nicht kontrollieren und hat kein Gefühl für den Urinfluß; die Blase ist wie gelähmt.

Silicea (C 30)
Infekte durch Schwäche nach dem Eingriff; Wundhöhlen oder Fisteln (Redonkanal) heilen nicht; es sammeln sich immer wieder Wundsekrete an und vereitern rasch.

Ledum (C 30)
Entzündungen nach Gewebepunktionen.

Acidum nitricum (C 30)
Entzündungen und Nachblutungen nach Ausschabungen (*Abrasio*) der Gebärmutter.

Endoskopie

Schlankes röhrenförmiges Instrument, das in Hohlorgane (Blase, Darm, Magen, Bronchien) eingeführt wird. Bei möglichen Folgebeschwerden: **Staphisagria**

Punktionen

Gewebeentnahme (z.B. der Brust oder in Brustknoten) z.B. mittels einer Hohlnadel zum Zwecke der Gewebeanalyse

a) akute Entzündungen und Reizungen nach der Punktion:
Ledum

chronische Entzündungen und Reizungen nach der Punktion:
Silicea

b) bei Blutungen:
Millefolium

Exzisionen

Ausschneidungen von außen oder innen:

a) **Arnika** (Bluterguß, Zerreißungen)

b) **Staphisagria** (Schnittwunde)

Bauchoperationen

Kaiserschnitt, Eileiterschwangerschaften, Zysten, Gebärmutteroperationen: **Arnika**

Nach der ersten Phase der Wundheilung (7 Tage):
– bei Verwachsungsgefahren: **Calcium fluoricum**
– bei verbliebenen Wundsekreten im Bauchraum: **Sulfur jodatum**

Bauchspiegelung (Laparoskopie)

Bei Verletzungen, Reizungen und Schmerzen nach der Spiegelung: **Bellis perennis**

Bei Schmerzen durch im Bauchraum verbliebene Luft: **Carbo vegetabilis**

Ausschabungen (Abrasio) der Gebärmutter

a) Bei Nachblutungen und Entzündungen nach den instrumentellen Ausräumungen: **Arnika**

b) Entzündungen der Gebärmutter:
– **Belladonna** zumeist das erste Mittel, rasch gefolgt von **Lachesis**, wenn der Wundfluß unterbrochen ist!
– **Acidum nitricum**, wenn chronisch!

Gebärmutterentfernungen (mit Scheidenraffung [Plastik] wegen Blasensenkung)

a) **Arnika** für die ersten Operationsfolgen

b) **Staphisagria** für die Reizung der Harnwege

c) **Causticum** bei Unfähigkeit zur Blasenkontrolle noch lange nach dem Eingriff

d) **Opium** bei Harn- und Stuhlverhaltungen infolge Narkosewirkung; nach Narkosezwischenfällen.

XXV. Homöopathie auf Reisen und daheim (Hausapotheke)

Reiseapotheke

Bei Reisefieber, Durchfall aus Nervosität vor Abreise, Flugangst: *Argentum nitricum* (C 30)

Bei Übelkeit und Schwindel mit Schwäche, Ohnmachtsgefühl und erschwertem Erbrechen, mag sich nicht bewegen oder sprechen – beim Anschauen sich bewegender Gegenstände: *Cocculus* (C 6 oder C 30)

Schwindel, Übelkeit, Erbrechen bei Abwärtsbewegungen im Flugzeug, Fahrstuhl, Schaukel: *Borax* (C 30)

Geschwollene Füße im Flugzeug: *Rhus toxicodendron* (C 30)

Reizbarkeit, Streß und nervöse Beschwerden, Schlafstörung, Verstopfung durch Autofahren im Stau, Lärmstörung am Urlaubsort, Krach mit der Familie bei langen Autofahrten, krank durch Klimaanlage z.B. im Flugzeug: *Nux vomica* (C 30)

Schlaflos aus freudiger Erregung, durch Fliegen: *Coffea* (C 30)

Ermüdung der Augen durch lange Autofahrten: *Ruta* C 30)

Seekrankheit mit „tödlicher" Übelkeit, Blässe und Schwäche, durstlos, *verlangt nach Kühle,* muß liegen und Augen geschlossen halten: *Tabacum* (C 30)

Schwindel und Übelkeit wird durch Bewegung und *ständiges Essen* gebessert, Beschwerdezunahme beim Nach-oben-Schauen: *Petroleum* (C 30)

Übelkeit und Schwindel wegen überempfindlicher Sinnesorgane, die sich durch *Augenschließen* verschlimmern; Trinken warmer Getränke bessert: *Theridion* (C 30)

Allergischer Hautausschlag durch Sonnenlicht bei akutem, besonders nächtlichem Jucken: *Fluoricum acidum* (Acidum hydrofluoricum)

Anhaltende Beeinträchtigungen der Haut durch Sonnenlicht; Lippenherpes bei Aufenthalt am Meer oder im Gebirge: *Natrium muriaticum* (C 30)

Magen-, Darmerkrankung durch plötzliche Abkühlung nach vorangehender Überhitzung (z.B. Eis, Kaltbaden) *Antimonium crudum* (C 30)

Allgemeininfekt durch nasse Haare nach Baden, nach Haareschneiden: *Belladonna* (C 30)

Lippenherpes nach Überanstrengung, Wanderung: **Rhus toxicodendron** (C 30)

Höhenkrankkeit (bei Aufenthalt über 2000 m): **Coca** (C 30)

Bei Reizung oder Vergiftung durch Kontakt mit Quallen: **Acidum nitricum** (C 30)

Ernährungsumstellung in fremden Ländern (bei Unbekömmlichkeiten): **Okoubaka** (D 2), 3 x 10 Tropfen während der Urlaubszeit

Verletzungen und Unfälle

Ganz gleich, was passiert ist: Zuerst ist immer der *Schock* mit Schreck, Angst, Panik und Schmerzlosigkeit zu behandeln: **Aconitum** (C 30), danach die spezifische Verletzungsart:

Gewebeblutung durch Quetschung, Prellung und Faserriß, Gehirnerschütterung, Schlag, stumpfe Verletzung; betreffende Person „fühlt sich wie geschlagen": **Arnika** (C 30)

Nach jeder *Nervenverletzung* durch Abschürfung der Haut, Quetschung der Fingerbeere, Sturz auf die Wirbelsäule; und nach Arnika bei Kopfverletzungen: **Hypericum** (C 30)

Körperliche Überanstrengungen mit Muskelkater, Gelenkausrenkung, Umknicken, dabei schlaflos und fiebrig nach Schwitzen und Abkühlung, mit Fieberbläschen oder Herpes an den Lippen: **Rhus toxicodendron** (C 30)

Schnittwunden durch scharfe Klinge, Schmerzen oder anschließende Wundheilungsstörungen. Frauen, die von Mücken und Parasiten heimgesucht werden: **Staphisagria** (C 30)

Bei Bißwunden von Tieren; bei Stichwunden von Nägeln, Dornen, Gabeln, Forken; bei Entzündungen nach Insektenstichen oder Zeckenbissen: **Ledum pallustre** (C 30)

Bienen- oder Wespenstich mit rosiger Schwellung und stechend brennenden Schmerzen: **Apis mellifica** (C 30) oder **Vespa carbro**

Bienen- oder Wespenstiche im Mundraum: **Nat. mur** (C 30)

Verletzungen durch Glassplitter: **Silicea** (C 6)

Nagelumlauf (*Panaritium*), Hauteiterungen; betroffene Stellen sind hochgradig berührungsempfindlich: **Hepar sulfuris** (C 30)

Akuter Knochenbruch mit Durchtrennung und Verschiebung der Knochen: **Symphytum** (C 30)

Ermüdungsbruch des Knochens, Anriß, Bänderriß, Augenprellung: **Ruta graveolens** (C 30)

Gerinnselbildung (Thrombose) mit Verschleppungsgefahr in die Lunge (Embolie): **Lachesis** (C 30)

Verbrennungen

I. Grades (Rötung und Brennen)

Eine rosige Fläche: **Apis mellifica** (C 30)

Mehrere rote Inseln: **Urtica urens** (C 6) II. Grades (Blasen und Brennen)

Cantharis (C 30)

III. Grades (Gewebezerstörung)

Causticum (C 30)

Bei kritischen Verläufen: **Arsenicum album** (C 30)

Örtliche Versorgung der Verbrennungswunde: Saubere Tücher auf die Wunde und mit höchstprozentigem Alkohol 12-24 Std. naß halten! Anschließend für Belüftung sorgen und steril trocken halten!

Bei Sonnenbrand: **Belladonna** (C 30)

Bei Sonnenstich: **Glonoinum** (C 30); falls dies erfolglos bleibt: **Natrium Carbonicum** (C 30)

Augen

Augenverletzung durch spitzen Gegenstand (Dorn), Auge schmerzt wie „rohes Fleisch", dünnwäßriger Tränenfluß: **Aconitum** (C 30)

Schlag auf das Auge (Faust): **Symphytum** (C 30)

Ermüdung durch langes angestrengtes Sehen (Autofahren): **Ruta** (C 6 oder C 30)

Juckende Entzündung mit wundmachenden Tränen; Lichtscheu, besonders im Sommer bei warmem Wind: **Euphrasia** (C 6)

Örtliche Anwendung: **Augentrosttee** in 0,9% Kochsalz-Lösung als Kompressen oder Augentropfen

Ohren

Plötzlicher Schmerz, nach Kälte oder kaltem Wind, panisch und unruhig: **Aconitum** (C 30)

Ohrschmerzen mit hohem Fieber, rotem Gesicht, pulsierendem Schmerz, Berührungsempfindlichkeit der Ohrmuschel, Schmerzen und Fieber verlaufen im „Zick-Zack", ärgerlich gereizte Stimmung: **Belladonna** (C 30)

Nase und Ohren sind „dicht"; Ohr schmerzt wellenförmig, mäßiges Fieber, tritt bei Kindern häufiger auf: **Ferrum phosphoricum** (C 6)

Plötzlich ist die Ohrtube zu; Ohrschmerz ohne Fieber, z.B. im Flugzeug, beim Autofahren, nach Wechsel von draußen nach drinnen: **Magnesium phosphoricum** (C 30)

Örtlich: Akut einen (Oliven-)Öltropfen in der Temperatur, die dem oder der Betreffenden angenehm ist (> warm oder > kalt), vermischt mit ausgepreßtem Zwiebelsaft

Nase

Akute Verstopfung durch Kälte; läuft im Freien, nach Übernächtigung, Streß, bei Gebrauch einer Klimaanlage, weniger nachts und drinnen, oft beim ersten Winterschnupfen: **Nux vomica** (C 6)

Allergischer Fließschnupfen, jukkend und wundmachend mit Druck in der Nasenwurzel und Stirn, Augentränen und Augenjucken; Kitzelhusten vom Kehlkopf ausgehend, besonders im Sommer, wird schlimmer im Zimmer: **Allium cepa** (C 6)

Nase völlig verstopft, ohne daß Sekret läuft. Verschlimmerung abends und nachts, morgens kann sich das Sekret etwas lösen. Ein Infekt, der in die Luftröhre absteigt. Druckgefühl in der Nasenwurzel: **Sticta pulmonaria** (C 6)

Nase komplett verstopft; es hilft nichts mehr! **Lemna minor** (C 6)

Nasenfluß und Niesen durch Kälte und Feuchte; bei Wetterwechsel zum Nassen; Wärme und warme Gesichtskompressen bessern: **Dulcamara** (C 6)

Örtlich: 0,9%ige Kochsalztropfen in die Nase, Unterkörper und besonders Füße wärmen!

Halserkrankungen

Schwellung der Mandeln mit Kloßgefühl, Trockenheit, warme Getränke bessern; aber wenig Durst: **Belladonna** (C 30)

Dunkelrote Seitenstrangschwellungen am Hals, zum Ohr hin ausstrahlender Schmerz, Gliederschmerzen; kalte Getränke bessern: **Phytolacca** (C 6)

Anhaltende Halsschmerzen mit üblem Mundgeruch, geschwollene und schleimige Zunge, Schleimbelag auf den Mandeln, durstig, fühlt sich elend: **Mercurius solubilis** (C 6)
Innerlich: Heilerde teelöffelweise einnehmen

Äußerlich: Quarkumschläge

Atmung

Akute schmerzhafte Heiserkeit, Luftröhrenentzündung nach plötzlicher Abkühlung:**Aconitum** (C 30)

Bellender Husten nach Überhitzung, nach Haareschneiden, mit rotem Gesicht und Kopfschmerzen, Schmerzen im Brustkorb, schlimmer abends **Belladonna** (C 30)

Husten trocken, stechend schmerzhaft, schlimmer nur durch Bewegung; nachts besser; Oberbauch schmerzt beim Husten, sehr durstig: **Bryonia** (C 6)

Husten durch kalte Luft, hält sich die Hand vor den Mund, Hustenanfälle lange andauernd: **Rumex** (C 6)

Magen-Darmstörungen

Magen verdorben durch zu vieles oder (und) zu schweres bzw. zu fettes Essen, zuviel Alkohol, Steingefühl im Magen, Ruhe und Wärme helfen; morgens Übelkeit und Erbrechen nach dem Essen: *Nux vomica* (C 6)

Magen verdorben durch Sahnekuchen, Fettgebackenes und Eis: *Pulsatilla* (C 6)

Magen-, Darmerkrankung durch Nahrungsmittelvergiftung (verdorbenes Fleisch, Wurst, Fisch); schwach, unruhig und Brechdurchfall: *Arsenicum album* (C 30)

Erbrechen nach übermäßigem Essen, nach Überhitzung, durch saure Speisen/sauren Wein, durch Kaltes nach Überhitzung: *Antimonium crudum* (C 6)

Allgemein gilt
Salziges (Salzstangen) und milden Schwarztee zu sich nehmen

Bauchschmerzen

Krämpfe wie Koliken, die zum Zusammenkrümmen zwingen; nach Abkühlung oder Obstgenuß; nach Ärger, als würden die Gedärme zwischen Steinen zerquetscht; Beschwerden bessern sich durch festen Druck und Wärme: *Colocynthis* (C 30)

Stechende Schmerzen besonders rechts (Verdacht auf Blinddarmentzündung) zwingen zum absoluten Ruhe- und Schonverhalten nach dem Motto: ‚Nur nicht bewegen und berühren.' Wärme ist unverträglich, durstig: *Bryonia* (C 30)

Blitzartige Bauchkrämpfe; Wärme und leichtes Massieren bessern: *Magnesium phosphoricum* (C 30)
Schneidend scharfer Schmerz, der

wütend und ungeduldig macht und nicht ertragen werden kann! Frau weiß nicht, was sie will!: *Chamomilla* (C 30)

Andauernde Darmkrämpfe mit beständigem Stuhldrang, dabei ein Gefühl des „Nie-fertig-Werdens"; Stuhl übelriechend, blutig, durchfällig; schlechte Allgemeinverfassung (Ruhr?): *Mercurius corrosivus* (C 30)

Allgemein gilt
Anwendungen je nach Reaktion nicht allzu lange mit dem Arztbesuch warten!

Darmstörungen

Verstopfung auf Reisen, nach Überreizung, durch Abführmaßnahmen, durch sitzende Tätigkeit: *Nux vomica* (C 30)

Akuter Durchfall mit Erbrechen und Kollaps zeitgleich; Frau ist eiskalt, kalter Schweiß, muß liegen, durch Kopfheben „geht es wieder los"; Wärmeverlangen, Durst: *Veratrum album* (C 30)

Bei Versagen von *Veratrum* und bei intensiver Schwäche; faulig-aashaft riechender Stuhl; Getrunkenes wird sofort erbrochen, Brennschmerzen im Bauch: *Arsenicum album* (C 30)

Reichlich wässerige schmerzlose Durchfälle, Verlangen nach Erfrischungen, dunkle Augenringe: *Acidum phosphoricum* (C 6)

Explosiver Durchfall („wie aus einem Hydranten"), übelriechend, mit Koliken, besonders frühmorgens: *Podophyllum* (C 6)

Allgemein gilt Flüssigkeitszufuhr mit salzhaltigem Mineralwasser (2/3) und Fruchtsaft (1/3). Zusätzlich Heilerde (z.B. Luvos ultra ®), fein geriebenen Apfel (ohne Schale und ohne Gehäuse, 1/2 Stunde ausgestrichen und braun werden lassen!), davon soviel geben wie der/die Kranke wünscht!

Herz- und Kreislaufstörungen

Akuter und plötzlicher Herzschmerz, mit Todesangst nach Schreck: **Aconitum** (C 30)

Kollaps nach schnellem Aufrichten aus liegender Position; plötzlicher Kreislaufkollaps mit Erbrechen und Durchfall; wärmebedürftig, durstig; muß flach liegen: **Veratrum album** (C 30)

Akuter Herzinfarkt oder Krampf der Herzgefäße; ihr ist sterbensübel, sie muß absolut stilliegen und Augen schließen; leichenblaß, will sich abdecken, durstlos, und in Ruhe gelassen werden: **Tabacum** (C 30)

Akute *Angina pectoris*; Herzenge verbunden mit dem Gefühl, das Herz würde von einer Eisenhand fest umklammert; kann nicht tief atmen: **Cactus grandiflorus** (C 30)

Akute Herzenge mit Schmerzen, die in den linken Arm ausstrahlen; Lähmungsgefühl, Herzangst, zu schnelles kurzes Atmen, Wärmeverlangen, fühlt sich eiskalt: **Lactrodectus mactans** (C 30)

Stürmisches Herzklopfen, sicht- und „hörbar": **Spigelia** (C 6)

Herzrhythmus unregelmäßig; sie hat Angst, daß es stehenbleibt, muß sich bewegen: **Gelsemium** (C 30)

Allgemein gilt:

Möglichst rasch ärztliche Hilfe in Anspruch nehmen!

Hauterkrankungen

Nesselausschlag, Nesselfieber, Gesichtsschwellung, rosige Färbung, Kälte bessert, Brennschmerz: **Apis** (C 30)

Durch vieles Gehen wund zwischen den Beinen: **Arnika** (C 30)

Wundrose der Haut; rot und heiß, berührungsempfindlich: **Belladonna** (C 30)

Hautausschlag nach Gebrauch von Antibiotika: **Sulfur** (C 6)

Scharf stechende und schmerzende Eiterung, berührungsempfindlich: **Hepar sulfuris** (C 30)

Schmerzhafte Hühneraugen, Grind, Ausschläge nach Genuß von Schweinefleisch: **Antimonium crudum** (C 6)

Allgemein gilt:
Keine Arzneien äußerlich aufbringen! Allenfalls Ringelblumenpräparationen als Tee oder Salbe. Bei Juckreiz waschen mit verdünntem Essigwasser. Bei nässenden Entzündungen Heilerdewickel auflegen.

Krankheitsauslösung durch geistig- seelische Ursachen

Folge von Schreck, Angst, Panikerlebnissen: **Aconitum** (C 30)
Folge von Zorn mit Hysterie und Schmerz: **Chamomilla matricaria** (C 30)

Folge von Ärger durch Demütigung mit Entrüstung, empörende Angriffe

bei eigener Wehrlosigkeit: **Staphisagria** (C 30)

Folge enttäuschten Ehrgeizes: **Lycopodium clavatum** (C 30)
Folge akuten Kummers; Ereignis ist unfaßbar: **Ignatia amara** (C 30)

Folge von enttäuschter Liebe mit Erschöpfung und Gleichgültigkeit: **Acidum phosphoricum** (C 30)

Folge schlechter Nachrichten: **Gelsemium sempervirens** (C 30)

Arzneiverzeichnis – homöopathische Arzneiempfehlungen in diesem Buch

Name	Kurzform	deutsche Bezeichnung
Aconitum napellus	(Acon)	Eisenhut, Sturmhut
Aletris farinosa	(Alet)	Sternwurzel
Allium cepa	(All-c)	die Zwiebel
Ambra	(Ambr)	Ausscheidung des Grauwals
Amylum nitrosum	(Amyl-n)	
Antimonium crudum	(Ant-c)	Grauspießglanz
Antimonium tartaricum	(Ant-t)	Brechweinstein
Apis mellifica	(Apis)	die Honigbiene
Argentum nitricum	(Arg-n)	Silbernitrat, Ätzsilber
Arnica montana	(Arn)	Bergwohlverleih
Arsenicum album	(Ars)	Arsen
Aurum metallicum	(Aur)	Gold
Aurum muriaticum	(Aur-m)	Goldchlorat
Belladonna (Atropa)	(Bell)	Tollkirsche
Bellis perennis	(Bell-p)	Gänseblümchen
Berberis vulgaris	(Berb)	die Berberitze
Borax	(Bor)	Natrium-Tetraborsäure
Bryonia alba	(Bry)	weiße Zaunrübe
Cactus grandiflorus	(Cact)	„Königin der Nacht"
Calcium arsenicosum	(Calc-ars)	Kalziumarsenit
Calcium carbonicum H.	(Calc)	Austernschalenkalk nach Hahnemann
Calcium fluoratum	(Calc-f)	Flußspat
Calcium jodatum	(Calc-j)	Kalziumjodid
Calcium phosphoricum	(Calc-p)	Apatit

Name	Kurzform	deutsche Bezeichnung
Cantharis	(Canth)	„Spanische Fliege"
Capsicum	(Caps)	Cayenne-Pfeffer
Carbo vegetabilis	(Carb.-v.)	Holzkohle von Birke
Carzinosinum	(Carc)	Krebsnosode (Brustszirrhus)
Causticum	(Caust)	Ätzkalk nach Hahnemann (Destillat)
Chamomilla matricaria	(Cham)	Kamille
China officinalis	(Chin)	Rinde des Chinabaumes
Cimicifuga racemosa	(Cimic)	das Wanzenkraut
Coca (Erythroxylon)	(Coca)	Kokablätter, ein Strauch
Cocculus (anamirfa)	(Cocc)	die Kokkelshörner
Coffea cruda	(Coff)	Kaffee, Frucht des Kaffeebaumes
Colchicum autumnale	(Colch)	Herbstzeitlose
Colocynthis (citrullus)	(Coloc)	Koloquinte (ein Kürbis)
Conium maculatum	(Con)	Schierling
Crocus sativus	(Croc)	der Safran
Crotalus horridus	(Crot-h)	Klapperschlange
Cuprum metallicum	(Cupr)	Kupfer
Cuprum aceticum	(Cupr-ac)	Kupferacetat
Cyclamen	(Cycl)	Alpenveilchen
Dulcamara (solanum)	(Dulc)	Bittersüß (Nachtschattengewächs)
Erigeron canadensis	(Erig)	Kanadisches Berufskraut
Euphrasia	(Euphr)	Augentrost
Ferrum metallicum	(Ferr)	Eisen
Ferrum phosphoricum	(Ferr-p)	Eisenphosphat
Gelsemium sempervirens	(Gels)	gelber Jasmin
Glonoinum	(Glon)	Nitroglycerin
Hamamelis virginica	(Ham)	Virginische Zaubernuß
Helleborus niger	(Hell)	Christrose
Helonias dioica	(Helon)	falsche Einhornwurzel
Hepar sulfuris	(Hep)	Kalkschwefelleber
Hydrastis canadensis	(Hydr)	Kanadische Gelbwurz
Hyoscyamus niger	(Hyosc)	schwarzes Bilsenkraut
Ignatia amara	(Ign)	Ignazbohne
Ipecacuanha (radix)	(Ip)	Brechwurzel
Jaborandi (pilocarpus)	(Jab)	brasilianischer Strauch
Jodum	(Jod)	Jod

Name	Kurzform	deutsche Bezeichnung
Kalium bromatum	(Kali-br)	Kaliumbromid
Kalium carbonicum	(Kali-c)	Gewächslaugensalz
Kalium jodatum	(Kali-j)	Kaliumjodid
Kalium phosphoricum	(Kali-p)	Kaliumphosphat
Kreosotum	(Kreos)	Buchenholzteer (Destillat)
Lac caninum	(Lac-c)	Hundemilch
Lac defloratum	(Lac-d)	entrahmte Milch
Lachesis muta	(Lach)	Gift der Buschmeister-schlange
Lapis albus	(Lap-a)	Gasteiner Kalksilikat
Latrodectus mactans	(Latr-m)	„Schwarze Witwe"
Laurocerasus (prunus)	(Laur)	Kirschlorbeer
Ledum palustre	(Led)	Sumpfporst
Lilium tigrinum	(Lil-t)	Tigerlilie
Lycopodium clavatum	(Lyc)	Keulenbärlappsporen
Magnesium carbonicum	(Mag-c)	Magnesiumkarbonat
Magnesium phosphoricum	(Mag-p)	Magnesiumphosphat
Manganum aceticum	(Mang)	Manganazetat
Medorrhinum	(Med)	Trippernosode
Mercurius solubilis H.	(Merc)	Quecksilber nach Hahne-mann
Mercurius corrosivus	(Merc-corr)	Quecksilberchlorat
Millefolium (alchemilla)	(Mill)	Scharfgarbe
Murex purpurea	(Murx)	Purpurschnecke
Myristica sebifera	(Myr)	Brasilianischer Baum
Naja tripudians	(Naja)	Kobragift
Natrium carbonicum	(Nat-c)	Soda
Natrium muriaticum	(Nat-m)	Kochsalz
Natrium sulfuricum	(Nat-s)	Glaubersalz
Nitricum acidum	(Nit-ac)	Salpetersäure
Nux moschata	(Nux-m)	Muskatnuß
Nux vomica	(Nux-v)	Brechnuß
Okoubaka	(Okub)	
Opium	(Op)	Schlafmohn
(papaver somniferum)		Saft der Samenkapsel
Petroleum	(Petr)	Petroleum
Phellandrinum aquaticum	(Phel)	Wasserfenchel
Phosphor	(Phos)	gelber Phosphor
Phosphoricum acidum	(Phos-ac)	Phosphorsäure
Phytolacca decandra	(Phyt)	Kermesbeere

Name	Kurzform	deutsche Bezeichnung
Platinum metallicum	(Plat)	Platin
Podophyllum peltatum	(Podo)	Entenfuß (Berberidaceengewächs)
Psorinum	(Psor)	Krätzenosode
Pulsatilla pratensis	(Puls)	Kühchenschelle,
Pulsatilla vulgaris		Wiesenanemone
Pyrogenium	(Pyr)	verfaultes Ochsenfleisch
Rhus toxicodendron	(Rhus-t)	Giftsumach
Robinia pseudacacia	(Rob)	Robinie
Rumex crispus	(Rumx)	krauser Ampfer
Ruta graveolens	(Ruta)	die Weinraute
Sabina (juniperus)	(Sab)	der Sadebaum
Sanguinaria canadensis	(Sang)	kanadische Blutwurzel
Sarsaparilla	(Sars)	Sarsaparillewurzel
Secale cornutum	(Sec)	gehörnter Roggen, Mutterkornpilz
Sepia officinalis	(Sep)	Tinte des Tintenfisches
Silicea	(Sil)	Kieselerde
Spigelia anthelmia	(Spig)	Wurmkraut
Staphisagria (delphinium)	(Staph)	Stephanskraut-Samen
Sticta pulmonaria	(Stict)	Lungenmoos
Stramonium (datura)	(Stram)	Stechapfel (Nachtschattengewächs)
Sulfur	(Sulf)	Schwefel
Sulfuricum acidum	(Sulf-ac)	Schwefelsäure
Sulfur jodatum	(Sulf-j)	Sulfurjodat
Symphoricarpus racemosus	(Sym-r)	Schneebeere
Symphytum officinale	(Symph)	Beinwell, Comfray
Tabacum (nicotiana)	(Tab)	Tabak
Theridion curassivum	(Therid)	Kugelspinne
Thuja occidentalis	(Thuj)	Lebensbaum
Trillium pendulum	(Tril)	nordamerikanische Lilie, Dreiblatt
Tuberkulinum	(Tub)	Tuberkulosenosode
Urtica urens	(Urt-u.)	Brennessel
Ustilago maydis	(Ust)	Maisbrand
Veratrum album	(Verat)	weißer Germer
Viburnum opulus	(Vib.)	Schneeball
Vipera berus	(Vip-b)	Kreuzottergift

Register

Abrasio 133
Abschürfung 275
Abstilltabletten 156
Abwehrleistung 164
Abwehrsystem 236
28-Tage-Zyklus 84
Acidophilus Jura 184
Acidum nitricum 225, 271
Acidum sulfuricum 248
Aconitum napellus 76, 137, 184, 207, 255
Ähnlichkeit 19
Ähnlichkeitsbeziehung 13, 17, 30
Akupunktur 24, 105
Akut-Homöopathika 266
Akutkrankheiten 12
Alkohol 19, 20, 48, 54, 64, 67, 69, 81, 94, 102, 183, 206, 219, 236, 277
Alkoholumschläge 161
Allergie 46, 169, 219
Ambulante Geburt 104
Amnioskopie 125
Ambra grisea 119
Anämie 122
Angina pectoris 279
Angst 20, 27, 46, 176, 275, 280
Antibabypille 60, 73, siehe auch unter "Pille"
Antibiotika 11, 14, 47, 133, 156, 164, 171, 174, 182, 192, 198, 199, 238, 254
Antidot 24
Apis mellifica 208
Appetitverlust 150
Argentum nitricum 221
Ärger 55, 278, 280
Arnika montana 149, 270
Arsenicum album 19, 113, 271
Arzneibild 9, 17, 19, 30, 61, 98
Arzneikrankheit 17
Arzneiprüfung 17, 19
Arzneisubstanz 20
Arzneiverdünnungsverfahren 19
Asarum europäum 111
Asthma bronchiale 46, 169, 172, 174, 219
Atmungsprobleme 165
Atomgewicht 131
Aufklärung 80
Augentrosttee 276

Augenverletzung 276
Aurum metallicum 96, 124, 152, 231, 251
Ausfluß 197
Ausschabung 272
Autoaggression 236
Autofahren 276
Autogenes Training 67
Autoimmunkrankheiten 169

Baby-Creme 168
Bachblütentherapie 24
Barriere-Methoden 81
Basaltemperatur 83
Bauchkrämpfe 278
Bauchoperation 272
Bauchschmerzen 278
Bauchspiegelung 42, 96, 272
Befriedigung 88
Befruchtung 80, 82
Beleghaus 128
Belichtung 244, 245
Belladonna 61, 117, 135, 149, 153, 158, 176, 207, 225, 250, 255, 262, 276
Bellis perennis 160, 234, 270
Berberis vulgaris 262
Beta-Blocker 66
Bewußtsein 11
Bienenstich 275
Biographie 88
Biorhythmus 64
Bißwunden 275
Blähung 187
Blähungskolik 197
Blasenbeschwerden 254
Blasenentzündung 43
Blasenkolik 259
Blasensprengung 105
Blasensprung 131, 133
Blasenstörung 257
Blinddarmentzündung 278
Blut-Hirn-Schranke 166
Blutanalyse 95
Blutfarbstoff 167
Blutfärbung 72
Bluthochdruck 45
Blutung 139
Blutungsdauer 72
Blutungsintensität 72
Blutvergiftung 148
Borax 99
Bovista lycoperdon 76
Brechdurchfall 278
Broccoli 181
Bronchitis 43
Brust 231
Brustentwicklung 155
Brustknoten 231
Brustkrebs 231
Brustmilchernährung 142
Brustwarzen 142, 161

Bryonia alba 158, 208
C-Potenzen 20
Cactus grandiflorus 62
Calcium carbonicum 70, 76, 85, 143, 150, 191, 192, 225, 231
Calcium fluoricum 234
Calcium phosphoricum 55, 225, 234
Calendula 168, 187, 196
Candida-Pilze 198
Cantharis 254, 263
Capsicum 114, 225
Carbo vegetabilis 114, 271
Cardiainsuffizienz 109, 122
Carzinosinum 48, 51, 236, 237, 239
Castor equi 161
Caulophyllum thalictroides 63, 117, 135
Causticum 92, 160, 161, 220, 271
Cerclage 115
Chamomilla matricaria 60, 117, 136, 160, 255
China officinalis 167, 188
Chinarinde 16, 17
Chirurgie 42
Cholesterin 46
Chronische Krankheiten 12, 49, 50
Chronische Krankheitsvertiefung 43
Chronische Leiden 14
Cimicifuga racamosa 63, 117, 124, 138, 153, 252
Coffea cruda tosta 62, 137
Colchicum autumnale 111
Colocynthis 60, 76, 117, 262
Conium maculatum 70, 160, 231, 233
Cortison 43
Credé-Prophylaxe 165
Crocus sativus 120
Croton tiglium 161
Cullen, William 16
Cuprum metallicum 117, 176

Dammriß 187
Dammschnitt 105, 129, 187
Darmbakterien 197
Darmentzündung 43
Darmerkrankung 274
Darmkrämpfe 278
Darmstörungen 278
Datura Stramonium 91
Dauerbeschwerde 51
Delphinium Staphisagria 88, 91
Demütigung 280
Depression 150, 156
Diabetes 46

284